全国中医药行业高等职业教育"十三五"规划教材

康复评定技术

（供康复治疗技术专业用）

主 编◎林成杰 孙 权

中国中医药出版社

·北 京·

图书在版编目（CIP）数据

康复评定技术 / 林成杰，孙权主编 . —北京：中国中医药出版社，2018.8（2020.6重印）

全国中医药行业高等职业教育"十三五"规划教材

ISBN 978-7-5132-4893-8

Ⅰ.①康…　Ⅱ.①林…　②孙…　Ⅲ.①康复评定—高等职业教育—教材

Ⅳ.① R49

中国版本图书馆 CIP 数据核字（2018）第 079880 号

中国中医药出版社出版

北京经济技术开发区科创十三街31号院二区8号楼

邮政编码　100176

传真　010-64405750

保定市西城胶印有限公司印刷

各地新华书店经销

开本 787×1092　1/16　印张 21.5　字数 440 千字

2018 年 8 月第 1 版　2020 年 6 月第 3 次印刷

书号　ISBN 978 – 7 – 5132 – 4893 – 8

定价　68.00 元

网址　www.cptcm.com

社 长 热 线　010-64405720

购 书 热 线　010-89535836

侵 权 打 假　010-64405753

微信服务号　**zgzyycbs**

微商城网址　**https://kdt.im/LIdUGr**

官 方 微 博　**http://e.weibo.com/cptcm**

天猫旗舰店网址　**https://zgzyycbs.tmall.com**

如有印装质量问题请与本社出版部联系（010-64405510）

李伏君（千金药业有限公司技术副总经理）

李灿东（福建中医药大学校长）

李建民（黑龙江中医药大学佳木斯学院教授）

李景儒（黑龙江省计划生育科学研究院院长）

杨佳琦（杭州市拱墅区米市巷街道社区卫生服务中心主任）

吾布力·吐尔地（新疆维吾尔医学专科学校药学系主任）

吴　彬（广西中医药大学护理学院院长）

宋利华（连云港中医药高等职业技术学院教授）

迟江波（烟台渤海制药集团有限公司总裁）

张美林（成都中医药大学附属针灸学校党委书记）

张登山（邢台医学高等专科学校教授）

张震云（山西药科职业学院党委副书记、院长）

陈　燕（湖南中医药大学附属中西医结合医院院长）

陈玉奇（沈阳市中医药学校校长）

陈令轩（国家中医药管理局人事教育司综合协调处副主任科员）

周忠民（渭南职业技术学院教授）

胡志方（江西中医药高等专科学校校长）

徐家正（海口市中医药学校校长）

凌　娅（江苏康缘药业股份有限公司副董事长）

郭争鸣（湖南中医药高等专科学校校长）

郭桂明（北京中医医院药学部主任）

唐家奇（广东湛江中医学校教授）

曹世奎（长春中医药大学招生与就业处处长）

龚晋文（山西卫生健康职业学院／山西省中医学校党委副书记）

董维春（北京卫生职业学院党委书记）

谭　工（重庆三峡医药高等专科学校副校长）

潘年松（遵义医药高等专科学校副校长）

赵　剑（芜湖绿叶制药有限公司总经理）

梁小明（江西博雅生物制药股份有限公司常务副总经理）

龙　岩（德生堂医药集团董事长）

中医药职业教育是我国现代职业教育体系的重要组成部分，肩负着培养新时代中医药行业多样化人才、传承中医药技术技能、促进中医药服务健康中国建设的重要职责。为贯彻落实《国务院关于加快发展现代职业教育的决定》（国发〔2014〕19号）、《中医药健康服务发展规划（2015—2020年）》（国办发〔2015〕32号）和《中医药发展战略规划纲要（2016—2030年）》（国发〔2016〕15号）（简称《纲要》）等文件精神，尤其是实现《纲要》中"到2030年，基本形成一支由百名国医大师、万名中医名师、百万中医师、千万职业技能人员组成的中医药人才队伍"的发展目标，提升中医药职业教育对全民健康和地方经济的贡献度，提高职业技术院校学生的实际操作能力，实现职业教育与产业需求、岗位胜任能力严密对接，突出新时代中医药职业教育的特色，国家中医药管理局教材建设工作委员会办公室（以下简称"教材办"）、中国中医药出版社在国家中医药管理局领导下，在全国中医药职业教育教学指导委员会指导下，总结"全国中医药行业高等职业教育'十二五'规划教材"建设的经验，组织完成了"全国中医药行业高等职业教育'十三五'规划教材"建设工作。

中国中医药出版社是全国中医药行业规划教材唯一出版基地，为国家中医中西医结合执业（助理）医师资格考试大纲和细则、实践技能指导用书、全国中医药专业技术资格考试大纲和细则唯一授权出版单位，与国家中医药管理局中医师资格认证中心建立了良好的战略伙伴关系。

本套教材规划过程中，教材办认真听取了全国中医药职业教育教学指导委员会相关专家的意见，结合职业教育教学一线教师的反馈意见，加强顶层设计和组织管理，是全国唯一的中医药行业高等职业教育规划教材，于2016年启动了教材建设工作。通过广泛调研、全国范围遴选主编，又先后经过主编会议、编写会议、定稿会议等环节的质量管理和控制，在千余位编者的共同努力下，历时1年多时间，完成了83种规划教材的编写工作。

本套教材由50余所开展中医药高等职业教育院校的专家及相关医院、医药企业等单位联合编写，中国中医药出版社出版，供高等职业教育院校中医学、针灸推拿、中医骨伤、中药学、康复治疗技术、护理6个专业使用。

本套教材具有以下特点：

1. 以教学指导意见为纲领，贴近新时代实际

注重体现新时代中医药高等职业教育的特点，以教育部新的教学指导意

见为纲领，注重针对性、适用性以及实用性，贴近学生、贴近岗位、贴近社会，符合中医药高等职业教育教学实际。

2. 突出质量意识、精品意识，满足中医药人才培养的需求

注重强化质量意识、精品意识，从教材内容结构设计、知识点、规范化、标准化、编写技巧、语言文字等方面加以改革，具备"精品教材"特质，满足中医药事业发展对于技术技能型、应用型中医药人才的需求。

3. 以学生为中心，以促进就业为导向

坚持以学生为中心，强调以就业为导向、以能力为本位、以岗位需求为标准的原则，按照技术技能型、应用型中医药人才的培养目标进行编写，教材内容涵盖资格考试全部内容及所有考试要求的知识点，满足学生获得"双证书"及相关工作岗位需求，有利于促进学生就业。

4. 注重数字化融合创新，力求呈现形式多样化

努力按照融合教材编写的思路和要求，创新教材呈现形式，版式设计突出结构模块化、新颖、活泼，图文并茂，并注重配套多种数字化素材，以期在全国中医药行业院校教育平台"医开讲－医教在线"数字化平台上获取多种数字化教学资源，符合职业院校学生认知规律及特点，以利于增强学生的学习兴趣。

本套教材的建设，得到国家中医药管理局领导的指导与大力支持，凝聚了全国中医药行业职业教育工作者的集体智慧，体现了全国中医药行业齐心协力、求真务实的工作作风，代表了全国中医药行业为"十三五"期间中医药事业发展和人才培养所做的共同努力，谨此向有关单位和个人致以衷心的感谢！希望本套教材的出版，能够对全国中医药行业职业教育教学的发展和中医药人才的培养产生积极的推动作用。需要说明的是，尽管所有组织者与编写者竭尽心智，精益求精，本套教材仍有一定的提升空间，敬请各教学单位、教学人员及广大学生多提宝贵意见和建议，以便今后修订和提高。

国家中医药管理局教材建设工作委员会办公室

全国中医药职业教育教学指导委员会

2018 年 1 月

　　《康复评定技术》是"全国中医药行业高等职业教育'十三五'规划教材"之一，由全国中医药职业教育教学指导委员会、国家中医药管理局教材建设工作委员会统一规划、宏观指导，中国中医药出版社具体组织，来自全国十余所高等职业院校从事康复评定技术教学工作的教师联合编写，供全国医药卫生类高等职业院校康复治疗技术专业教学使用。

　　康复评定是对病、伤、残者的功能状况及水平进行定性或定量的描述，并对其结果做出合理的解释。通过康复评定，能获取功能障碍的相关信息。因此，康复评定是制订适宜的康复治疗计划的前提，也是保障康复治疗安全的基础，是康复从业者的重要专业技能。

　　本教材的内容分为五大模块：第一模块为总论，主要阐述康复评定的基础理论和知识，包括定义、内容、类型、评定方法、评定过程，以及评定的要求、原则、注意事项等；第二至第五模块分别从物理治疗评定技术、作业治疗评定技术、言语治疗评定技术、电生理诊断技术等方面介绍康复医学临床常用评定技术的理论基础、操作技术及注意事项。

　　本教材的编写以学生为中心，以巩固专业思想为导向，编写内容科学、规范，突出职业技术教育的技能培养目标，注重实用，与康复治疗士执业资格考试大纲一致，适合高等职业院校教育需求。编写项目中增加了学习目标、考纲摘要、知识链接、案例导入、复习思考等内容，使学生在学习过程中更加有针对性，实际应用过程中更加灵活，以提高学生分析与解决问题的能力。

　　本教材的编写分工如下：模块一、模块二项目一、模块三项目三由林成杰编写；模块二项目二、三由李延辉编写；模块二项目四由王巧利编写；模块二项目五由王丽岩编写；模块二项目六、七由孙强编写；模块二项目八由孙权编写；模块二项目九由杨晓平编写；模块二项目十、十三由李卓编写；模块二项目十一、十二由赵红编写；模块二项目十四、十五由王开龙编写；模块三项目一及项目二之一、二、三由杨和艳编写；模块三项目二之四、五及模块五由朱旗编写；模块三项目四、五、六由王忠磊编写；模块四由吴雷波编写。

　　在本教材编写过程中，各编者所在院校给予了大力支持和配合。本教材的编写还参阅了大量专家、学者的成果和论著。在此，一并致以衷心的感谢！

由于时间紧、任务重，书中如存在不妥与不足之处，恳请广大师生和读者提出宝贵的意见，以便再版时修订完善。

《康复评定技术》编委会

2018 年 5 月

目录

模块一

总论

在临床康复中，康复治疗以评定开始，又以评定结束，康复评定在康复治疗过程中占有重要的地位，只有通过全面、系统和记录详细的康复评定，才能确定患者功能障碍的原因、范围、严重程度，制定康复治疗计划、评价康复治疗的效果。

通过康复评定技术的学习，使学生掌握康复评定的基本理论、基本技能和临床思维方法，能够采集、归纳、综合分析客观资料，得出符合障碍本质的结论，为制定康复治疗方案提供依据。

项目一 概 述

扫一扫，看课件

【学习目标】

1. 掌握：康复评定、康复评定技术的概念、内容、类型、评定方法。
2. 熟悉：康复评定的要求、原则。

一、基本概念

1. 康复评定　康复评定是指通过收集患者的病史及相关信息，使用客观的方法对功能障碍的种类、性质、部位、范围、严重程度、预后等进行准确的分析，制订康复治疗计划和评价疗效的过程。通过评定，对病、伤、残者的功能状况和水平进行定性或定量描述，并对其结果做出合理解释。

2. 康复评定技术　康复评定技术是指在康复评定过程中所采用的评定方法的总称，包括评定的理论基础及操作技术，如关节活动度评定技术、肌力评定技术等。

1

二、康复评定的目的

康复评定贯穿于康复治疗的始终，可分为初、中、末三期评定，在患者康复治疗的不同时期，康复评定有不同的目的。

（一）初期评定

1. 确定功能障碍情况

（1）确定功能障碍的性质　通过评定，确定引起功能障碍的器官组织缺陷是先天性的、后天性的，还是继发性的。

（2）确定功能障碍的范围　明确功能障碍是某一个（几个）部位还是整体功能受限、是某一方面受限还是某几个方面受限。

（3）确定功能障碍的程度　参照WHO的《国际功能、残疾和健康分类》（International Classification of Functioning, Disability and Health，简称ICF）标准，确定功能障碍是组织器官水平缺陷、个体活动能力受限还是个体与外界交往、参与社会生活受限，分清损伤、活动受限和参与限制三个不同层次的障碍。

2. 确定功能障碍原因　准确判断组织、器官或系统损伤与症状、功能障碍之间的关系，明确功能障碍的原因；仔细寻找和分析阻碍患者功能恢复、回归家庭生活及参与社会活动的内在与外在因素，为确定康复目标和制定康复治疗方案提供依据。

3. 指导制定康复治疗计划　康复评定结果为康复治疗人员确定康复治疗目标、制订康复治疗计划提供了客观依据。

（1）确定康复目标　明确了患者存在的康复问题及其发生原因后，要确定与之相关的康复目标。康复目标可分为长期目标和短期目标。长期目标是指导康复治疗结束或出院时要达到的目标；短期目标是在实现长期目标过程中所确定的一个个阶段性目标，通过短期目标的不断实现，逐步接近并达到长期目标。康复目标要切合实际，其确定要依据对患者功能障碍的准确评定，若康复评定结果不准确或模糊不清，会使康复目标的制订失去正确的方向，发生根本性的错误，也会使患者期望值过高、盲目自信，或悲观失望，对康复治疗失去信心。

（2）制订康复计划　引起功能障碍的原因不同，治疗时采用的手段亦有所差别。如关节活动受限，若是由疼痛、水肿引起，应以治疗基础疾病为主，并要预防由于基础病变使关节制动并继发关节活动范围的减少或丧失；若关节活动受限是由于关节周围软组织的挛缩或粘连引起，治疗时则应选择牵伸短缩的软组织及松解粘连的手法技术；若受限源于骨性关节强直或长期挛缩，则需手术治疗。

4. 确定康复治疗项目　在康复评定的基础上，针对患者存在的功能障碍的种类、程度，特别是功能障碍发生的原因，选择适合患者的康复治疗项目。康复治疗项目包括药物、手术、运动治疗、物理因子治疗、作业治疗、言语治疗、心理治疗、文体治疗、康复工程等。

（二）中期评定

1.评价治疗效果　康复治疗计划实施一个阶段后，要进行再次评定，通过与初期（或上一次）评定结果和正常值比较以判断治疗效果如何、治疗方法正确与否，同时要评定患者在治疗过程中是否存在新问题。

2.修订康复治疗计划　若经过前一阶段的治疗取得了较好的治疗效果，达到了预期目标，则可确定新的康复目标，或根据康复治疗过程中出现的新问题，修订康复计划，继续康复治疗；若前一阶段治疗效果不佳，则需寻找出康复治疗效果不佳的原因，修订原康复治疗计划，继续实施康复治疗。

（三）末期评定

末期评定在患者出院前结束治疗时进行，通过评定主要评价康复治疗效果如何，是否达到了预期康复目标，患者还存在哪些问题，并对遗留问题提出进一步解决的方法和建议。

另外，通过评定还可以帮助判断预后、预防障碍的发生和发展、分析卫生资源的使用效率等。

三、康复评定的内容

康复评定可分为临床评定和功能评定两方面。临床评定主要是临床检查，是对疾病、功能障碍和临床资料进行综合评定的过程，其评定内容包括症状、体征、疾病诊断、各种辅助检查的结果及患者的身心情况等；功能评定是对患者个体能力及其是否受限进行评定，既有对身体局部单一功能的评定（如肌力、关节活动度、平衡等，）又有对总体功能的评定（如日常生活活动能力、职业能力等）。

（一）临床评定

1.主观资料　主要指患者详细的病史，包括个人的主诉及其他临床症状，具体内容有主诉、现病史、功能史、既往史、系统回顾、个人史、社会史、职业史及家族史。

2.客观检查　包括体格检查所发现的客观体征和功能表现，主要有生命体征和一般情况、皮肤和淋巴、头和五官、颈部、胸部、心脏和周围血管系统、腹部、泌尿生殖系统和直肠、肌肉骨骼系统、神经系统等。

（二）功能评定

由于康复的范畴涉及范围较广，包括医疗、职业、教育和社会等领域，康复功能评定的内容也就包含身体、言语、心理、职业和社会等方面。

1.躯体功能评定　包括肌张力评定、肌力评定、关节活动范围评定、步态分析、神经电生理评定、感觉与知觉功能评定、平衡与协调功能评定、反射的评定、日常生活活动能力的评定等。

2. 精神心理功能评定　包括智力测验、情绪评定、心理状态评定、疼痛的评定、失用症和失认症的评定、痴呆评定、认知评定、人格评定等。

3. 言语功能评定　包括失语症评定、构音障碍评定、言语失用评定、言语错乱评定、痴呆性言语评定、言语发育迟缓的评定、听力测定和发音功能的仪器评定等。

4. 社会功能评定　包括社会生活能力评定、生存质量评定、职业能力评定等。

对任何一种疾病或创伤并需要给予康复治疗支持的患者或残疾者，在进行康复功能评定时，都需要从障碍学的三个层次上进行评定（表1–1）。通过对功能、能力及社会参与性的全面评定，制定出个性化、整体性的康复治疗计划与方案。

表1–1　康复评定的三个层次

功能障碍的评定	能力障碍的评定	社会性障碍的评定
人体形态	日常生活自理能力	居住环境
关节功能（活动度、灵活性和稳定性）	生产性活动（工作、家务管理、学生学习和发育期婴幼儿玩耍）	社区环境
肌肉功能（肌力、耐力）	休闲活动	社会人文环境
运动功能发育		生活质量
运动控制（肌张力、反射、姿势、平衡与协调、运动模式、步态）		
感觉		
心肺功能（循环与呼吸）		
神经心理学（认知、语言、情绪、行为等）		

四、康复评定的类型

康复评定可分为定性评定、半定量评定和定量评定。

（一）定性评定

定性评定是对研究对象"质"的分析。它从整体上分析解决研究对象"有没有"或者"是不是"的问题。它从不同的角度与层面对事物进行研究，找出共性的联系和特点，同时研究事物的特殊性，并找出差异之处及其原因。

定性分析有两种不同的层次：其一是反映事物"质"的规律性的描述性资料；其二是建立在严格的定量分析基础上的定性分析。定性分析常是定量分析的前期工作，它可以在较短时间内对患者的情况做出大致判断。在康复医疗工作中，定性评定方法常作为一种筛查手段对患者进行初查，找出问题，如对偏瘫患者进行运动模式的评定、异常步态的目测分析法等。

康复评定中常用的描述性定性评定资料可经观察和调查访谈获得，通过肉眼观察和问卷调查，对评定结果进行分析，通过与正常人群的表现特征进行比较，就可以大致判断患者是否存在障碍及存在何种障碍。

（二）半定量评定

半定量评定是将定性分析评定中所描述的内容分等级赋予分值，进行量化的方法。康复功能评定中常采用的标准化量表评定法（如 Brunnstrom 评定法、Fugl-Meyer 评定法、MMT、Barthel 指数、FIM 评定等）即为半定量评定。半定量评定能够发现问题所在，并能够根据评定标准大致判断障碍的程度。由于评定标准统一及操作简单，因此容易推广，是临床上常用的评定方法。

（三）定量评定

定量评定是对研究对象通过测量获得数据，进行"量"的分析。并以"量化"的方式说明其分析结果。定量分析可以更精确地定性，更科学地反映事物的内在规律，预测事物发展的方向。

康复功能评定中将障碍的程度用数值来表示。其数据多用度量衡单位来表示，如关节活动度测量以"°"表示，等速肌力检查用牛顿·米（N·m）表示，身体重心移动、步速、步长等均用厘米（cm）表示。定量评定的最突出优点是将障碍的程度量化，因而所得结论客观、准确，便于进行治疗前后的比较。定量评定是监测和提高康复医疗质量、判断康复疗效的最主要的科学手段。

五、康复评定的方法

目前，临床上有许多评定功能障碍的方法，但不同的方法其评定的对象及目的各有侧重，在选择使用时，应根据患者的情况而定。

1. 访谈 谈话是康复医师和治疗师与患者及其家属接触的第一步，是获取临床第一手资料的重要手段。通过接触和交谈，可以了解患者的病史、功能障碍对日常生活和工作学习的影响。同时可以向患者和家属介绍康复治疗的特点、康复治疗的方法和效果，告知治疗中的注意事项，医患之间建立起彼此信任的关系，使患者及家属能积极支持和配合并参与到康复治疗中去。

2. 观察 包括局部观察、全身观察、静态观察及动态观察。

（1）局部观察 主要以障碍局部为中心进行观察，如有无关节畸形、肌肉萎缩、瘢痕形成等。

（2）全身观察 主要是了解局部障碍对全身所造成的影响。如腰腿痛患者局部的疼痛对步态的影响。

（3）静态观察 即形态观察，如观察患者的坐位和站位姿势、肢位等情况。

（4）动态观察 也称为功能观察，要求在患者活动的情况下进行观察，如观察患者的体位转移、步态、日常生活活动能力等情况。

同时，还应通过对患者言谈举止的观察，了解其心理状态、精神状况和性格、情绪、智力及社会交往的能力。

在进行观察时，观察过程一般不为患者察觉，保证了患者表现的自然性而未附加人为的影响，简便易行；但观察法属于定性评定，易受观察者主观因素的影响。为弥补肉眼观察之不足，常用摄像机将观察内容记录下来，以便反复观察及再次评定时的前后对比。

3. 问卷调查 即通过填写问卷调查表的形式进行调查。设计好有针对性的问题和表格，让患者或家属填写，也可用信访的办法进行问卷调查，收集多个人多方面的资料。其优点是省时省力，但由于填表人对表中问题理解的偏差或难以用文字全面准确地表达而造成信息量的丢失。

4. 量表评定 量表法是通过运用标准化的量表对患者进行功能评定的方法。临床常用如下几类量表。

（1）自评量表与他评量表 自评量表亦称为客观量表，被评定者自己对照量表的项目及要求，选择符合自己情况的答案。其多用于心理学和社会学中，包括种类问卷和调查表，如症状自评量表、自评抑郁量表、生活满意度指数等。他评量表又称客观量表，由填表者（专业人员）作为评定者，对患者进行主观评价，根据自己的观察和测量结果填写表格，如关节活动度测量（ROM）、徒手肌力检查（MMT）；也可以询问知情者（家人或陪护人员），如 Barthel 指数（BI）、功能独立性测量（FIM）等。

（2）等级量表和总结量表 等级量表是将功能按某种标志排成顺序，采用数字或字母将功能水平进行定性分级，如徒手肌力检查按 0、1、2、3、4、5 进行分级，脊髓损伤程度评定按 A、B、C、D、E 进行分级，Brunnstrom 评定按 Ⅰ、Ⅱ、Ⅲ、Ⅳ、Ⅴ、Ⅵ进行分级。等级量表无法确切将等级间隔进行合理划分，比较粗糙，但可以对功能的特征进行一定程度的度量。总结性量表由一系列技能或功能活动组成，根据患者完成活动时的表现进行评分，最后将各项评分相加得到总分，从而得出某种结论。总结量表尽管可量化地反映患者的功能状况，但数字不能确切地反映实际功能水平，如功能不同的患者可取得相同的评分。

（3）五类功能量表 根据量表的内容可分为：运动功能量表，如 Fugl-Meyer 运动量表、Rivermead 运动量表等；言语功能量表，如 Boston 诊断性失语症检查、Frenchay 构音障碍评定等；心理精神量表，如汉密尔顿抑郁评定量表（HAMD）、焦虑自评量表（SAS）等；生活自理能力量表，如 Barthel 指数、FIM 等；社会功能量表，如生活满意度评定量表、总体幸福感量表等。

5. 设备检测 借助于仪器设备对患者的相应功能进行测试，通过数据的记录反映患者的功能状况。主要用于器官或系统损伤引起的功能障碍检查，如肌电图、步态分析系统、等速运动测定、认知功能的计算机评定、脑电图、诱发电位、平衡能力测定，以及假肢、矫形器、助行器的性能测定等。设备检测可以将功能状况精确地量化，获得客观的数据，但有些检测需要昂贵的仪器设备。

六、康复评定的要求

康复功能的评定方法很多，在临床应用中，无论选择哪种方案，都必须具有临床实用性和科学性。临床实用性要求评定方法要具有临床价值，能为医患所接受；科学性要求评定方法信度、效度好，灵敏度高。

1. 信度　信度又称可靠性，是指评定方法的可重复性、稳定性和精确性，即不同评定者使用同一评定量表的一致性水平。信度包括组内、组间的可信度。

（1）组内信度　指同一评定者不同时期（间隔一定时间后）重复同样的评定来检验评定结果的可信程度。两次评定之间的时间不能过长，如患者病情稳定，通常为 1~2 周，若患者病情变化较快，则此时间应缩短。对于同一对象，同一评定者在一周内或一月内连续评定多次，每次结果必然不同，但相差不能太大，要求相关系数达 0.9，定量资料有 90% 的重复性。

（2）组间信度　指多个评定者用相同评定方法对同一患者评定结果的一致性。若不同测试者的结果存在较大差异时，说明该评定方法的使用将受到质疑或限制。要求相关系数在 0.8 以上，若在 0.6 以下则不可信。

2. 效度　效度又称有效性，是指一种评定方法的评定结果符合评定目的的程度。评定以后的记分，能够有效地区分患者的功能有无障碍和障碍的轻重程度。为了保证评定有效，要对大量的群体资料进行统计分析，确定正常范围、正常与异常的界限、评定的假阳性率和假阴性率等。

3. 灵敏度　灵敏度是指选择的评定方法对评定内容的敏感程度。评定的方法和结果应该充分反映病情的变化，灵敏度要高。患者经过治疗有所进步，评定结果应能及时地反映出来，让患者看到自己的点滴进步，增强患者及其家属康复的信心和勇气，保证康复计划能够顺利实施。

4. 统一性　统一性是指评定的内容和方法要有固定的标准。每个康复单位都可以根据本单位情况制定一定的评定项目和量表，但为了疗效的比较和经验的交流，要尽量使用经过特定的统计学方法检验后的统一量表；且要对评定人员进行评定，统一标准和评定方法，以便获得评定结果的一致性。

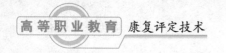

七、康复评定的原则

选择康复评定方法时须遵循一定的原则，这样才能确保康复评定操作正确、结果准确客观。

1. **选择信度、效度高的评定方法** 在满足评定目的的前提下，应选择信度、效度高的评定方法。

2. **根据实际情况选择评定方法** 进行功能评定时，通常采取谈话、观察、量表检查及仪器测量等方法来获取资料。在选择评定方法时，应根据本单位实际情况选择评定手段。如进行步态分析时，既可以采用肉眼观察进行定性评定，也可以采用高科技运动分析系统进行定量分析。

3. **根据评定目的选择适当的评定方法** 若为快速对障碍的范围、程度、性质及治疗方向进行判断，应选择简单、快捷、敏感性好、定性好的评定方法。若为详细和深入了解判断患者障碍的水平，制订训练计划，比较治疗方法的有效性或修改治疗方案，应选择量化、精确度、特异性较强的评定方法。如脑卒中患者入院时可采用 Brunnstrom 评定法对患者运动恢复阶段进行简要的判断，制定治疗计划时需要对患者功能障碍水平进行详细了解，可用 Fugl-Meyer 或上田敏法进行评定。

4. **评定与训练方法的一致性** 许多评定方法与治疗方法密切相关，评定方法基于治疗方法设计。如对偏瘫患者运动功能的评定，Brunnstrom 法是在其训练方法的理论基础上设计的，根据评定结果制定出治疗方案，即患者处于不同阶段，训练方法截然不同。而Bobath 训练方法是从运动模式的角度对功能障碍进行分析，如使用 Bobath 训练方法而用Brunnstrom 评定方法就会导致评定与治疗训练脱节。

5. **选择具有专科特点的评定内容** 不同人群（如小儿与老年人）、不同系统（如骨关节损伤与心肺疾病）、不同性质（如中枢性瘫痪与周围性瘫痪）的疾病各有不同的特点，应根据障碍诊断的特点选择科学、合理的评定内容。如中枢性瘫痪的评定不宜采用 MMT法；小儿日常生活能力评定量表应根据小儿的发育和生活特点进行设计，而不是简单套用成人评定方法。

6. **选择与国际接轨的评定方法** 在选择评定方法时应首选国际通用、标准化的方法，以便于国际学术交流。

7. **考虑时间因素** 评定时间过长往往不为患者所耐受而放弃，故选择评定方法时除了要具备上述条件外，操作简单、时间合理也是要考虑的因素。

项目二 康复评定的实施

扫一扫，看课件

【学习目标】
1. 掌握：康复评定的场所、评定的时期、评定的流程。
2. 熟悉：康复评定的注意事项。

一、康复评定的场所

患者功能障碍处于不同阶段，其选择治疗场所会有所差异，评定场所亦随之不同。

1. 医院 当患者处于住院康复阶段时，可由住院康复科室康复协作组进行全面的康复评定。

2. 诊所 在综合性康复诊所，可由康复协作组负责康复评定，也可按康复需求由康复医师进行评定；在专病诊所，由康复医师对特定的疾病进行局限性评定，如肌肉萎缩、运动损伤等；在日间康复机构，由康复协作组进行全面的康复评定；在伤病或残疾诊所，按照转介单位要求进行相应的康复评定。

3. 社区 在社区康复站，由康复协作组进行全面的康复评定，或由康复协作组选定成员进行评定，也可以由康复医师按康复需求进行评定。

二、康复评定的分期

定期开展康复评定及定期召开康复评定会是康复评定的重要工作。何时开始评定、间隔多长时间进行再次评定、何时结束评定是康复评定时要考虑的时间因素。康复功能评定可分为初期评定、中期评定和末期评定三个时期，每一个时期评定的内容、任务均不同。

1. 初期评定 对于初入院的患者，在康复治疗实施前进行。治疗师一般在接到治疗通知单24小时之内对患者进行初期评定。目的是确定患者的功能水平，通过评定确定患者的正常功能、康复需求及存在的康复问题或障碍，为制定康复治疗目标和治疗方案提供依据；也为中、末期评定判断康复疗效提供客观指标。

2. 中期评定 在康复治疗实施一段时间后，当患者出现新的临床变化或患者对治疗无反应时进行。目的是对前一阶段的康复治疗进行总结，判断功能障碍是否有改善、改善的程度及有无对治疗方案调整的必要。通过与初期评定的结果对比，检查患者功能改善是否达到近期目标，如达到近期目标，则可重新设计康复目标；如进步不大，治疗效果不显

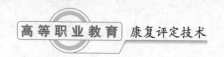

著，或变化与目标不相符合，提示治疗措施或方法不当，则需要及时更改。中期评定可进行多次。

3. 末期评定 在康复治疗结束前或出院前进行。目的是评定患者的功能状况，评价康复效果是否达到预期目标，提出返回家庭和社会后的康复治疗建议。

由于医疗费用的不断上涨及医疗质量监控的需要，患者住院周期明显缩短，使得原来的三期评定发生了很大的变化，现多由科主任带领的团队查房制度所取代。

三、康复评定的流程

康复医疗工作流程与一般临床医疗工作类似，但有其独特性，充分体现出三期康复评定。从对患者的接诊开始直至出院的整个工作流程如下：入院→医师检查→初期评定→康复治疗→中期评定→继续治疗→末期评定→回归社会。康复评定贯穿于整个康复医疗过程中，康复评定的过程分为三个阶段：收集资料、分析研究、解释评定结果及制订康复计划。

（一）收集资料

收集资料是为了了解患者的病史、治疗经过和目前的功能状况，主要包含采集病史及检查与测量。

1. 采集病史 主要包括患者的主诉、现病史、既往史和家族史等；各种实验室检查、特殊检查、临床诊断、临床治疗过程及并发症等；患者的功能史，包括进食、梳洗、修饰、洗澡、如厕、穿衣、床上运动、转移、移动、交流等，通过功能史的了解，有助于康复医师或治疗师了解疾病所致残疾的特点及残留的功能；患者的社会环境亦在病史采集之列，包括家庭关系、经济收入、物质条件、住房设施、交通状况和工作单位的情况，以及个人的信仰、价值观、对疾病的态度，亲戚朋友是否给予支持和帮助等。

2. 检查与测量 包括物理及各种功能障碍、活动能力障碍及社会参与障碍的评定，如肌肉力量的测定，关节活动度的测量，平衡协调功能的评定，感觉和反射功能的检查，心肺功能的测定，以及感知、认知、情感、思维能力、行为及意志力和判断力、日常生活活动能力、环境及生活质量的评定。

（二）分析研究

将以上收集的资料进行综合整理，找出患者存在的主要问题，确定残存功能或能力。

（三）解释评定结果，制订康复训练计划

康复评定不仅要确定患者存在什么样的功能障碍，还要进一步分析为什么会出现这些功能障碍，即分析和确定障碍发生的原因，最终形成障碍学诊断。正确的康复治疗计划的制订以障碍学诊断为基础。确定诊断后，明确了患者障碍所在、障碍程度及预后判断，据此设定切合实际的长期目标和短期目标，围绕康复目标拟定切实可行的康复治疗方案，并根据患者病情的变化及不同的治疗阶段，不断地修改和调整康复计划，使治疗和训练能收到预期的效果。

四、康复评定的注意事项

1. 选择合适的评定方法，既要全面又有针对性。

2. 重视与患者及其家属的沟通，说明评定的目的要求和具体的方法，争取被检查者的积极配合。

3. 掌握恰当的时间，每次评定的时间尽量短，不要让患者有疲劳感。如患者疲劳，应休息后再进行评定，或择日再做评定。

4. 要保证患者检查时的安全，防止意外情况的发生。

5. 患者的健侧与患侧要进行对比，如无对侧肢体要与同年龄正常人相比较。

6. 评定常由同一人自始至终进行，以确保准确性。

考纲摘要

1. 康复评定的定义、目的、类型与方法。

2. 康复评定方法的选择。

3. 障碍学诊断的三个层面。

4. 康复评定的流程。

复习思考

一、选择题

（一）单项选择题

1. 康复评定的内容不包括（　　　）

　A. 躯体功能评定　　　　　　B. 精神心理功能评定

　C. 言语功能评定　　　　　　D. 社会功能评定

　E. 疾病诊断

2. 下列属于定性评定的方法有（　　　）

　A. 关节活动度评定　　　　　B. 步态的目测分析

　C. 肌力评定　　　　　　　　D. 日常生活活动能力评定

　E. FIM 评定

3.下列评定方法中，不属于半定量分析的是（　　　　）

A. Brunnstrom 评定　　　　　　B. Fugl-Meyer 评定

C. ROM 评定　　　　　　　　　D. Barthel 指数

E. FIM 评定

（二）多项选择题

1.采集病史的内容包括（　　　）

A. 主诉　　　　　　　B. 现病史　　　　　　　C. 功能史

D. 各种检查与诊断　　E. 既往史

2.康复评定方法要求（　　　）

A. 信度　　　　　　　B. 效度　　　　　　　　C. 灵敏度

D. 统一性　　　　　　E. 差异度

3.康复评定方法包括（　　　）

A. 访谈　　　　　　　B. 观察　　　　　　　　C. 问卷调查

D. 量表评定　　　　　E. 设备检测

二、简答题

1.康复评定的目的是什么？

2.简述康复评定的流程。

3.简述康复三期评定。

扫一扫，知答案

模 块 二

物理治疗评定技术

物理治疗是康复治疗技术的重要组成部分，在物理治疗过程中，物理治疗评定贯穿始终。物理治疗评定技术是康复治疗师必须掌握的重要技能之一，治疗师熟练地掌握物理治疗康复评定的基本理论与技能，进行准确的评定，可以为物理治疗康复治疗方案的制定提供依据。

项目一　物理治疗评定基础

扫一扫，看课件

【学习目标】

1. 掌握：物理治疗评定项目的分类、工作流程、评定方法。
2. 熟悉：物理治疗康复评定的目的。

针对患者的不同情况，治疗师选择相关的项目进行物理治疗评定，在此基础上明确障碍诊断、确定物理治疗目标、制定康复计划、设计康复治疗方案。

一、评定目的

物理治疗评定遵循三期评定的方法，不同的时期，评定目的有所差异。

1. 初期评定　确定患者的功能障碍、建立物理治疗障碍学诊断及预后判断；根据诊断制订物理治疗计划；确定治疗前患者功能障碍的程度，用于治疗前后功能改善与否的比较。

2. 中期评定　对比患者治疗前后功能的变化情况，判断疗效，为修订治疗方案提供依据。

3. 末期评定　评定患者治疗结束时的功能状况，提出后续康复治疗的建议。

二、评定项目分类

美国物理疗法协会在2001年《物理治疗师实践指南》（Guide to Physical Therapist Practice）中列出了物理治疗师需要掌握的24项评定技术，包括对肌肉骨骼系统、神经肌肉系统、心血管系统、呼吸系统及皮肤状况的评定技术（表2-1）。

表2-1 物理疗法评定项目分类指南（美国物理疗法协会，2001）

序号	检查项目	序号	检查项目
1	有氧能力/耐力	13	肌肉功能（包括肌力、爆发力、耐力）
2	人体形态学测量	14	神经运动发育与感觉整合
3	觉醒、注意和认知	15	矫形器、保护和支持性设备
4	辅助和适应性设备	16	疼痛
5	循环（动脉、静脉、淋巴）	17	姿势
6	颅神经和外周神经完整性	18	假肢
7	环境、家庭、工作（职业、学校、游戏）障碍	19	关节活动度（包括肌力）
8	工效学与人体力学	20	反射整合
9	步态、行进、平衡	21	自理和家务（包括BADL和IADL）
10	皮肤完整性	22	感觉整合
11	关节完整性与可动性	23	通气与呼吸/气体交换
12	运动功能（运动控制与运动学习）	24	工作（职业、学校、游戏）、社区、休闲活动（包括IADL）

三、评定的工作流程

物理治疗师（PT）在接到治疗申请后，就可以进入本专业领域的工作程序。物理治疗评定流程见图2-1。

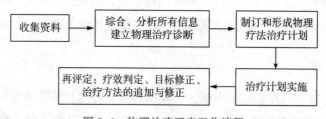

图2-1 物理治疗评定工作流程

四、评定方法

（一）收集资料

收集资料的方法可分为查阅病历、面谈、观察、检查与测量。

1. 查阅病历　治疗师在接触患者之前，可先查阅住院患者的病历，了解患者的病史、实验室检查、疾病诊断、治疗经过及其他专业的评定。通过阅读病历，对患者可能存在的功能障碍可以形成初步的轮廓。通过对病史和疾病诊断的了解，可以提示治疗师考虑在评定与治疗的过程中应注意的问题，从而避免发生不良反应。但是，病历只能为治疗师提供有关患者的病史和疾病诊断，要获得与物理疗法专业相关的资料，还需要与患者及其家属交谈。

2.面谈　治疗师阅读病历后，通过与患者或其家属或陪护人员交谈，一方面可以获得相关信息，另一方面可培育和建立与患者的和谐关系。

（1）通过问诊获取信息资料　患者的某些资料无法通过阅读病历或观察获得，此时可以通过问诊对患者关于过去、现在、将来的情况及对未来的需求和想法等资料进行采集。特别是对于患者的需求及想法，通过面对面的交谈，可以从患者的表情、语气、态度、动作等获得书面提问所不能得到的丰富信息。一个具有深厚的医学知识和丰富的临床经验的治疗师，常常在问诊中就能对患者存在的问题做出相当准确的障碍诊断。如果忽视问诊，将可能使病史采集粗疏，造成不准确的临床判断。病情复杂而又缺乏典型症状和体征的患者，深入细致的问诊就更为重要。

（2）培育和建立与患者和谐信赖的关系　通过面谈，能够清楚地预测和了解患者的心态，主动创造一种宽松和谐的环境氛围，以解除患者的不安和疑惑；通过面谈，可以建立治疗师与患者情感上的交流与沟通，帮助患者了解将要进行的康复治疗，对治疗产生欲望，满怀信心地共同完成训练计划。

面谈的内容，除了要了解主诉、现病史、既往史、治疗过程等有关医疗方面的信息外，治疗师还要注意收集与患者康复相关的各种信息，如患者的功能史、个人背景、家庭背景、居住环境、经济状况、医疗费用等（表2-2），这些信息都与治疗师康复训练计划的制订和实施密切相关。

表2-2　问诊中康复相关内容

问诊项目	问诊内容
功能史	进食、穿衣、梳洗、洗澡、如厕、床上小行动、转移、移动、上下楼梯等
个人背景	受教育背景（学历、专业）、职业（具体行业，工作环境，上下班的方式如乘公共汽车、骑自行车、开车、步行等）、兴趣、爱好、每日生活规律和方式
家庭背景	家庭成员，患者在家庭中的地位、作用，以及与家人的关系和睦与否
居住环境	住宅的结构，房间的面积、布局，居住地周围的环境
经济状况	经济收入与来源、经济负担等
医疗费用	当地政策、法规，医疗费用支付情况（保险种类，公费还是自费）

通过与患者交谈，治疗师可大致判断存在的问题是否需要和可以通过物理疗法解决，但是所得信息的准确性与否依赖于患者对问题的感知程度，因此该类资料为主观性资料。为获得客观资料或信息，还需进一步做实际观察和检查。

3. 观察　观察的内容主要是与功能障碍有关的体征，如体态、皮肤颜色、声音、身体对线、姿势对称性及功能表现等。出现异常表现常提示存在某种病理情况，因此看到异常情况时治疗师要进一步推断并提出假设。如患者走进治疗室时，治疗师发现其左肩高于右肩，就要做出推断：这是继发于双下肢不等长还是由于骨盆倾斜或脊柱侧弯？结合病史记载和面谈结果，治疗师可对导致功能障碍的原因进行初步判断，形成诊断假设，据此选择具体方法对患者进行评定。

4. 检查与测量　形成诊断假设后，治疗师要采取具体方法对患者进行检查，对假设进行验证，证实或排除引起病损和功能受限的原因，建立诊断，判断预后，制订治疗计划和选择治疗方法。

（二）综合、分析资料，建立物理治疗诊断

1. 综合、分析资料　治疗师针对查阅资料、面谈、观察、检查和测量所收集到的临床资料，运用解剖学、生理学、运动学、神经学和病理学知识进行分析，并与一种功能缺损模式进行对比：若患者的症状、体征与检查结果符合某一特定的功能缺损模式，则诊断成立；若不一致，则需继续寻找证据进行进一步的解释。

2. 建立物理治疗诊断　物理治疗诊断以功能障碍为诊断名称，若形成障碍的原因明确，则将障碍产生的原因亦包含在内。临床诊断（如脑卒中）不能为选择物理治疗方法提供任何信息，而物理治疗诊断则有助于治疗师制订物理治疗计划，选择治疗方法。如一位脑卒中患者的物理治疗诊断为"左侧偏瘫 –Brunnstrom 第 3 阶段：患肢痉挛并处于联带运动阶段"，这一诊断为确定治疗原则提供了明确的方向：缓解痉挛，抑制异常运动模式，诱发分离运动出现。

（三）制订物理治疗目标和治疗计划

对于患者的功能障碍，有些是可以通过物理治疗解决或治愈的（如骨折后肌力减弱或关节活动受限），而大多数问题是无法治愈的（如完全性脊髓损伤引起的运动功能丧失）。治疗师要根据患者的情况制定出切合实际的康复目标和计划，并将检查结果及相关的治疗计划向患者说明，及时调整患者的预期：既要避免患者对前景期望过高，又要防止其悲观失望，力争取得患者的配合，通过治疗使康复效果最大化。

（四）再评定：疗效判定、目标修正、治疗方法的追加与修正

经初期评定制订康复计划并实施一段时间后，需要进行再次评定，了解前一阶段康复治疗的效果、还存在哪些问题、近期目标是否达到等。若近期目标已达到，需确定下一个目标并进行治疗；若治疗效果欠佳，需要分析治疗效果欠佳的原因，调整治疗方案；若治疗过程中出现新问题，则要对新问题进行分析评定，制订治疗方案。对物理治疗方案修正后，继续治疗、评定，直至治疗结束。

项目二　人体反射评定

扫一扫，看课件

【学习目标】

1.掌握：反射评定的目的；各级水平反射的检查方法；反射检查结果的临床意义。

2.熟悉：反射出现与消失的意义。

案例导入

某患者，男，2 岁。早产，出生时低体重，诊断为"缺血缺氧性脑病"。至今难以独坐，不会行走，言语正常，从外地转入康复科。治疗师对其进行初次评价时发现：四肢肌张力增高；俯卧时患儿四肢屈曲，能够抬头，但不能完成躯干及上下肢伸展；抓握反射阳性。

问题：①患者神经反射发育水平大致几个月？②如何对患儿进行评定？

一、人体反射评定概述

（一）基本概念

1.反射（reflex）　反射是指人体在中枢神经参与下机体对内外环境刺激所做的规律性应答，是神经系统活动的基本形式。反射弧是发射的形态学基础，一个典型的反射弧包括感受器、传入神经、反射中枢、传出神经及效应器 5 个部分。

2.反射发育过程　正常情况下，人从母亲妊娠后期至 2 岁期间，陆续会出现一些不同水平的神经反射，从低级到高级，包括脊髓水平→脑干水平→中脑水平→大脑皮层水平 4 个阶段。神经反射是一个逐渐发育成熟的过程，反射的发育具有时间性的特点，婴儿在出生 4~6 个月以后，由于中脑、大脑皮层等高级水平发射发育形成，会逐渐将脊髓水平和脑干水平的反射整合或者抑制。脊髓和脑干水平反射的出现与消失意味着中枢神经系统反射发育的成熟过程，如果反射水平发育出现延迟或者倒退，常常提示中枢神经系统的损害。如成人脑卒中后出现一些原始反射，妨碍了患者的正常运动，出现巴宾斯基征阳性、抓握反射阳性等表现。

3. 反射发育的水平分类　根据反射发育的水平，将反射分为脊髓水平的反射、脑干水平的反射、中脑水平及大脑皮质水平的反应。

（1）脊髓水平的反射　一般在妊娠 28 周 ~ 出生后 2 个月内出现并且存在，包括屈肌收缩反射、伸肌伸张反射、交叉性伸展反射、莫勒反射、抓握反射等。

（2）脑干水平的反射　大部分脑干水平的反射在出生时出现并且保持至出生后 4 个月，包括非对称性紧张性颈反射、对称性紧张性颈反射、紧张性迷路反射、联合反应、阳性支持反射、阴性支持反射等。

（3）中脑水平的反应　大部分中脑水平的反应在出生时或出生后 4~6 个月出现并保持终生，包括各种调整反应。

（4）大脑皮质水平的反应　大脑皮质水平的反应在出生后 4 个月 ~21 个月出现并终生存在。皮质水平的反应包括保护性伸展反应和各种平衡反应。

（二）反射评估的目的

1. 评估被检查者中枢神经系统的发育水平。

2. 中枢神经系统受损时，可以评估受损的状况。例如成人脑卒中偏瘫患者，一些原始反射由于脱抑制而重新出现。

3. 反射的评估可以给具体治疗方法提供依据。例如在采用神经发育促进技术对脑瘫患儿进行康复治疗时，根据检查结果确定脑瘫患儿的神经发育水平，制订出抑制应该消失的原始反射，易化应该出现的反射的康复训练方案。

（三）神经反射检查的注意事项

1. 争取患者的合作，保持被检查的肢体处于放松状态。

2. 采用标准姿势。

3. 使用棉签或者针刺时，力量避免过大，注意不要损伤被检查者的皮肤；使用叩诊锤叩击检查的时候，每次叩击力量要均等适中。

4. 注意避免患者精神过度紧张或注意力过于集中在检查部位。

5. 注意神经反射是对称性的还是非对称性的。

二、脊髓水平反射

脊髓水平反射是脑桥下 1/3 的前庭外侧核传导的运动反射。主要是协调四肢屈曲和伸展模式中的肌肉。如果超过 2 个月的儿童阳性表现持续存在，提示中枢神经系统的发育迟缓，阴性表现是正常的。

（一）屈肌收缩反射（flexor withdrawal）

查体体位：患者仰卧，头部放正，双侧下肢伸展。

检查方法：刺激一侧足底（图 2-2）。

阴性表现：受刺激的下肢保持伸展或对疼痛刺激快速地退缩。

阳性表现：受刺激的下肢失去控制而屈曲。

临床意义：出生后 2 个月内阳性表现是正常的，在这之后仍存在可能提示反射发育迟缓。

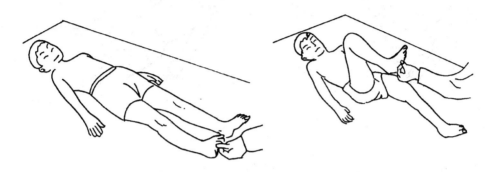

图 2-2　屈肌收缩反射

（二）伸肌伸展反射（extensor thrust）

查体体位：患者仰卧，头部放正，一侧下肢伸展，另一侧屈曲。

检查方法：刺激屈曲一侧下肢的足底（图 2-3）。

阴性表现：屈曲的下肢保持不变。

阳性表现：屈曲的下肢出现伸直动作。

临床意义：出生后 2 个月内阳性表现是正常的，在此之后仍存在可能提示反射发育迟缓。

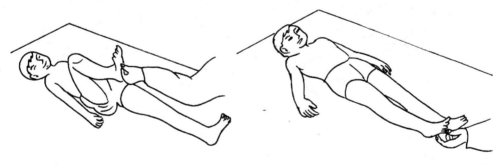

图 2-3　伸肌伸展反射

（三）第一种交叉伸展反射（crossed extension reflex 1）

查体体位：患者仰卧，头部放正，一侧下肢伸直，另一侧下肢屈曲。

检查方法：屈曲伸直侧的下肢（图 2-4）。

阴性表现：在伸直一侧的下肢屈曲时，对侧屈曲的下肢仍保持屈曲。

阳性表现：在屈曲伸直侧下肢时，对侧屈曲的下肢伸直。

临床意义：出生后 2 个月内阳性表现属于正常，之后仍存在提示反射发育迟缓。

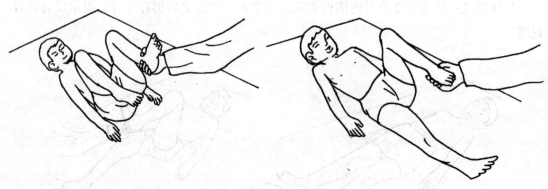

图 2-4　第一种交叉伸展反射

（四）第二种交叉伸展反射（crossed extension reflex 2）

查体体位：患者仰卧，头部放正，双侧下肢伸直（图 2-5）。

检查方法：连续轻拍大腿内侧。

阴性表现：双下肢对刺激无反应。

阳性表现：对侧下肢出现内收、内旋和足跖屈动作。

临床意义：出生后 2 个月内阳性表现属于正常，2 个月后仍存在提示反射发育迟缓。

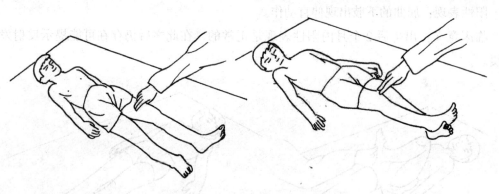

图 2-5　第二种交叉伸展反射

三、脑干水平反射

脑干水平反射是静止的姿势反射，它影响全身的肌张力变化，全身肌张力随着头部与身体的位置关系变化及体位变化而发生变化，也就是与头和身体在空中的位置有关，也与头和身体的位置关系有关。在出生后 4~6 个月，脑干反射的阳性或阴性的存在可见于正常儿童，超过 6 个月的儿童仍存在阳性反射可能提示运动发育迟缓，阴性表现是正常的。脑干水平的反射几乎不产生运动，它主要是通过调整肌张力对姿势产生影响，故又将脑干水平的反射称为"调整反射（tuning reflexes）"。

（一）不对称性紧张性颈反射（asymmetrical tonic neck reflex）

查体体位：患者仰卧，头部放正，上下肢伸直。

检查方法：将头转向一侧（图2-6）。

阴性表现：两侧肢体无反应。

阳性表现：面部朝向的一侧上下肢伸展或伸肌肌张力增高；对侧上下肢屈曲或屈肌张力增高。

临床意义：出生后4~6个月阳性表现是正常的，但任何时候出现的强制性不对称性紧张性颈反射都是病理性的，出生6个月后的阳性表现可能提示反射发育迟缓。

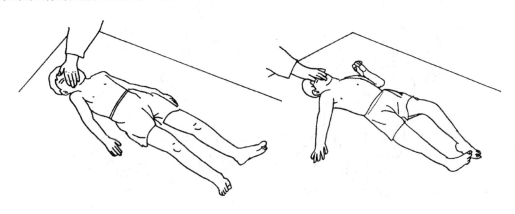

图2-6 不对称性紧张性颈反射

（二）第一种对称性紧张性颈反射（symmetrical tonic neck reflex 1）

查体体位：患儿趴在检查者膝上或者患者采用手足着地俯卧位。

检查方法：将头向胸骨方向屈曲（图2-7）。

阴性表现：四肢肌张力无变化。

阳性表现：上肢屈曲或屈肌张力增高；下肢伸展或伸肌张力增高。

临床意义：出生后4~6个月阳性表现属于正常，超过6个月月龄后，阳性表现的存在提示反射发育迟缓。

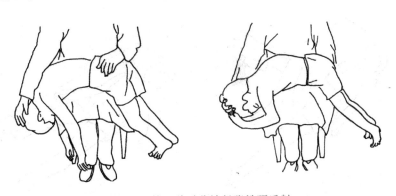

图2-7 第一种对称性紧张性颈反射

（三）第二种对称性紧张性颈反射（symmetrical tonic neck reflex 2）

查体体位：患者趴在检查者膝上或者手足着地俯卧。

检查方法：将头向背侧伸展（图2-8）。

阴性表现：上下肢肌张力无变化。

阳性表现：上肢伸展或伸肌张力增高；下肢屈曲或屈肌张力增高。

临床意义：出生后4~6个月阳性表现是正常的，6个月后仍存在可能提示反射发育迟缓。

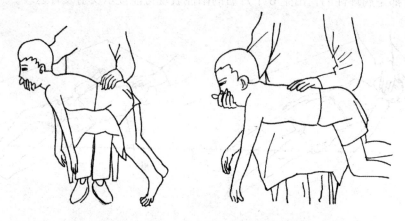

图2-8　第二种对称性紧张性颈反射

（四）仰卧位紧张性迷路反射（tonic labyrinthine supine）

查体体位：患者仰卧，头部放正，上下肢伸直。

检查方法：患者采用仰卧位（图2-9）。

阴性表现：四肢伸展，伸肌张力无明显变化。

阳性表现：伸肌张力增高。

临床意义：出生后4个月阳性表现属于正常表现，4个月之后仍存在提示反射发育迟缓。

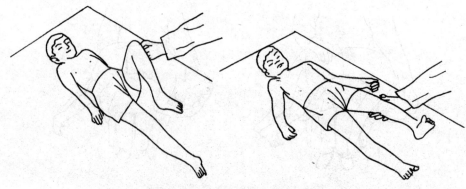

图2-9　仰卧位紧张性迷路反射

（五）俯卧位紧张性迷路反射（tonic labyrinthine prone）

查体体位：患者取俯卧，头部放正。

检查方法：保持俯卧位（图2-10）。

阴性表现：屈肌张力无增高。

阳性表现：屈肌张力增高，头部后伸困难，后缩肩困难及伸展四肢困难。

临床意义：出生后4个月阳性表现属于正常，4个月后仍存在提示神经反射发育迟缓。

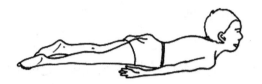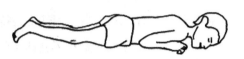

图2-10　俯卧位紧张性迷路反射

（六）联合反应（associated reactions）

联合反应是指当身体某一部位进行抗阻运动或主动用力时，其余肢体所产生的不随意运动反应。

查体体位：患者仰卧位。

检查方法：让患者用力抓握或者抗阻力运动（图2-11）。

阴性反应：其余肢体无反应或出现轻微的肌张力增高。

阳性表现：对侧肢体出现同样的动作和其余肢体出现肌张力增高。

临床意义：阳性表现伴有其他异常反射，可能提示反射发育迟缓。脑损伤患者可能提示中枢神经系统的损伤。

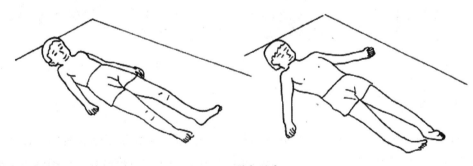

图2-11　联合反应

（七）阳性支持反应（positive supporting reaction）

查体体位：帮助患儿保持站立。

检查方法：使患儿踏床几次（图2-12）。

阴性表现：下肢肌张力无变化。

阳性表现：下肢伸肌张力增高，足跖屈。

临床意义：4~8个月月龄阳性表现属于正常，在8个月之后仍存在可能提示反射发育迟缓。

（八）阴性支持反应（negative supporting rection）

查体体位：帮助患儿站立位。

检查方法：双下肢负重（图2-13）。

阴性表现：允许成跖行足（即踝关节90°）和下肢屈曲。

阳性表现：伸肌张力高，阳性支持持续存在。

临床意义：正常反应是双下肢伸肌张力充分缓解，并允许屈曲；异常反应是超过8个月阳性支持反应仍存在。4个月后负重下肢的过度屈曲属于异常。

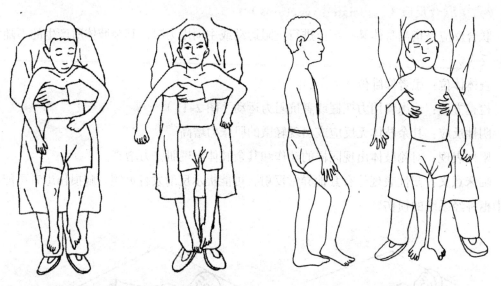

图2-12　阳性支撑反应　　　　　　　图2-13　阴性支撑反应

四、中脑水平反射

习惯上将中脑及大脑皮质水平的反射称为"反应"，它特指婴幼儿时期出现并终生存在的较高水平的反射。这些反应是正常姿势控制和运动的重要组成部分。中脑水平的神经反射是获得性运动发育成熟的标志。

（一）调正反应（righting reactions）

调正反应是在红核上方的中脑水平整合的神经反射。调正反应相互作用，使头和身体在空间保持支持位置，10~12个月月龄时发挥最明显的效应。其包括颈调正反射、身体调正反射、头部迷路调正反射、视觉调正反射和两栖动物反应。随着中枢神经系统的发育，当大脑皮质对低级中枢的控制增加时，它们逐渐受到抑制和易化，部分反射5岁左右时消失。儿童能够翻身、起坐、手膝位起立和手足支撑俯卧动作，都是通过各个调正反应的组合作用才能正常实现。

1. 颈调正反射（neck righting）

查体体位：患儿仰卧，头部放正，上下肢伸直。

检查方法：将患儿的头转向一侧（图2-14）。

阴性表现：身体不旋转。

阳性表现：身体向头的同向旋转。

临床意义：6个月月龄以内阳性表现是正常的，6个月月龄过后仍存在阳性提示神经反射发育迟缓。

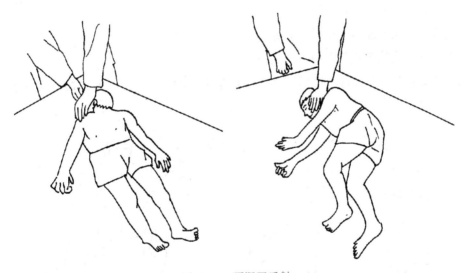

图2-14 颈调正反射

2. 身体调正反射（body righting acting on the body）

查体体位：患者仰卧，头部放正，上下肢伸直。

检查方法：将患儿的头转向一侧。

阴性表现：患儿身体整体旋转。

阳性表现：出现分段的旋转，例如先头转，然后是肩，最后是骨盆。

临床意义：6个月月龄直到18个月月龄是阳性表现，6个月月龄后未出现阳性表现可能提示反射发育迟缓（见图2-15）。

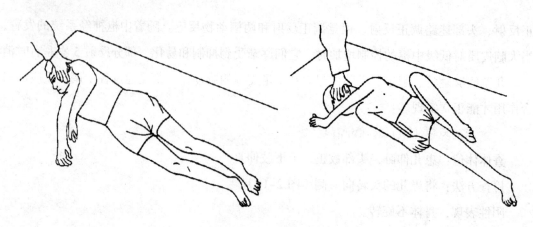

图 2-15 身体调正反射

3. 第一种头部迷路调正反射（labyrinthine righting acting on the head 1）

查体体位：遮上患者眼睛，俯卧位。

检查方法：保持俯卧位（图 2-16）。

阴性表现：头不能自主地抬至正常位置。

阳性表现：头抬至正常位置，头直立。

临床意义：1~2 个月月龄以后阳性表现都是正常的，超过 2 个月月龄仍阴性表现提示反射发育迟缓。

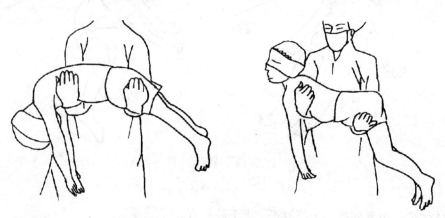

图 2-16 第一种头部迷路调正反射

4. 第二种头部迷路调正反射（labyrinthine righting acting on head 2）

查体体位：遮上患者眼睛，仰卧位。

检查方法：保持仰卧位（图 2-17）。

阴性表现：头不能自主抬起到正常位置。

阳性表现：头抬至正常位置，头直立。

临床意义：6 个月月龄以后阳性表现都是正常的，超过 6 个月月龄仍为阴性提示反射发育迟缓。

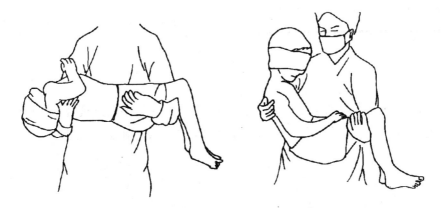

图 2-17　第二种头部迷路调正反射

5. 第三种头部迷路调正反射（labyrinthine righting acting on the head 3）

查体体位：遮上患者眼睛，抱起患儿。

检查方法：使患者向一侧倾斜，两侧要分别进行检查（图 2-18）。

阴性表现：患儿头不会自动抬起到直立位置。

阳性表现：头抬起至正常位置，头垂直。

临床意义：6~8 个月月龄以后阳性表现都是正常的，超过 8 个月仍为阴性表现提示反射发育迟缓。

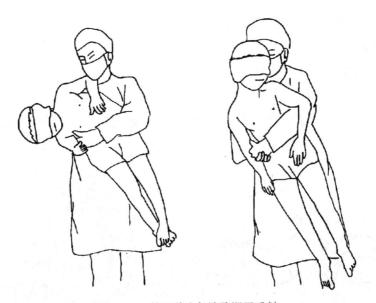

图 2-18　第三种头部迷路调正反射

6. 第一种视觉调正反射（optical righting 1）

查体体位：托起患儿在空中呈俯卧。

检查方法：保持俯卧位（图 2-19）。

阴性表现：患儿头部不能自动抬至直立位置。

阳性表现：头抬至正常位置，头直立。

临床意义：正常发育顺序是在头部迷路调正反射出现后不久出现视觉调正反射阳性反应，且终生存在；超过 8 个月月龄仍为阴性表现可能提示反射发育迟缓。

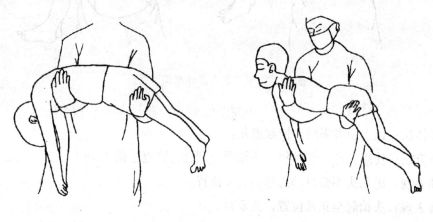

图 2-19　第一种视觉调正反射

7. 第二种视觉调正反射（optical righting 2）

查体体位：托起患儿在空中呈仰卧位。

检查方法：保持仰卧位。

阴性表现：头不能自动抬至正常位置。

阳性表现：头抬至正常位置，直立位，口呈水平位（图 2-20）。

临床意义：6 个月月龄后阳性表现都属于正常，超过 6 个月月龄仍为阴性表现提示反射发育迟缓。

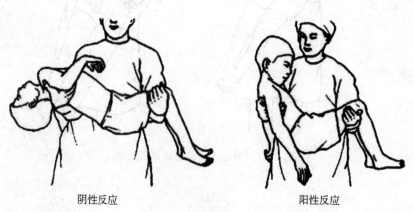

阴性反应　　　　　　　　　　　阳性反应

图 2-20　第二种视觉调正反射

8. 第三种视觉调正反射（optical righting 3）

查体体位：托住患儿骨盆处并保持在空中。

检查方法：分别斜向左、右侧。

阴性表现：头不能自动抬至直立位置。

阳性表现：头抬至直立位置，头直立（图 2-21）。

临床意义：6~8 个月月龄后阳性表现都是正常的，超过 8 个月月龄仍为阴性表现提示反射发育迟缓。

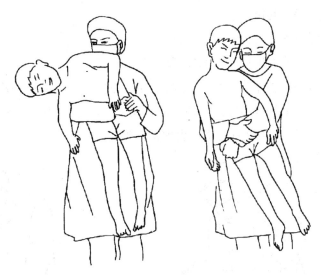

图 2-21 第三种视觉调正反射

9. 两栖动物反应（amphibian reaction）

查体体位：患儿俯卧，头部放正，双下肢伸直，双上肢伸展过头。

检查方法：抬起患儿一侧骨盆。

阴性表现：上肢、髋、膝不出现屈曲。

阳性表现：同侧的上肢、髋、膝屈曲（图 2-22）。

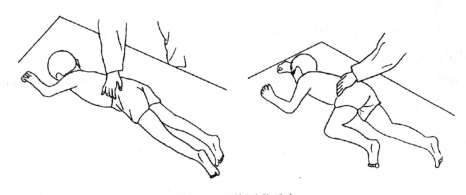

图 2-22 两栖动物反应

临床意义：超过6个月月龄阳性表现都是正常的，超过6个月月龄后仍为阴性表现提示反射发育迟缓。

（二）自动运动反应（automatic movement reaction）

自动运动反应可在婴幼儿身上观察到，它不属于调正反射，但这些反应是随着头部的位置变化而变化的，涉及前庭系统及本体感觉系统的相互作用。自动运动反应应该出现在发育的某个阶段，它的持续存在或缺乏提示神经反射发育的异常。

1. 拥抱反射（Moro reflex）

查体体位：患儿半坐起位。

检查方法：突然将患儿的头仰向后下方。

阴性表现：无反应或者出现轻微的惊愕反应。

阳性表现：双肩外展、外旋，肘关节伸直（或屈曲），手指伸直（图2-23）。

临床意义：直到4个月月龄之内出现阳性表现是正常的，超过4个月月龄仍为阳性表现可能提示反射发育迟缓，4个月后阴性表现是正常的。

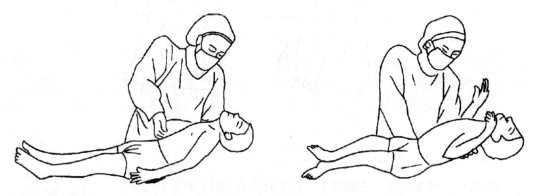

图2-23 拥抱反射

2. 抬躯反射（Landau reflex）

查体体位：托住患儿胸部，俯卧位，置于空中。

检查方法：主动地或被动抬头动作。

阴性表现：脊柱和下肢保持屈曲不变。

阳性表现：脊柱和下肢伸直（图2-24）。

临床意义：6个月月龄到2岁半期间阳性表现属于正常，超过2岁半仍为阳性提示神经反射发育迟缓。

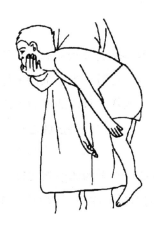
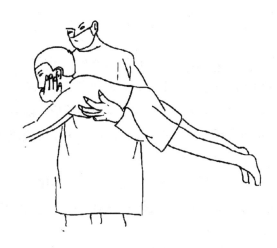

图 2-24　抬躯反射

3. 保护性伸展反应（panachute reaction）　保护性伸展反应是指重心超出支持面范围时，为了保持身体稳定而做出的反应。当身体倾斜时双上肢和双下肢出现伸展动作以支撑体重。

查体体位：被检查的患者可采取俯卧位、坐位、站立位等；检查儿童多采取俯卧，两上肢向头的方向伸展过头的体位。

检查方法：抓起患儿踝或骨盆将患者悬吊在空中，然后突然将头向地板方向运动。

阴性表现：上肢不能伸展保护头部。

阳性表现：上肢立即伸展，同时手指伸直以保护头部（图 2-25）。

临床意义：阳性表现大约在 6 个月出现并持续终生，6 个月后仍为阴性表现可能提示反射发育迟缓。

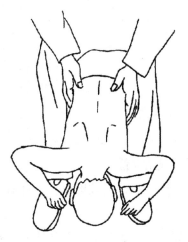
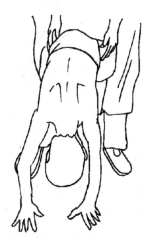

图 2-25　保护性伸展反应

五、大脑皮质水平反射

大脑皮质水平反射主要指的是各种平衡反应，是大脑皮质、基底节和前庭、小脑相互之间互相作用的结果。平衡反应是指当身体重心或支持面发生变化时，为了维持平衡所做出的应对反应。平衡反应是皮质水平的反应。随着平衡反应的成熟，身体能够为了适应重心的变化而出现一系列的调整。因此，平衡反应成为人站立和行走的重要条件之一。平衡反应一旦发育成熟，终生保留。

平衡反应状况可以通过活动的支持面或随意运动或破坏被检查者的体位而获得。平衡反应在肌力正常时出现并提供身体对重心变化的适应，6 个月月龄时平衡反应开始出现。

1. 平衡反应－倾斜反应（equilibrium reactions–tilting）

检查体位：被检查者于平衡板上，可以分别采取仰卧位、俯卧位、坐位、膝手卧位或站立位。

检查方法：通过倾斜平衡板来改变身体重心。

正常反应：头部和躯干出现调整，平衡板翘起的一侧躯干向上侧屈，同侧上、下肢伸展并外展；对侧肢体出现保护性伸展反应（图 2-26）。

发育时间：俯卧位，6 个月月龄；仰卧位和坐位，7~8 个月月龄；膝手卧位，9~12 个月月龄；站立位，12~21 个月月龄。发育成熟后终生保留。

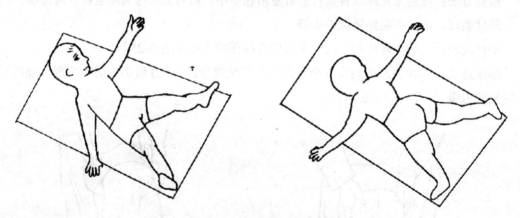

图 2-26　平衡反应－倾斜反应

2. 平衡反应－姿势固定（equilibrium reactions–postural fixation）

检查体位：被检查者采取坐位、膝手卧位、跪位或站立位。

检查方法：通过检查者推患者躯干或将上肢向一侧牵拉，或被检查者自身随意运动来改变重心与支持面的位置关系。

正常反应：推被检查者时，头、躯干向受力侧屈曲，受力侧上、下肢伸展、外展；对侧可见保护性伸展反应。牵拉被检查肢体时，对侧出现上述平衡反应，躯干侧屈，上下肢伸展、外展（图 2-27）。

发育时间：坐位，7~8 个月月龄；膝手卧位 9~12 个月月龄；跪位，15 个月月龄；站立位，12~21 个月月龄。发育成熟后终生保留。

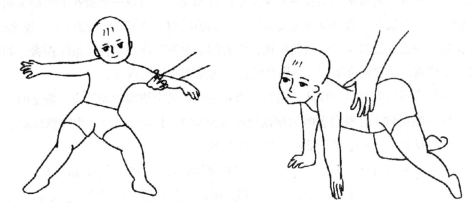

图 2-27　平衡反应 - 姿势固定

3. 平衡反应 - 迈步反应（equilibrium reactions–hopping）

检查体位：立位，握住被检查者双上肢。

检查方法：向左、右、前及后方推动被检查者。

正常反应：被检查者的脚相应地向推动的方向迈出一步，头部和躯干出现相应的调整（图 2-28）。

发育时间：15~18 个月月龄后终生保留。

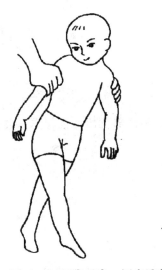

图 2-28　平衡反应 - 迈步反应

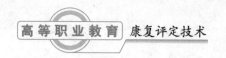

六、其他常用的神经反射

一般深反射、浅反射和病理反射的检查和临床上相同。在此不再详细介绍。在康复医学中，尤其是在儿童康复中应用较多的是原始反射和反应，以及一些特殊的姿势反射的评定。一般临床上将反射分为浅反射（皮肤反射、黏膜反射）、深反射（腱反射、骨膜反射）及病理反射。检查反射时一定要两侧比较，反射的不对称往往提示神经系统损害。如果对称性减弱或增强，需要结合临床其他资料综合考虑是否有临床意义。

1. **浅反射** 浅反射是刺激皮肤、黏膜、角膜引起的肌肉快速收缩反应。常见的浅反射有角膜反射、咽反射（轻触患者咽后壁出现呕吐反应）、上腹壁反射、中腹壁反射、下腹壁反射、提睾反射、跖（足底）反射、肛门反射等。

2. **深反射** 深反射是牵引肌肉或肌腱受到牵伸刺激后引起的急速收缩反应。叩击肌腱引起深反射，肌肉收缩反应在被牵伸的肌肉最为明显，但不限于该肌肉。主要包括肱二头肌反射、肱三头肌反射、膝反射、踝反射等。

3. **病理反射** 1岁以下的婴儿则是正常的原始保护反射，随着锥体束的发育成熟，这些反射被锥体束抑制。1岁以后病理反射在正常情况下不出现，中枢神经受到损害时才发生，当锥体束受损，抑制作用解除，这类反射即又出现。常用的有巴宾斯基（Babinsiki）征、查多克（Chaddock）征、奥本海姆（Oppenheim）征、戈登（Gordon）征及霍夫曼（Hoffmann）征和罗索里莫（Rossolimo）征。巴宾斯基征是锥体束受损害的最重要的体征。

扫一扫，看课件

项目三　人体形态评定

【学习目标】

掌握：姿势的观察方法；不同部位的体表标志；肢体长度和围度的测量方法；截肢后断端指标的测量方法。

案例导入

某患者，男，54岁。外伤后左侧小腿截肢5个月，为了提高生活自理水平及生活质量，需要对肢体进行测量，然后制作佩戴假肢。

问题：①如何测量肢体长度，以确定假肢长度？②如何测量断端的周径，以便用来制作合适的假肢接受腔？

人类的形态是在不断进化的过程中形成的特有的外部形状和特征。从解剖学角度看，世界上没有两个人完全相同，每个人由于遗传基因及种族、年龄、性别等因素，都会有个体差异。有没有完美的人体形态呢？答案是否定的，其实所有人都会有不完美的地方。人体形态评估是康复评定的一项基本内容，包括人体的外形结构、体格、体型及姿势、身体成分等方面的评定。人体形态评定是定量测量人体外部特征的主要方法。

一、姿势评定

姿势（posture）是指身体在自然状态下的体位，它反映了人体骨骼、肌肉、内脏器官、神经系统等各组织间的力学关系。正常的姿势有赖于肌肉、韧带、骨骼、关节、筋膜等组织的支持，以及良好的姿势习惯和正常的平衡功能。

人体正常姿势包括静态姿势和动态姿势。静态姿势表现为站立、坐位、跪立和卧位等相对静止的姿态；动态姿势是指活动中的各种姿势。其中的主要内容步行姿势、运动姿势我们将在"步态分析""运动控制评定"部分学习，此处不再介绍。

姿态的表现受到遗传基因、性别、年龄、身体状况、性格等因素影响，同时也受到各种病理因素的影响。

在静态姿势评定中，站立姿势是静态姿势评估的最主要内容，是人体最基本的和最能够区别于其他动物的姿势，其特性是双脚着地、身体直立，上肢能够自由地进行各种粗大运动和精细动作，下肢能够站立、行走和跑步。站立的高重心和足底的小支撑面使得人体在站立时相对不稳定。

（一）站立姿势的评定

人体处于站立位的标准姿势时，应该从各个不同方向进行观察，被观察者应该尽可能少穿衣物，以方便观察和评估。

1. 前面观　从下而上了解被观察者足部和足趾的位置，足弓的情况，膝关节和髌骨的形态位置关系，骨盆是否倾斜，肋骨的形态及排列是否有问题，两侧耳屏上缘和眶下缘中点是否处同一水平面上等（图2-29）。

2. 后面观　从后面看，重心线是否倾斜，跟腱跟骨是否异常，骨盆有无倾斜，与脊柱相邻的两肩距离是否对称，脊柱有无侧弯，双侧乳突是否在一条水平线上等

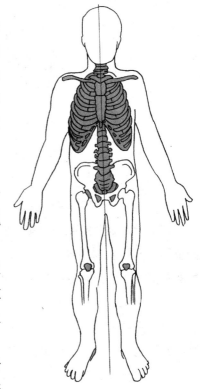

图2-29 正常姿势前面观

（图 2-30）。

3. 侧面观　从侧面看，着重观察脊柱的 4 个正常生理弯曲是否正常，观察耳屏、肩峰、肱骨大转子、膝、踝是否位于一条垂直线上，重心是否前移或者后移，胸廓有无畸形等等（图 2-31）。

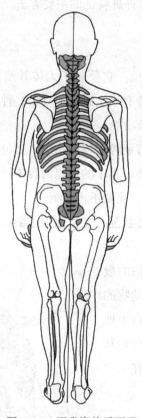

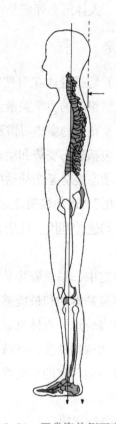

图 2-30　正常姿势后面观　　　　图 2-31　正常姿势侧面观

（二）常见的异常姿势及其评定

造成异常姿势的原因很多，常见的原因通常包括年龄、发育畸形、肥胖、疼痛、关节错位不平衡、肌肉筋膜紧张不对称等。对异常姿势的评定主要是通过对被评估者的前面、后面和侧面 3 个方向的观察来判断是否有异常姿势。

1. 侧面观

（1）头过度前伸　下颌前伸，下颈段和上胸屈曲增加，上颈段伸展增加，颈部屈肌放松，伸肌紧张。常见于从事长期需久坐姿势工作的患者，如网络工作人员、文秘等。

（2）胸脊柱后凸　俗称驼背，胸椎后凸曲度增加。这种情况常见于脊柱结核病、长期头前倾工作、脊柱的退行性变化等。

（3）平背　亦称直背，由脊柱胸段和腰段的生理弯曲弧度变小而造成。其特征是胸曲度和腰曲度小于2~3cm，常伴有骨盆后倾的表现。

（4）腰椎前突 脊柱腰段过度前凸的程度明显增加，使腹部向前突出，这种姿势往往和头前伸同时出现。产生这种情况通常与腰骶角增大、盆骨前倾和髋屈曲、椎体后部受压等因素有关；此外，还与妊娠、肥胖症等有关。

身体异常姿势侧面观见图2-32。

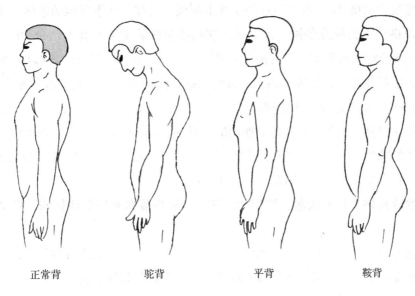

正常背　　　　　驼背　　　　　平背　　　　　鞍背

图2-32 异常姿势侧面观（背的形状）

（5）胸部畸形 ①扁平胸：胸部呈扁平状，前后径较小，横径明显大于前后径。②圆柱胸：胸廓的前后径与横径的比例近似1∶1，呈圆柱形。③鸡胸：胸骨处明显隆突，胸廓前后径大于横径。④漏斗胸：胸前部呈凹陷状。⑤不对称胸：左右胸廓歪斜，大小高低不一，明显成不对称状。此情况在脊柱侧凸重度患者中常可见到。

（6）盆骨前倾和后倾 骨盆是前倾还是后倾主要观察直立位时耻骨联合和髂前上棘的相对位置，髂前上棘在前为前倾，反之为后倾。注意要和腰椎前突增大、髋关节屈曲区别开来。

（7）膝过伸 踝关节常呈跖屈位，膝关节位于重心线的后方；伴有腓肠肌紧张。

2. 后面观

（1）头部倾斜 一侧颈部屈肌紧张，对侧颈部屈肌被牵拉，头部在冠状面上向一侧倾斜。

（2）肩下垂 在肩下垂的情况下，两肩在冠状面上不在同一水平面，一侧的肩关节下垂，另一侧的肩关节可以抬高和内收；多伴有菱形肌和背阔肌紧张。

（3）脊柱侧弯 脊柱侧弯时，脊椎的棘突在冠状面上向外偏离重心线，为了保持身体平衡，可引起肩和盆骨的倾斜。通常还伴有脊椎的旋转和矢状面上后突或前突的增加或减少；常伴有肋骨左右高低不平等、盆骨的旋转倾斜畸形及椎旁的韧带和肌肉异常。它是一种症状或 X 线体征。严重侧弯多见于青少年特发性脊柱侧弯患者。

对怀疑有脊柱侧弯的患者，通常做 X 线检查，拍摄直立位全脊柱正侧位片，测量脊柱侧弯角度 Cobb 角。方法是在原发侧凸段中找出上颈椎和下尾椎（侧弯中向脊柱侧弯凹侧倾斜度最大的椎体），在上顶椎的椎体上缘画一横线，在下尾椎的椎体下缘画另一横线，以此两横线作为标准各做一条垂线，这两条垂线的交叉角就为 Cobb 角。若 Cobb 角 < 10°，不需治疗，每隔 4~6 个月随访一次，进行动态观察；当 10° < Cobb 角 < 25° 时，可以选择施洛特体操等训练方法纠正性训练治疗；Cobb 角 > 25° 时，可以配合支具治疗；当 Cobb 角 > 45° 时，建议手术治疗。

（4）骨盆向侧方倾斜　骨盆侧方倾斜时，骨盆在冠状面偏向一侧。如盆骨右侧方倾斜时，伴有左侧髋关节内收和右侧髋关节外展。在肌肉方面，可见右侧腰方肌紧张，髋关节外展及对侧髋内收肌紧张，对侧髋外展肌肌力减弱。

（5）盆骨旋转　重心线落在臀裂的一侧，可见内旋肌和屈髋肌软弱。常见于偏瘫的患者。

（6）扁平足　又称平足，足内侧纵弓变低，距骨向前、内和下方移位，跟骨向下和旋前，舟骨粗隆凹陷，腓骨长、短肌和伸趾肌缩短，胫后肌和趾长屈肌拉长。

平足可分为僵硬的平足和可屈性平足两类。僵硬的平足在结构上是畸形的，内侧纵弓在非负重体位、足趾站立和正常负重情况下均不存在；可屈性平足是内侧纵弓在负重时缺如。扁平足在行走时蹬地动作和弹性差，行走动作比较僵硬，不适宜长时间行走和跑步运动。

（7）高弓足　又称空凹足，可见内侧纵弓异常高，跟骨后旋，颈前、后肌短缩，腓长短肌和外侧韧带拉长。空凹足和平足一样，也可以是僵硬或可屈性的。

足弓异常见图 2-33。

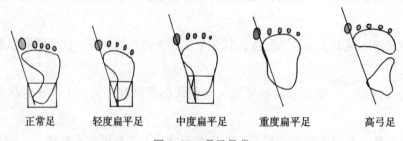

| 正常足 | 轻度扁平足 | 中度扁平足 | 重度扁平足 | 高弓足 |

图 2-33　足弓异常

3.前面观

（1）锁骨和其他关节不对称　一般由外伤引起。

（2）髋外旋、髋内旋　髋内旋时髌骨转向腿内侧，髋外旋时髌骨转向腿外侧。

（3）膝外翻　可以是单侧或双侧，其特点是：在膝外翻时膝关节的中心在大腿和小腿中线内侧，两腿呈 X 形。膝关节外侧的肌肉及其他软组织紧张，膝关节内侧的组织被拉长。

（4）膝内翻　可以是单侧或双侧，其特点是：在膝内翻时，膝关节的中心在大腿和小腿中线外侧，两腿呈"O"形。髋内旋肌紧张，膝关节过伸，髋外旋肌、胫后肌、腘绳肌被拉长。

（5）胫骨外旋　髌骨向前，足趾向外，髂胫束紧张。胫骨外旋常与股骨后倾，后交叉韧带撕裂、胫骨结构畸形（骨折或发育问题）等因素有关。

（6）胫骨内旋　髌骨向前，足趾向内，内侧腘绳肌和股薄肌紧张。胫骨内旋常与股骨前倾、前交叉韧带撕裂、胫骨结构畸形（骨折或发育问题）、足内翻和外翻有关。

（7）踇外翻　第一足趾的跖趾关节向外偏斜。这种情况一般是由于内侧足弓塌陷变浅，身体重力下压有关。

二、人体测量

人体测量主要包括肢体长度、围度、身高、体重、体脂和皮脂测定等方面的内容。人体测量的应用也是随时代的变化而不断变化的。起初通过对不同进化阶段的古人类化石进行测量与观察，从而找出人类进化的规律；后来对不同种族、不同人群进行人体测量和分析比较，找出人类的差距及变异规律。德国人类学家马丁（Martin）对人体测量学做出了卓越的贡献，他编著的《人类学教科书》详细阐述了人体的测量方法，至今仍为各国人类学家所采用，在统一人体测量标准方面起了很大的作用。我国国家标准局于 1985 年 12 月 5 日发布了《中华人民共和国国家标准 GB 5703-85 人体测量方法》，规定了人体测量的标准方法，保证了我国人体测量的规范实施。

（一）测量时的注意事项

1. 检查项目的选择要有针对性。检查内容要根据疾病、障碍的诊断对密切相关的内容予以详尽的记录。

2. 测量方法要规范化操作。测量方法不正确会直接影响测量结果。熟悉各人体解剖的体表标志，严格按照测量的方法正确进行操作，这样才能保证测量的结果是正确的。

3. 使用仪器测量时，每次测量前应对仪器进行校正。

4. 被测量部位应充分暴露。

5. 在测量肢体周径或长度时，保证测量双侧相同部位，这样结果的对比才能可靠。前后测量时测量点应固定不变。

6. 评定表格设计科学，记录方法严格统一。针对不同障碍诊断设计出不同的评价表格，并且对评定表的项目予以详细填写，对数据前后对比，以便动态观察患者指标的变化，为调整康复治疗方案提供依据。

（二）体表标志的确认

标志点是人体形态评定中的客观参照标志，参照标志应具有相对固定和易于触及的特点，常用的标志点往往选择在骨缝、骨的起止点、会合点或者皮肤体表的特征处和肌性标志（图 2-34）。

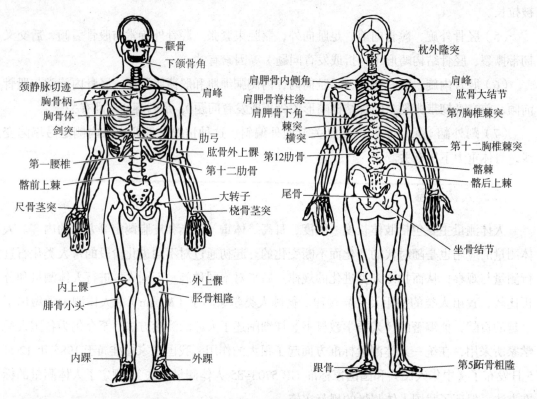

图 2-34　人体形态测量常用体表标志

1. 头颈部常用标志点

（1）头顶点　为头顶部最高点，顶骨后方的最凸隆点。

（2）眉弓　为眉毛下方的条状骨性隆起。

（3）颧弓　位于外耳道前方水平线上。

（4）乳突　为耳垂后上方的骨性隆起。

2. 胸腹部标志点

（1）胸骨中点　左右第 4 胸肋关节连线与胸骨中心线相交的一点。

（2）脐点　为脐的中心点。测量腹围时以此点作为基准点。

3. 背腰部标志点

（1）肩胛骨下角　为肩胛骨最下端的尖角，平第 7 肋。测量胸围时，作为背侧的固定点。

（2）腰点　为第 5 腰椎棘突后端的中心点。

（3）髂嵴　为髂骨翼上缘的最高突点。

（4）髂前上棘　为髂嵴前端最突出的圆形突起。

4. 上肢常用标志点

（1）肩峰　为肩胛冈最外侧的骨性凸起。

（2）肱骨内上髁、肱骨外上髁　为肱骨远端内、外两侧突起。

（3）尺骨鹰嘴　为尺骨近端膨大突起，屈肘时形成明显隆起。

（4）桡骨茎突　为桡骨远端手腕外侧的最尖端点。

（5）尺骨茎突　为尺骨远端手腕内侧的最尖端点。

5. 下肢常用标志点

（1）股骨大转子　位于大腿外上方，活动下肢时可摸到其在皮下转动。

（2）股骨内上髁　为股骨远端内侧的明显突出。

（3）股骨外上髁　为股骨远端外侧的明显突出。

（4）膝关节外侧关节间隙　为股骨外上髁下缘的膝关节线。

（5）内踝尖　为胫骨远端的内侧隆凸。

（6）外踝尖　为腓骨远端的外侧隆凸。

（三）身体长度的测量

在测量肢体长度前，首先要将两侧肢体放置在对称的位置上，尤其是注意骨盆无偏斜；其次确定骨性标志，寻找骨性标志一定要定位准确，经常练习触摸提高手感，可以提高定位的准确性；最后测量肢体或残肢的长度并记录，通常将两侧肢体测量的结果进行比较。测量工具多选用普通软尺和钢卷尺。

1. 上肢长度的测量

（1）上肢长度测量

测量体位：坐位或站立位，上肢自然下垂，肘关节伸展，前臂旋后，腕关节中立位。

测量方法：取肩峰外侧端到桡骨茎突或中指尖的长度（图 2-35）。

（2）上臂长度测量

测量体位：坐位或站立位，上肢在体侧自然下垂，肘关节伸展，腕关节中立位。

测量方法：取肩峰外侧端到肱骨外上髁的长度（图 2-36）。

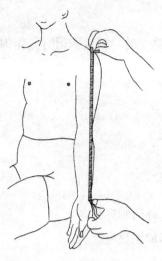

图 2-35 上肢长度测量

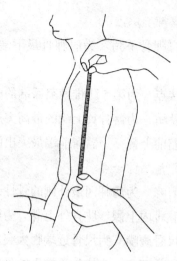

图 2-36 上臂长度测量

（3）前臂长度测量

测量体位：坐位或站立位，上肢在体侧自然下垂，肘关节伸展，前臂旋后，腕关节中立位。正常人前臂长等于足的长度。

测量方法：取肱骨外上髁到桡骨茎突的长度（图 2-37）。

（4）手长度测量

测量体位：手指伸展位。

测量方法：取桡骨茎突与尺骨茎突连线的中点到中指尖的长度（图 2-38）。

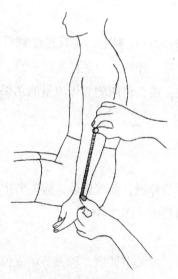

图 2-37 前臂长度测量

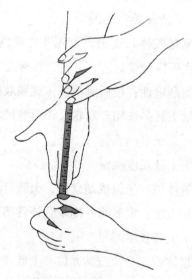

图 2-38 手长度测量

2.下肢长度的测量

（1）下肢长度测量

测量体位：患者仰卧位，盆骨水平位，下肢伸展，髋关节中立位。

测量方法：取从髂前上棘到内踝的最短距离，或从股骨的大转子到外踝的距离（图2-39）。

（2）大腿长度测量

测量体位：患者仰卧位，骨盆水平位，下肢伸展，髋关节中立位。

测量方法：取股骨大转子到膝关节外侧股骨和胫骨间隙的长度。

（3）小腿长度测量

测量体位：患者仰卧位，盆骨水平位，下肢伸展，髋关节中立位。

测量方法：取膝关节外侧关节间隙到外踝尖的距离。

（4）足长度测量

测量体位：踝关节中立位。

测量方法：取足跟末端到第二趾末端的长度（图2-40）。

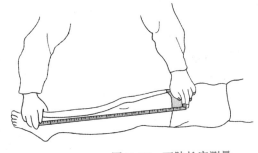

图 2-39　下肢长度测量

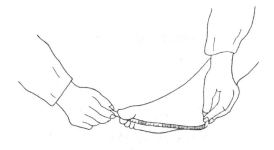

图 2-40　足长度测量

（四）身体围度的测量

测量肢体的围度可以了解被测肢体的肌肉有无肥大、肿胀、萎缩。要保证在肢体的同一水平测量肢体的围度，对两侧的测量数值进行比较。

1. 四肢围度的测量

（1）上臂围度测量

①肘伸展位

测量体位：上肢在体侧自然下垂，伸展肘关节。

测量方法：取肱二头肌最膨隆部的围度（图2-41）。

②肘屈曲位

测量体位：上肢在体侧自然下垂，屈曲

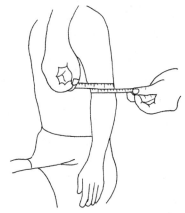

图 2-41　上臂围度测量（肘伸展位）

肘关节。

测量方法：取肱二头肌最膨隆部的围度（图 2-42）。

（2）前臂围度测量

①前臂最大围度

测量体位：前臂在体侧自然下垂。

测量方法：取前臂近端最膨隆处的围度（图 2-43）。

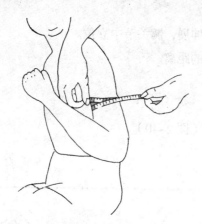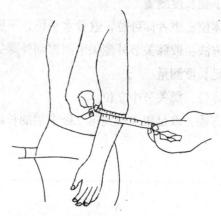

图 2-42　上臂围度测量（肘屈曲位）　　图 2-43　前臂最大围度测量

②前臂最小围度

测量体位：前臂在体侧自然下垂。

测量方法：取前臂远端最细处的围度（图 2-44）。

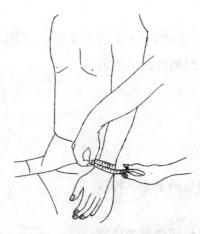

图 2-44　前臂最小围度测量

（3）大腿围度测量

测量体位：仰卧位，下肢伸展，膝关节伸展位。

测量方法：分别从髌骨上缘起向上 6cm、8cm、10cm、12cm 处测量，记录测量结果时应注明测量的部位（图2-45）。

（4）小腿围度测量

测量体位：仰卧位或者坐位，膝关节伸展。

测量方法：在小腿最粗的部位和内、外踝最细的部位分别测量并记录位置（图2-46）。

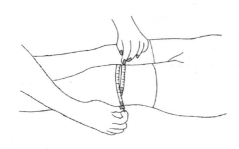 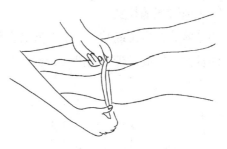

图2-45　大腿围度测量　　　　　　　　　　图2-46　小腿围度测量

3. 躯干围度测量

（1）头围

测量体位：坐位或站立位或平卧位。

测量方法：用软尺齐双眉上缘，左右对称环绕一周。正常成人头围为54~58cm，胎儿头围为32~34cm。

（2）颈围

测量体位：坐位或站立位，上肢在体侧自然下垂。

测量方法：在喉结处测量。

（3）胸围

测量体位：坐位或站立位，上肢在体侧自然下垂。

测量方法：通过胸中点和肩胛骨下角点，绕胸一周测量。测量应分别在被测者平静呼气末和吸气末时进行。

（4）腹围

测量体位：坐位或站立位，上肢在体侧自然下垂。

测量方法：通过脐和髂前上棘连线中点的水平线测量。测量腹围时，男性＞85cm提示肥胖，女性＞80cm即为肥胖。

（5）臀围

测量体位：站立位，上肢在体侧自然下垂。

测量方法：取股骨大转子与髂前上棘连线中间臀部最粗部位的水平围度。

（五）截肢残端的测量

截肢患者肢体残端的测量，包括长度、围度、判断断端浮肿及成熟程度，这是制作假肢时不可缺少的数值。其测量时采用的标志点与非截肢者的测量点不同。

1. 残肢长度测量

（1）上臂残端长度

测量体位：坐位或站位，上臂残肢自然下垂。

测量方法：取腋窝前缘到残肢末端的长度（图2-47）。

（2）前臂残端长度

测量体位：坐位或站位，上臂残肢自然下垂。

测量方法：取尺骨鹰嘴沿尺骨到残肢末端的长度（图2-48）。

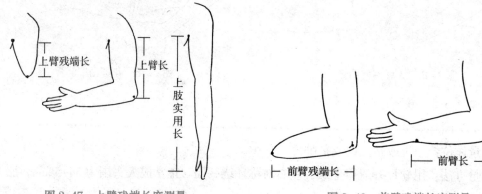

图 2-47 上臂残端长度测量

图 2-48 前臂残端长度测量

（3）大腿残端长度

测量体位：仰卧位或用腋杖支撑站立，健侧下肢伸展。

测量方法：取坐骨结节沿大腿后面到残肢末端的长度（图2-49）。

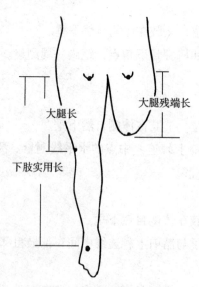

图 2-49 大腿残端长度测量

（4）小腿残端长度

测量体位：仰卧位或用腋杖支撑站立，健侧下肢伸展。

测量方法：取膝关节外侧关节间隙到残肢末端的长度（图2-50）。

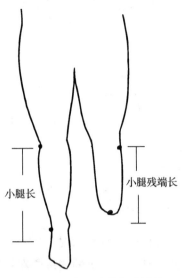

图 2-50　小腿残端长度测量

2.截肢残端围度测量　　测量截肢残端的围度是为了判断残端的成熟程度及其与假肢接受腔的适合程度。截肢术前及术后均应在相同的位置测量。测量数据对于假肢接受腔是否适合、与肢体断端是否贴合有重要意义，因此测量时要尽量减少误差。由于一天当中肢体周径可有一定的变化，应注意记录评定时间（上午、下午）。为了提高准确性，应尽量做到每周测量一次。

（1）上臂残端围度测量　　从腋窝直到残端末端，每2.5cm测一次围度（图2-51）。

（2）前臂残端围度测量　　从尺骨鹰嘴到残端末端，每2.5cm测一次围度（图2-52）。

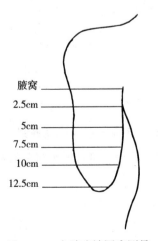

图 2-51　上臂残端围度测量

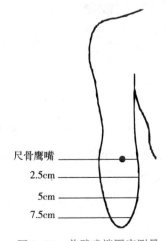

图 2-52　前臂残端围度测量

（3）大腿残端围度测量　从坐骨结节直到残端末端，每5cm测一次围度（图2-53）。

（4）小腿残端围度测量　膝关节外侧间隙起直到残端末端，每隔5cm测量一次围度（图2-54）。

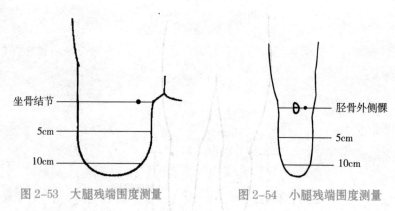

图 2-53　大腿残端围度测量　　　　图 2-54　小腿残端围度测量

（六）身高与体重的测量

身高与体重反映了人体的发育情况、营养状况。每个人在一天中的不同时间段，身高与体重的数值会有所差别。因此，身高、体重的测量应在相同的时间、条件下，用同一方法进行测量，以减少误差。

扫一扫，看课件

项目四　关节活动度评定

【学习目标】

1.掌握：关节活动度的概念；关节活动度的评定方法和正常参考值。

2.熟悉：关节活动度评定的目的；影响关节活动度的因素；关节活动度评定结果记录和分析方法。

了解：关节的解剖及关节运动类型。

案例导入

某患者，女，25岁。因切割伤致患者左侧示指第一指节肌腱断裂，行肌腱缝合术后，予小夹板固定4周后拆线，伤口愈合良好，但左侧示指不能屈曲，前来康复科就诊。

问题：①患者存在的问题是什么？②如何对患者进行评定？

一、关节活动度概述

（一）基本概念

关节活动度（range of motion，ROM），亦称关节活动范围，是关节从起始端运动到终末端时所通过的运动弧或转动的角度，常以度数表示。因为关节活动本身有主动和被动之分，所以 ROM 也分为主动 ROM 和被动 ROM。前者指肌肉主动收缩达到的最大的关节活动范围，后者指由外力作用达到的最大的关节活动范围。关节活动度评定是康复评定技术中的一项重要内容。

（二）关节的分类、结构、运动类型

1.关节的分类　骨与骨之间的连接装置称为骨连接，可分为直接连接和间接连接。直接连接通过致密结缔组织、软骨或骨直接相连，其间没有腔隙，运动范围小或不能活动，如颅盖骨之间的连接；间接连接又称关节或滑膜关节，两骨之间充满滑液，周围借结缔组织相连，具有较大的活动性，如膝关节。关节活动度的测定一般指滑膜关节，其分类方法很多，常用的分类按运动轴的数目和关节面的形态分为以下 3 种类型：

（1）单轴关节　只能绕 1 个轴运动，包括滑车关节（又称屈戍关节）和车轴关节（又称圆柱关节）。

（2）双轴关节　可绕 2 个运动轴运动，包括椭圆关节和鞍状关节。

（3）多轴关节　可绕 3 个运动轴运动，包括球窝关节和平面关节。

2.滑膜关节的结构

（1）基本结构　关节的最基本结构包括关节面、关节腔和关节囊 3 部分。①关节面：是构成关节两骨的邻接面，通常一骨的关节面隆凸形成关节头，另一骨的关节面凹陷形成关节窝。关节面被关节软骨所被覆，关节软骨使关节头和关节窝的形态更为适应，其表面光滑且富有弹性，可以减少摩擦、减缓震荡。②关节囊：是由结缔组织所构成的膜性囊，附着于关节面周缘及其附近的骨面上，分为外表的纤维层和内面的滑膜层。纤维层由致密结缔组织构成，厚而坚韧；滑膜层薄而柔软，由疏松结缔组织构成，可分泌滑液，滑液可润滑关节、吸收震荡，还是关节软骨等进行物质代谢的媒介。③关节腔：是由关节囊滑膜层和关节软骨共同围成的密闭的腔，含少量滑液，呈密闭的负压状态，对维持关节的稳固有一定的作用。

（2）辅助结构　①韧带：由致密结缔组织构成，位于关节周围或关节囊内，分为囊外韧带和囊内韧带。主要功能是限制关节的运动范围，增强关节的稳固性。②关节盘：是位于两关节面之间的纤维软骨板，其周缘附着于关节囊内面，将关节腔分隔为上、下两部。它使两个关节面更加适应，增加了运动的形式和范围，且具有缓冲震荡的作用。膝关节内的纤维软骨板呈半月形，叫作半月板。③关节唇：是由纤维软骨构成的环，围在关节窝的周缘，有加深关节窝、扩大关节面的作用，使关节更加稳固。④滑膜襞：是滑膜层突入关

节腔所形成的皱襞。如襞内含脂肪组织则形成滑膜脂肪襞或脂垫。滑膜襞增大了滑膜的表面积，利于滑液的分泌和吸收，可缓和冲撞和震荡。

3. 滑膜关节的运动类型　滑膜关节的运动与关节面的形态有密切关系，其运动形式基本上沿 3 个互相垂直的轴做 3 组拮抗性的运动，即屈和伸、内收和外展、旋内和旋外。

（1）**屈和伸**　是关节在矢状面绕额状轴进行的运动。运动时，关节的远端向近端接近，两骨之间的角度变小称为屈；反之，离开近端，角度增大称为伸。在足部，足上抬，足背向小腿前面靠拢为踝关节的伸，亦称背屈；足尖下垂为踝关节的屈，亦称跖屈。

（2）**内收和外展**　是关节在额状面绕矢状轴进行的运动。运动时，关节的远端接近身体中线称为内收；反之，远离身体中线称为外展。但手指的收展是以中指为准的靠拢、散开运动，足趾的收展是以第二趾为准的靠拢、散开运动。

（3）**旋转**　是关节在水平面内绕垂直轴进行的运动，统称旋转。骨向内或向前旋转，称内旋或旋前，反之，向外或向后旋转，称外旋或旋后。

（4）**环转**　是指关节头在原位转动，骨的远端做圆周运动，运动时全骨描绘出一圆锥形的轨迹。能沿二轴以上运动的关节均可做环转运动，实际为屈、外展、伸和内收的依次连续运动，如肩关节、髋关节等。

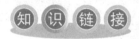

前臂旋前和旋后

前臂之所以能够有旋前与旋后的运动，是因为桡尺近侧关节和桡尺远侧关节共同构成联合车轴关节，使桡骨可相对尺骨旋转。桡尺近侧关节是桡骨小头原位旋转，桡尺远侧关节是桡骨头在尺骨下方的桡骨关节面内旋转。在桡骨旋转的时候，桡骨运动的描述是相对于尺骨的位置来描述的，当桡骨下方旋转到尺骨前面时称为旋前（掌心向下），桡骨下方旋转到尺骨后方时称为旋后（掌心向上）。

（三）影响关节活动度的主要因素

1. 关节面的面积差　构成关节的两个关节面的面积差越大，活动度也越大。如肩关节与髋关节，尽管两者均为三轴关节，但因肩关节头大盂小，面积差大，髋关节的髋臼大而深，面积差小，故肩关节的活动范围比髋关节大。

2. 关节囊的厚薄与松紧度　关节囊薄而松弛，关节活动度大。如肘关节囊壁薄而松弛，故肘关节的屈伸活动度大。

3. 关节韧带的强弱与多少　关节韧带少而弱，关节活动度大，反之则小。

4. 关节盘的介入　关节盘的介入使关节腔一分为二，增加了关节的运动形式和范围。

如膝关节半月板使膝关节除屈伸运动外，在屈膝位时还可以做小腿旋转运动。

5.关节周围肌肉和其他软组织的多少及弹性　肌肉的弹性越好，关节活动度越大。但若关节周围肌肉体积过大或脂肪组织过多，也会限制关节的活动范围。

6.年龄、性别及训练水平　一般而言，儿童和少年的关节活动度比成人大，女性比男性关节活动度大，训练水平高者比训练水平低者关节活动度大。

7.生理状态　生理状态对关节活动度有明显的影响。当人在麻醉或昏迷状态时，由于肌肉松弛，关节处于软弱而不稳的状态，关节活动度大于平常。

此外，病理因素也会影响关节活动范围。若关节或关节周围的病变导致关节力学的改变，可以引起关节活动受限，比如关节炎、骨折、软组织损伤等。

二、关节活动度评定与注意事项

1.评定目的

（1）确定是否有 ROM 受限及受限的程度，发现影响关节活动的原因。

（2）确定适宜的康复目标，判定恢复功能或减少不适所需要的角度。

（3）为选择适当的康复治疗技术，如体位摆放技术、是否需要夹板或其他辅助器具等提供客观依据。

（4）客观记录关节功能的进展情况，以评价康复治疗、训练的效果；为患者及治疗师提供动力，为科研提供客观资料等。

2.评定工具　用于关节活动范围测量的工具包括量角器、带刻度的尺、电子角度计等。其中量角器是最常用的工具，通常有180°、360° 和指关节量角器。量角器有两臂，分别称为固定臂和移动臂，二者由一轴心连接。测量时，根据所测量的关节大小选择合适的量角器。

3.评定步骤

（1）向患者说明测量目的和方法，取得患者的充分配合。

（2）充分暴露待测量关节，让患者处于测量的标准体位，如因患者特殊情况有困难时，应在评价表格备注栏内加以说明。

（3）固定待测关节近端，被动活动该关节，了解可能的活动范围和有无抵抗感。

（4）将待测关节置于起始位。

（5）确定测量关节的骨性标志，将量角器的轴心对准被测量关节运动的轴心；固定臂与构成关节的近端骨长轴平行；移动臂与构成关节的远端骨长轴平行。

（6）记录关节起始位的角度后移走量角器。

（7）待测关节主动、被动运动到关节活动的最大范围。

（8）重新摆放量角器并记录终末位的角度。

（9）移走量角器并记录所测关节的主动、被动关节活动范围。

4. 评定注意事项

（1）评定者应当熟悉各关节解剖和正常关节活动度，严格规范测量，提高准确性与可重复性。

（2）测量前应对评定对象说明测量目的和方法，取得充分合作。

（3）测量时应充分暴露被测量关节，以免衣物影响测量的准确性。

（4）在正确的体位下操作，防止临近关节的替代作用；并注意双侧对比，若对侧肢体已不存在，则与相同年龄、相似体形的个体比较；脊柱关节活动度的测量亦如此。

（5）通常先测量主动关节活动范围，再测量被动关节活动范围。

（6）同一患者不同时期的测量应由专人进行，所使用的测量工具也应当保持一致。

（7）不宜在按摩、运动或其他康复治疗后立即进行测量。

三、主要关节活动度的评定

（一）上肢关节活动范围测量

1. 肩关节活动范围

（1）肩关节屈曲（图 2-55）

体位：坐位、站位或仰卧位，肱骨处于中立位。

量角器放置：量角器的轴心对准肱骨侧面的肩峰，固定臂与腋中线平行，移动臂与肱骨平行。测量时注意受试者肩关节屈曲到最大限度时，运动的轴心已移至肩后部，量角器的轴心应置于三角肌群所形成的皱褶末端。

正常范围：0°~180°。

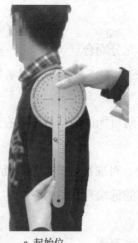 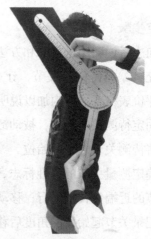

a. 起始位   b. 终末位

图 2-55　肩关节屈曲关节活动度测量

（2）肩关节伸展（图2-56）

体位：坐位、站位或俯卧位，肱骨处于中立位。

量角器放置：量角器的轴心对准肱骨侧面的肩峰，固定臂与腋中线平行，移动臂与肱骨平行。

正常范围：0°~60°。

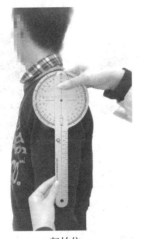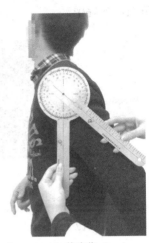

a.起始位　　　　　　　　　　　　b.终末位

图2-56　肩关节伸展关节活动度测量

（3）肩关节外展（图2-57）

体位：坐位、站位或俯卧位，肱骨处于外旋位。

量角器放置：量角器的轴心对准肩峰后部，固定臂与脊柱平行，移动臂与肱骨平行。

正常范围：0°~180°。

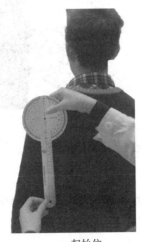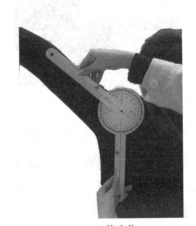

a.起始位　　　　　　　　　　　　b.终末位

图2-57　肩关节外展关节活动度测量

（4）肩关节内收位内旋（图2-58）

体位：坐位或站位，肱骨紧靠躯干，肘关节屈曲90°，前臂呈中立位，并与身体的冠状面垂直。

量角器放置：量角器的轴心对准鹰嘴突，固定臂、移动臂均与前臂平行。受试者肩关节内旋到最大限度，固定臂位置不变，仍与地面平行，移动臂随关节运动与前臂平行。

正常范围：0°~60°。

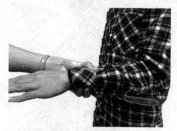 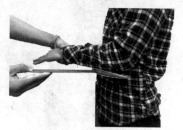

a. 起始位   b. 终末位

图2-58 肩关节内收位内旋关节活动度测量

（5）肩关节内收位外旋（图2-59）

体位：坐位或站位，肱骨紧靠躯干，肘关节屈曲90°，前臂呈中立位，并与身体的冠状面垂直。

量角器放置：量角器的轴心对准鹰嘴突，固定臂、移动臂均与前臂平行，测量方法同内收位内旋。

正常范围：0°~80°。

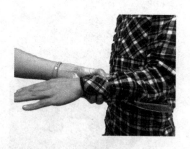 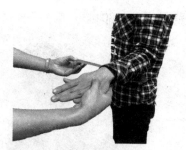

a. 起始位   b. 终末位

图2-59 肩关节内收位外旋关节活动度测量

（6）肩关节外展位内旋（图2-60）

体位：坐位或仰卧位，肩关节外展90°，肘关节屈曲90°，前臂呈中立位，并与身体的冠状面垂直。

量角器放置：量角器的轴心对准鹰嘴突，固定臂、移动臂均与前臂平行。受试者肩关节内旋到最大限度，固定臂位置不变，仍与地面平行，移动臂随关节运动与前臂平行。

正常范围：0°~70°。

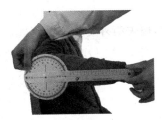 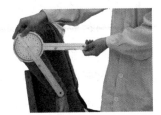

a.起始位   b.终末位

图2-60 肩关节外展位内旋关节活动度测量

（7）肩关节外展位外旋（图2-61）

体位：坐位或仰卧位，肩关节外展90°，肘关节屈曲90°，前臂旋前。

量角器放置：先将量角器的轴心对准鹰嘴突，固定臂、移动臂均与前臂平行，测量方法同外展位内旋。

正常范围：0°~90°。

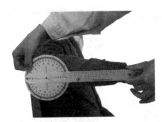 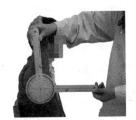

a.起始位   b.终末位

图2-61 肩关节外展位外旋关节活动度测量

（8）肩关节水平内收、水平外展（图2-62）

体位：坐位，肩关节外展90°，肘关节伸直，掌心朝下。

量角器放置：量角器的轴心对准肩峰突，固定臂与肩峰至头颈的连线平行，移动臂与肱骨平行。

正常范围：肩关节水平内收为0°~130°，肩关节水平外展0°~40°。

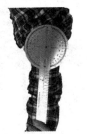 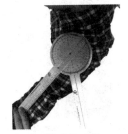 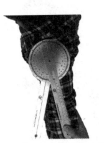

a.水平内收、水平外展起始位   b.水平内收终末位   c.水平外展终末位

图2-61 肩关节水平内收、水平外展关节活动度测量

2. 肘关节活动范围

肘关节伸－屈（图2-63a~b）

体位： 站位、坐位或仰卧位，肱骨紧靠躯干，肩关节外旋，前臂旋后。

量角器放置： 量角器的轴心对准肱骨外上髁，固定臂与肱骨平行，移动臂与桡骨平行。测量时注意受试者肘关节屈曲到最大限度，此时由于肌肉组织的活动，关节运动轴心的位置发生变化，量角器的轴心需重新放置。

正常范围： 0°~150°。测量过程中注意固定肱骨，避免过度运动。

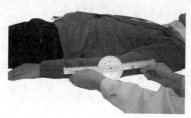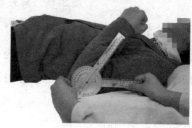

a. 起始位　　　　　　　　　　　　　　　　b. 终末位

图2-63　肘关节屈曲关节活动度测量

3. 前臂活动范围

前臂旋前、旋后

①方法一（图2-64）

体位： 坐位或站位，肱骨紧靠躯干，肘关节屈曲90°，前臂呈中立位，并与身体的冠状面垂直。

量角器放置： 测量旋前时，量角器的轴心对准腕关节背侧横纹与尺骨远端的交点即尺骨茎突，固定臂与地面垂直，移动臂与腕关节背侧横纹平行；测量旋后时，量角器的轴心对准腕关节掌侧横纹与尺骨远端的交点即尺骨茎突，固定臂与地面垂直，移动臂与腕关节掌侧横纹平行。

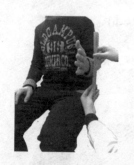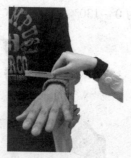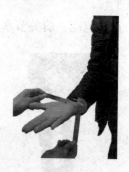

a. 旋前、旋后起始位　　　　b. 旋前终末位　　　　　c. 旋后终末位

图2-64　前臂旋前、旋后关节活动度测量（方法一）

②方法二（图2-65）

体位：患者手握一支小棒，使其与地面垂直，其余同方法一。

量角器放置：量角器的轴心对准第3掌骨头，固定臂与地面垂直，移动臂与小棒平行。

正常范围：前臂旋前、旋后的正常范围均是0°~80°。

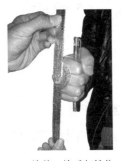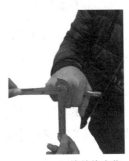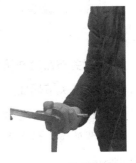

a.旋前、旋后起始位　　　　　b.旋前终末位　　　　　c.旋后终末位

图2-65　前臂旋前、旋后关节活动度测量（方法二）

4.腕关节活动范围

（1）腕关节掌屈、背伸（图2-66）

体位：坐位，前臂呈中立位，前臂和手的尺侧置于桌上。

量角器放置：量角器的轴心对准桡骨茎突，固定臂与桡骨平行，移动臂与第2掌骨平行。

正常范围：腕关节掌屈的正常范围是0°~80°，背伸的正常范围是0°~70°。

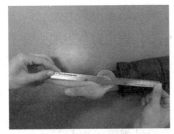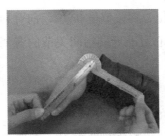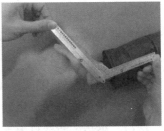

a.掌屈、背伸起始位　　　　　b.掌屈终末位　　　　　c.背伸终末位

图2-66　腕关节掌屈、背伸关节活动度测量

（2）腕关节尺偏、桡偏（图2-67）

体位：坐位，前臂旋前，掌心向下置于桌上。

量角器放置：量角器的轴心对准腕关节背侧第3掌骨根部，固定臂与前臂背侧中线平行，移动臂与第3掌骨平行。

正常范围：腕关节尺偏的正常范围是0°~30°，桡偏的正常范围是0°~20°。

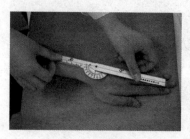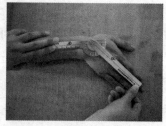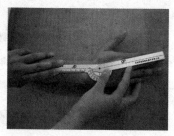

| a.尺偏、桡偏起始位 | b.尺偏终末位 | c.桡偏终末位 |

图 2-67 腕关节尺偏、桡偏关节活动度测量

5. 掌指关节活动范围

（1）掌指关节屈曲、过伸

体位：坐位，前臂呈中立位，腕关节呈 0° 位，前臂和手的尺侧置于桌上。

量角器放置：量角器的轴心对准掌指关节顶端中心，固定臂与掌骨平行，移动臂与近端指骨平行。

正常范围：掌指关节屈曲的正常范围是 0°~90°，掌指关节过伸的正常范围是 0°~45°。

（2）掌指关节外展

体位：坐位，前臂旋前，手心向下置于桌上，手指伸直。

量角器放置：量角器的轴心对准掌指关节中心，固定臂与掌骨平行，移动臂与近端指骨平行。

正常范围：0°~25°。

6. 近端指间关节屈曲活动范围

体位：坐位，前臂呈中立位，腕关节呈 0° 位，前臂和手的尺侧置于桌上。

量角器放置：量角器的轴心对准近端指间关节的背侧中心，固定臂与近端指骨平行，移动臂与中间指骨平行。

正常范围：0°~110°。

7. 远端指间屈曲关节活动范围

体位：坐位，前臂呈中立位，腕关节呈 0° 位，前臂和手的尺侧置于桌上。

量角器放置：量角器的轴心对准远端指间关节的背侧中心，固定臂与中间指骨平行，移动臂与远端指骨平行。

正常范围：0°~80°。

8. 拇指关节活动范围

（1）拇指掌指关节屈曲

体位：坐位，前臂旋后 45°，腕关节呈 0° 位，前臂和手置于桌上，手指伸直。

量角器放置：量角器的轴心对准掌指关节的背侧，固定臂与拇指掌骨平行，移动臂与近端指骨平行。

正常范围：0°~50°。

（2）拇指指间关节屈曲

体位：坐位，前臂呈中立位，腕关节呈0°位，前臂和手的尺侧置于桌上。

量角器放置：量角器的轴心对准指间关节背侧，固定臂与近端指骨平行，移动臂与远端指骨平行。

正常范围：0°~80°。

（3）拇指桡侧外展

体位：坐位，前臂旋前，手心向下置于桌上，手指伸直。

量角器放置：量角器的轴心对准拇指掌骨根部，固定臂与桡骨平行，移动臂与拇指掌骨平行。

正常范围：0°~50°。

（4）拇指掌侧外展

体位：坐位，前臂呈中立位，腕关节呈0°位，前臂和手的尺侧置于桌上，手指伸直，拇指旋转至手的掌侧面。

量角器放置：量角器的轴心对准拇指掌骨根部，固定臂与桡骨平行，移动臂与拇指掌骨平行。

正常范围：0°~50°。

（5）拇指对指

体位：坐位，前臂旋后，掌心向上，腕关节呈0°位。

量角器放置：使用刻度尺测量拇指指腹至小指指腹的距离。

正常范围：可以对指为正常。

（二）下肢关节活动范围测量

1. 髋关节活动范围

（1）髋关节屈曲（图2-68）

体位：仰卧位，髋关节、膝关节伸展。

量角器放置：量角器的轴心对准股骨大转子的侧面，固定臂与身体纵轴平行，移动臂与股骨平行，在测量过程中膝关节屈曲。

正常范围：0°~120°。

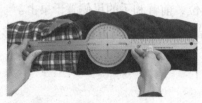
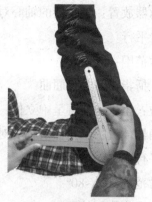

a. 起始位　　　　　　　　　b. 终末位

图 2-68　髋关节屈曲关节活动度测量

（2）髋关节伸展（图 2-69）

体位：俯卧位，髋关节、膝关节呈中立位。

量角器放置：量角器的轴心对准股骨大转子的侧面，固定臂与身体纵轴平行，移动臂与股骨平行。

正常范围：0°~30°。

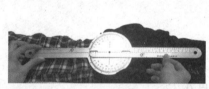
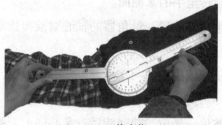

a. 起始位　　　　　　　　　b. 终末位

图 2-69　髋关节伸展关节活动度测量

（3）髋关节外展（图 2-70）

体位：仰卧位，髋关节、膝关节伸展于 0° 中立位。

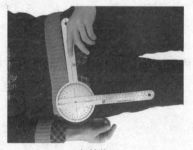
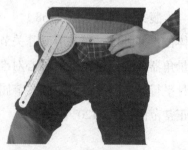

a. 起始位　　　　　　　　　b. 终末位

图 2-70　髋关节外展关节活动度测量

量角器放置：量角器的轴心对准髂前上棘，固定臂位于两髂前上棘的连线上，移动臂与股骨平行。

正常范围：0°~45°。

（4）髋关节内收（图2-71）

体位：仰卧位，待测下肢的髋关节、膝关节伸展于0°中立位，对侧下肢外展、屈膝置于床面上。

量角器放置：量角器的轴心对准髂前上棘，固定臂位于两髂前上棘的连线上，移动臂与股骨平行。

正常范围：0°~35°。

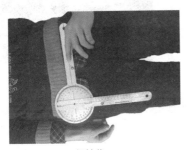 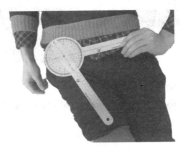

a.起始位　　　　　　　　　　　　　　b.终末位

图2-71　髋关节内收关节活动度测量

（5）髋关节内旋、外旋（图2-72）

体位：坐位或仰卧位，髋关节、膝关节屈曲90°。

量角器放置：量角器的轴心对准胫骨平台的中点，固定臂、移动臂与胫骨平行。当髋关节内旋或外旋到最大范围后，固定臂仍保留于原来的位置与地面垂直，移动臂随胫骨移动。

正常范围：髋关节内旋为0°~35°，髋关节外旋为0°~45°。

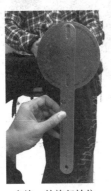 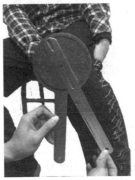 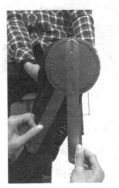

a.内旋、外旋起始位　　　　　b.内旋终末位　　　　　c.外旋终末位

图2-72　髋关节内旋、外旋关节活动度测量

2. 膝关节活动范围

膝关节伸展 – 屈曲（图 2-73）

体位：俯卧位，髋关节、膝关节伸展。

量角器放置：量角器的轴心对准腓骨小头，固定臂与股骨平行，移动臂与腓骨平行。

正常范围：0°~135°。

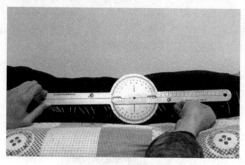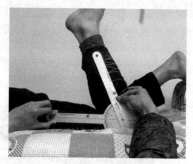

a. 起始位　　　　　　　　　　　　　　　　b. 终末位

图 2-73　膝关节屈曲关节活动度测量

3. 踝关节活动范围

（1）踝关节背屈、跖屈（图 2-74）

体位：仰卧位或坐位，坐位时膝关节屈曲 90°，踝关节处于中立位。

量角器放置：量角器的轴心对准踝中点下约 2.5cm，固定臂与腓骨平行，移动臂与第 5 跖骨平行。

正常范围：踝关节背屈为 0°~20°，踝关节跖屈为 0°~50°。

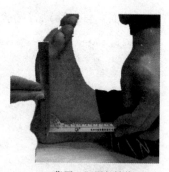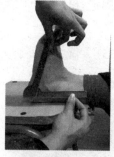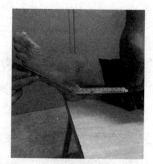

a. 背屈、跖屈起始位　　　　　b. 背屈终末位　　　　　c. 跖屈终末位

图 2-74　踝关节背屈、跖屈关节活动度测量

（2）踝关节内翻（图 2-75）

体位：坐位或仰卧位，膝关节屈曲 90°，踝关节呈中立位。

量角器放置：量角器的轴心对准两踝连线的中点，固定臂与胫骨平行，移动臂与足跟的跖面平行。

正常范围：0°~35°。

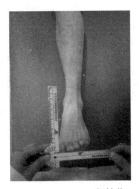 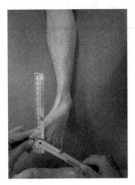

a. 起始位　　　　　　　　　　　　b. 终末位

图 2-75　踝关节内翻关节活动度测量

（3）踝关节外翻（图 2-76）

体位：坐位或仰卧位，膝关节屈曲 90°，踝关节呈中立位。

量角器放置：量角器的轴心对准两踝连线的中点，固定臂与胫骨纵轴平行，移动臂与足底跖面平行。

正常范围：0°~35°。

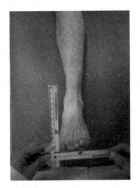 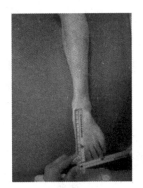

a. 起始位　　　　　　　　　　　　b. 终末位

图 2-76　踝关节外翻关节活动度测量

（三）脊柱活动范围测量

1. 颈椎活动范围

（1）颈椎前屈、后伸

体位：坐位或站立位，将一压舌板置于受试者齿间。

量角器放置：量角器的轴心对准下颌角，固定臂靠在肩上，移动臂与受试者齿间的压舌板平行。测量前屈时，受试者颈椎屈曲到下颌尽量贴近胸部，测量后伸时颈椎后伸使头的背侧尽量靠近胸椎。

正常范围：颈椎前屈、后伸均为0°~45°。

（2）颈椎左、右侧屈

体位：坐位或站立位。

量角器放置：量角器的轴心对准第7颈椎棘突，固定臂放在肩上与地面平行或垂下与胸椎平行，移动臂对准枕后隆突。测量时令受试者颈椎左、右侧屈，使耳朵尽量靠近肩部。

正常范围：颈椎左、右侧屈均为0°~45°。

（3）颈椎左、右旋转

体位：仰卧位。

量角器放置：量角器的轴心对准头顶，固定臂与地面平行或与测量一侧的肩峰平行，移动臂对准鼻尖。

正常范围：颈椎左、右旋转均为0°~60°。

2. 胸、腰椎活动范围

（1）脊柱前屈、后伸

体位：站立位，固定骨盆。

量角器放置：量角器的轴心对准第5腰椎棘突侧面投影点，固定臂与地面垂直，移动臂对准第7颈椎。

正常范围：脊柱前屈为0°~80°，脊椎后伸为0°~30°。

脊柱前屈除此测量方法外，还可使用皮尺进行测量，有以下3种方法：①测量受试者脊柱前屈后指尖到小腿的水平距离。②测量受试者脊柱前屈后指尖到地面的垂直距离。③分别测量受试者站立和脊柱前屈后第7颈椎至第1骶椎的脊柱长度，计算出脊柱前屈后增加的长度，正常成年人的平均值为1.6cm。

（2）脊柱左、右侧屈

体位：站立位，固定骨盆。

量角器放置：量角器的轴心对准第1骶椎，固定臂与地面垂直，移动臂对准第7颈椎棘突。

正常范围：脊柱左、右侧屈均为0°~40°。

脊柱左、右侧屈还可用皮尺进行测量，可测量第7颈椎棘突相对骨盆的位置或测量侧屈时指尖与膝关节的距离。

（3）脊椎左、右旋转

体位：仰卧位或站立位，固定骨盆。

量角器放置：量角器的轴心对准头顶，固定臂与两髂前上棘连线平行，移动臂与两肩峰平行。

正常范围：脊椎左、右旋转均为0°~45°。

四、评定结果记录与分析

（一）记录内容

主要包括：测量日期；被测关节的名称和左右；关节运动方向；关节运动终端感觉；主动ROM、被动ROM；测量时的体位；关节周围伴随症状（疼痛、浮肿等）；测量过程中有无误差。

（二）记录方法

1.治疗师在记录ROM时，即记录一种运动开始时的角度到运动结束时的角度。如肘关节屈曲的ROM为0°~150°，0°是开始的角度，150°是结束的角度。如果起始位不是0°，则说明可能存在某种受限因素，应准确记录实际开始位的角度。如：膝关节ROM为0°~135°，提示无关节活动受限；20°~135°，提示膝关节伸展受限；0°~100°，提示膝关节屈曲受限；20°~100°，提示膝关节屈曲与伸展均受限。

2.当患者的某关节出现非正常过度伸展时，可采用"−"，即负号表示。如肘关节关节"−20°~135°"，表明肘关节过度伸展20°。

3.可以做双向运动的关节由于病变而只能进行单向运动时，受限方向的运动范围记录为"无"。如：腕关节20°屈曲挛缩，其掌屈ROM为20°~80°，此时腕关节不能达到解剖"0°"位或不能背伸，因此腕关节背伸一栏应记录为"无"。

（三）结果分析

1.各关节都有正常的活动范围，但关节的活动范围可因年龄、性别、身体状况、肥胖和遗传等因素的不同而有所差异。

2.所测得关节活动范围误差应在3°~5°，不及或超过正常值范围，尤其是与健侧对应关节比较而存在差别时，应评定为异常。临床上关节活动受限较多见，关节活动超过正常范围可见于周围神经病损所致的肌肉迟缓性瘫痪、关节支持韧带松弛、关节骨质破坏等。

3.通常关节主动活动范围小于被动活动范围。若关节主动活动不能而被动活动正常者，常为神经麻痹或肌肉、肌腱断裂所致；关节主动活动和被动活动均部分受限者，常为关节僵硬，主要是因关节内粘连、肌肉痉挛或挛缩、关节长时间固定等所致；关节主动活动与被动活动均不能者，常为关节强直，说明构成关节的骨骼间已有骨性或牢固的纤维连接。

4.另外，还需排除疼痛、瘢痕、衣服过紧等其他因素的影响。

扫一扫，看课件

项目五 肌力评定

【学习目标】

1. 掌握：肌力的相关概念；肌肉收缩的生理类型；肌力评定的目的；四肢主要肌群的徒手肌力评定；肌力评定的适应证、禁忌证、注意事项。

2. 熟悉：决定肌力大小的因素；肌力评定的原则与分类。

3. 了解：简单仪器肌力评定；等速运动仪器肌力评定。

案例导入

某患儿，男，8岁。早产，产程顺利，2岁仍不能站立行走，医院确诊为"脑性瘫痪"，进行6年的功能康复锻炼。目前辅助下可站立，肌张力增高，无法行走。

入院查体：身高120cm，体重20kg，营养差，体型瘦小，神志清楚，言语不能，认知功能正常。双侧瞳孔正大等圆，直径3.5mm，对光反射正常，双眼球活动灵活，无明显眼震。伸舌居中，颈部活动自如，四肢肌张力增高。双上肢肌力检查，患儿能抗重力完成关节的全范围活动，但不能抗阻力；双下肢能抗重力和一定阻力，做关节全范围活动。四肢腱反射活跃，双侧踝阵挛阳性，颌反射阳性，双侧Hoffmann征阳性，双侧巴宾斯基征阳性，轮替、对指、双侧跟膝胫试验无法完成。

问题：①根据Lovett分级法，该患儿双上肢、双下肢肌力各为几级？②如何对患儿进行徒手肌力评定？

一、肌力与肌力评定概述

（一）基本概念

1. 肌力（muscle power） 肌力是指肌肉收缩产生的最大力量，又称为绝对肌力。

2. 肌力评定 是指徒手或运用器械评定患者肌肉或肌群主动收缩时的力量，是检查肢体运动功能的基本方法之一。在康复医学领域多用于肌肉骨骼系统疾病、神经系统疾病，尤其适用于周围神经系统疾病的辅助判断，从而指导临床康复。

（二）肌肉的分类与收缩类型

1. 肌肉的分类

（1）根据肌肉形态学分类 根据肌肉形态学的不同，将其分为心肌、平滑肌和骨骼肌。①心肌：属于有横纹的不随意肌，具有自动节律性，收缩快而有力，不易疲劳。②平滑肌：又称内脏肌，广泛分布于血管壁和许多内脏器官，收缩缓慢而持久。③骨骼肌：运动系统的肌肉属于横纹肌，因其绝大部分附着于骨，故又名骨骼肌。骨骼肌的收缩迅速有力，但容易疲劳。

（2）根据肌肉是否受意志支配分类 根据肌肉是否受意志支配，将其分为随意肌和不随意肌。①随意肌：骨骼肌受躯体神经支配，直接受人的意志控制，为随意肌；②不随意肌：心肌和平滑肌由内脏神经调节，不直接受人的意志控制，为不随意肌。

（3）根据肌肉收缩发挥的作用不同分类 根据肌肉在运动中的作用不同，将其分为原动肌、拮抗肌和协同肌。①原动肌：在运动的发动和维持中一直起主要作用的肌肉或肌群称为原动肌。如屈肘运动的原动肌有肱二头肌、肱肌。②拮抗肌：与原动肌作用相反的肌群称为拮抗肌，拮抗肌既有对抗原动肌的作用，也有协调原动肌工作的作用。如屈肘运动过程中，肱三头肌是肱二头肌和肱肌的拮抗肌。③协同肌：即合作肌，其作用是配合原动肌并随其一同收缩，使动作更加精准。协同肌可分为如下3类，即联合肌（协助原动肌完成动作，又称为副动肌。如屈肘运动中肱桡肌、桡侧腕屈肌和旋前圆肌的协同作用）、固定肌（在运动动作中起固定作用的肌群，主要固定原动肌一端附着点所在的骨，防止原动肌产生不必要的动作。如在屈肘动作中使肩胛骨固定于脊柱的斜方肌、菱形肌等）；中和肌（其作用是抵消原动肌收缩时所产生的一部分不需要的动作。如在伸腕动作中，桡侧伸腕肌和尺侧伸腕肌同时收缩，使腕向桡侧及尺侧背伸的多余动作相互抵消）。

2. 肌肉的收缩类型

（1）等张收缩 指肌肉收缩时肌张力基本不变，而肌纤维长度发生伸长或缩短，从而产生关节活动的肌肉收缩方式，又称为动力性收缩。主要包括：①向心性收缩：是指肌肉收缩时，肌纤维长度变短，肌肉起止点相互接近，此时产生的内力大于施加的外力。如掰手腕即将取胜时，胜利者肱二头肌的向心性收缩。②离心性收缩：是指肌肉收缩时，肌纤维长度变长，肌肉起止点相互远离，此时施加的外力大于产生的内力。如掰手腕失败者肘关节缓慢伸直时，其肱二头肌对抗外力的离心性收缩。

（2）等长收缩 指肌肉收缩时肌张力增加，但肌纤维长度不变，也不产生关节活动的肌肉收缩方式，又称为静力性收缩。此时肌肉产生的内力等于施加的外力，其作用是保持一定的肌张力，维持人体位置和姿势。如掰手腕时双方僵持不下，此时双方肱二头肌的收缩。等长收缩常用于维持特定体位和姿势，也是增强肌力的有效方法。

（3）等速收缩 指肌肉收缩时的运动速度（角速度）保持不变的肌肉收缩方式。等速收缩中带动关节活动的速度是由等速训练仪器人为设定的，不是肌肉自然的收缩形式，是一种肌力评定和训练常用的方法。

（三）影响肌力的因素

1. 肌的横截面积 肌横截面积与肌力成正比。每条肌纤维横断面积之和称为肌的生理横截面积。肌的生理横截面积反映了该肌肉中肌纤维的数量和粗细，且肌的力量是全体肌纤维收缩力量的总和，肌纤维的数量越多、越粗，即肌的横截面积越大，肌收缩产生的力量也越大。一般认为，绝对肌力值在各种族人群中是相对一致的。

2. 肌纤维的类型 肌力的大小与肌中不同类型肌纤维所占比例有关。根据功能形态分类，骨骼肌纤维可分为白肌纤维（快肌纤维）、红肌纤维（慢肌纤维）、中间肌纤维。肌中白肌纤维所占比例高则该肌收缩时产生的力量就大。

3. 运动单位募集及神经冲动释放速率 一个运动神经元连同它所支配的所有肌纤维构成一个运动单位，是肌的最小功能单位。肌开始收缩时，需要募集一定量的运动单位，运动单位激活得越多，肌力越大；当肌力增大到一定程度，肌力的增加则需要通过增加神经中枢释放神经冲动的速率来实现，神经冲动释放速率越快，肌力越大。

4. 肌的初长度 肌力大小也有赖于肌收缩前的长度，即肌的初长度。肌的弹性特点决定其在生理限度内若具有适宜的初长度，则收缩产生的肌力较大。肌收缩前的初长度为其静息长度的 1.2 倍时，产生的肌力最大。

5. 肌的收缩速度 肌收缩速度越低，运动单位的募集机会就越大。

6. 肌的收缩类型 肌离心收缩产生的肌力最大，等长收缩产生的肌力次之，向心收缩产生的肌力最小。

7. 中枢和外周神经系统的调节 肌力产生的神经生理机制包括募集肌纤维类型的选择、中枢神经系统对运动神经元的抑制、运动单位的同步性、冲动传导及神经系统的发育等。因此，肌力的大小与中枢神经系统和外周神经系统的调节密不可分。

8. 肌腱和结缔组织的完整性 肌腱和结缔组织可辅助肌将内部张力转变、传递为外力，因此这些组织和结构的损害可不同程度地导致肌力的异常。

9. 个体差异 肌力的大小与个体状况（如年龄、性别、健康状况、心理因素等）有关。个体的肌力水平在 20~30 岁时达到峰值；女性的肌力约为同龄男性的 2/3。

10. 其他力学因素 包括肌纤维的走向、牵拉角度、力臂长度等。较大的肌中，部分肌纤维与肌腱形成一定角度的羽状连接，这种羽状连接的肌纤维越多，成角则越大，也就容易产生较大的肌力；同时肌肉收缩产生的实际力矩输出，受其运动节段杠杆效率的影响，力臂长度变化也会引起肌力大小的变化。

（四）肌力评定的目的

1. 判断有无肌力低下的情况及其异常的范围与程度。

2.分析发现导致肌力低下的可能原因。

3.预防因肌力失衡导致的各种损伤和畸形。

4.提供制订康复治疗、训练计划的依据。

5.检验评价康复治疗、训练的效果。

（五）肌力评定的适应证和禁忌证

1.适应证

（1）骨骼肌肉系统疾患　包括针对伤病直接引起的肌功能损害、运动减少或长期制动造成的失用性肌力减退、骨关节疾患引起的关节源性肌力减退等的评定。也可用于对拮抗肌肌力平衡情况，肌力对躯干、四肢关节稳定性的影响等相关情况的评定。

（2）神经系统疾患　包括中枢神经系统和外周神经系统损害造成的神经源性肌力减退等的评定，如上、下肢代表性肌群的肌力评定可作为全面评价瘫痪严重程度的指标。

（3）其他系统疾患与健身训练　握力测试、腹背肌肌力测试和局部肌耐力等项目的评价指标，也可作为体质强弱与健身锻炼水平的一般性评价指标。

2.禁忌证　关节不稳、骨折未愈合又未做内固定、急性渗出性滑膜炎、严重疼痛、关节活动范围极度受限、急性扭伤、骨关节肿瘤及不能主动合作者。

二、肌力评定方法

（一）肌力评定方法分类

1.根据是否使用器械分类　可分为徒手肌力评定和器械肌力评定。后者又可分为简单仪器肌力评定（如便携式测力计评定）和大型仪器肌力评定（如等速测力装置评定）等。

2.根据肌肉收缩形式分类　可分为等长肌力评定、等张肌力评定和等速肌力评定。前两者为肌肉生理性收缩条件下的肌力评定，后者为肌在人为借助等速测力器械时非自然的肌肉收缩条件下的肌力评定。等速肌力评定又包括等速向心收缩肌力、等速离心收缩肌力及等长收缩肌力的评定。

3.根据评定部位分类　可分为四肢肌力、躯干肌力评定及对手足部肌力等的评定。

4.根据评定目的分类　可分为肌爆发力、局部肌耐力等的评定。

（二）徒手肌力评定（manual muscle testing，MMT）

徒手肌力评定是根据受检肌或肌群的功能，让受试者在特定的体位下完成标准动作，通过触摸肌腹、观察肌克服自身重力或对抗外来阻力完成动作的情况，来评定受检肌或肌群的肌力级别。此方法具有简便易行、无须特殊检查器具、不受检查场所的限制等优点，故在临床中广泛应用。但MMT也有一定的局限性，它只能提示肌力的大小，不能准确地表明受试者的肌收缩耐力，定量分级标准较粗略，存在检测者主观评价的误差等缺点。

1. 评定标准

（1）Lovett 分级法（表 2-3）

表 2-3　Lovett 分级法评定标准

级别	名称	标准
0	零（zero，Z）	无肌肉收缩
1	微弱（trace，T）	有轻微收缩，但不能引起关节活动
2	差（poor，P）	在减重状态下能做关节全范围活动
3	尚可（fair，F）	能抗重力做关节全范围活动，但不能抗阻力
4	良好（good，G）	能抗重力和一定阻力，做关节全范围活动
5	正常（normal，N）	能抗重力和充分阻力，做关节全范围活动

徒手肌力检测分级较粗略，测试时如测得的肌力比某级稍强时，可在该评级数字右上角加"+"号，稍差时则在右上角加"–"号，以便细化分级。

（2）百分数分级法　该方法以抗重力运动幅度与抗阻力运动幅度为依据，将肌力加以 0~100% 分级，并在评定中将受检者的疲劳因素包括在内。

（3）MRC 分级法　是在 Lovett 分级法的基础上，将运动幅度与施加阻力的程度进行细化，进一步完善了 Lovett 分级法（表 2-4）。

表 2-4　MRC 分级法评定标准

级别	英文简写	特征
5	N	能对抗与正常相应肌肉相同的阻力，且能做全范围的活动
5⁻	N⁻	能对抗与 5 级相同的阻力，但活动范围在 50%~100% 之间
4⁺	G⁺	在活动的初、中期能对抗的阻力与 4 级相同，但在末期能对抗 5 级阻力
4	G	能对抗阻力，且能完成全范围的活动，但阻力达不到 5 级水平
4⁻	G⁻	能对抗的阻力与 4 级同，但活动范围在 50%~100% 之间
3⁺	F⁺	情况与 3 级相仿，但在运动末期能对抗一定的阻力
3	F	能对抗重力运动，且能完成全范围的活动，但不能对抗任何阻力
3⁻	F⁻	能对抗重力运动，但活动范围在 50%~100% 之间
2⁺	P⁺	能对抗重力运动，但运动范围小于 50%
2	P	不能抗重力，但在消除重力影响后能做全范围运动
2⁻	P⁻	消除重力影响时能活动，但活动范围在 50%~100% 之间
1	T	触诊能发现有肌肉收缩，但不引起任何关节运动
0	Z	无任何肌肉收缩

2. 操作方法

（1）检查前准备 ①向受检者说明徒手肌力评定的意义及步骤，取得受检者配合；②充分暴露被检查部位，比较两侧肌肉形态的对称性，必要时测量两侧肢体的围度；③确定与被检查部位相关的关节被动活动度，以该范围作为全关节活动范围，用于衡量肌力大小；④正确选择并摆放受检者体位，将被检查肢体摆放于抗重力位，有效固定身体近端。

（2）检查时 ①向受检者解释并示范检查动作，可通过被动活动引导受检者完成一次检查动作；②发出口令嘱受检者收缩肌肉并完成全关节范围活动，观察受检者的动作，必要时触诊被检查肌肉；③如果受检者能够完成抗重力位全关节范围活动，可进一步进行抗阻运动，将阻力施加于肢体远端，嘱受检者用最大力量抗阻完成动作；④如果受检者无法完成抗重力位活动，则须将被检查部位摆放于非抗重力位，并用滑板、滑石粉等方法减少接触面摩擦，嘱受检者用最大力量收缩肌肉并完成全关节范围活动。

（3）检查后 记录徒手肌力等级、检查日期，并评估受检者的表现。

3. 评定结果记录

（1）肌力按 0~5 级（或以此为基础加 "+" 或 "−"）记录。

（2）若所测部位存在被动运动受限的情况，应记录可活动范围的角度，然后再记录该活动范围时的肌力级别。如肘关节被动运动限制在 60° 时，其可动范围为 0° ~60°，评定肌力为 3 级时，应记录为 0° ~60° /3 级。此外，对存在的疼痛或肌肉收缩启动位置受限等因素也应有所记录。

（3）若受测肢体同时还存在痉挛，可加 "S" 或 "SS" 表示（S 代表 spasticity）；若同时存在挛缩，可加 "C" 或 "CC"（C 代表 contracture）表示。

（4）深部肌肉 1 级和 0 级情况有时难以辨别，可加用 "?" 表示。

（5）全面的徒手肌力评定可采用表格方式依上述记录方法逐一记录。

4. 注意事项

（1）评定规范化 在评定过程中，应对患者的姿势和躯干、肢体位置进行标准摆放，对近端关节进行良好的固定，以防止代偿运动及其他干扰因素。评定者在重力检查、抗阻检查、肌肉收缩检查和运动幅度检查中应注意操作的正确性，以减少主观因素，保证评定的信度和效度。同时应正确记录评定结果。

（2）避免疼痛 在评定过程中患者不应出现疼痛感，尤其是在抗阻检查采用制动试验时，阻力应徐徐增加并密切观察患者有无不适和疼痛的表现，一旦发生，应立即停止继续增加阻力。

（3）避免疲劳 减少评定耗时可采用筛选试验。如患者肢体被动地由评定者置于某一可进行正常肌力评定而不必考虑重力的体位时，患者能抗阻力保持体位，则可快速做出 5 级或 4 级的判定，反之则采用 4 级以下的标准评定。此外，结合两侧肢体的评定也可作为筛选方法。

（4）结合其他功能评定 肌力情况与肌的形态学和生理学密不可分，因此，在徒手肌力评定前应对所测肌（或肌群）的萎缩、肥大情况及两侧同名肌（或肌群）的对称情况有大致的评定。此外，定量分级较为粗略，难以排除评定者的主观误差等因素，这就要求在徒手肌力评定的同时应配合其他功能评定，如评定前的被动关节活动度评定、必要的步态分析。

（三）器械肌力评定

当患者局部肌或肌群的徒手肌力评定达到3级以上时，可借助相应的仪器进行肌力评定，以直接获得肌力的定量指标。

1. 等长收缩肌力评定

（1）握力测试 用握力计测定。测试时，受试者站立位或坐位，上肢置于体侧自然下垂，前臂和腕呈中立位，握力计表面朝外，将把手调至适当宽度，用力握2~3次，取最大值。以握力指数评定：握力指数＝握力（kg）/体重（kg）×100，正常参考值应＞50。

（2）捏力测试 用捏力计测定。测试时，用拇指和其他手指相对，捏压捏力计上的指板，正常参考值为握力的30%。

（3）背拉力测试 用拉力计测定。测试时，受试者两膝伸直，将拉力计把手调至膝关节高度，然后做伸腰动作，用力上提。以拉力指数评定：拉力指数＝拉力（kg）/体重（kg）×100，正常参考值男性为150~200，女性为100~150。

（4）四肢各组肌群肌力测试 使用便携式测力计测试。

2. 等张收缩肌力评定 用于测定肌进行等张收缩使关节做全范围运动时所能克服的最大阻力。运动负荷可使用哑铃、沙袋及可定量的负重练习器，该方法在康复医学中较少应用。

3. 等速收缩肌力评定 是指使用等速肌力测定仪，在预定角速度下，测定特定部位肌群相关参数的肌力评定方法。

（1）操作方法 ①检查前的准备：开机，校准仪器，根据检查要求摆放受检者体位，对受检者进行良好固定。②根据不同测试肌群调节仪器的动力头位置，使关节活动轴心与动力头的轴心一致。调节动力臂的长度，设定关节解剖0°位和关节活动范围，必要时进行肢体称重。③正式检查前先让受检者进行3~4次预测试，以使受检者熟悉检查方法和要领。④慢速测试时，测试次数为4~6次；快速测试时，测试次数为20~30次。

（2）检查方式 分为等速向心和等速离心测试，临床常用等速向心收缩方式进行检查。测试速度≤60°/s为慢速测试，主要测定肌力量；测试速度≥180°/s为快速测试，主要测定肌耐力。每种测试速度之间通常间歇1分钟，以使肌有短暂休息，耐力测试后需要间歇1.5分钟以上，两侧肢体的测试应间歇3~5分钟。

（3）评定指标　多采用峰力矩、峰力矩体重比、力矩角度、总做功、平均功率、力矩加速能、耐力比、主动肌与拮抗肌峰力矩比等。

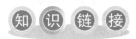

等速肌力测试相关评价指标

等速测试在运动系统中的应用主要集中在膝关节、肩关节等运动伤病较多的关节，并主要涉及关节、韧带损伤等疾病；腰背部疾病的评定和训练也随等速装置的发展而成为一个热点；等速肌力测试由急性损伤或术后功能评定逐渐趋向于慢性骨关节疾病的功能评定；同时还可作为职业损伤的评价方法之一。

1. 峰值力矩　反映力矩曲线的最高点，对下肢负重肌群的力量评定有较大意义。

2. 平均力矩　反映整个力矩曲线的平均水平，可作为比值指标评价的基础。

3. 峰值角度　指峰值力矩出现时关节所处的角度，是关节的最佳用力角度。

4. 单位最大做功　指一次运动所做的功，即力矩曲线下的面积。

5. 总功　指数次运动所做的功，即力矩曲线下的面积之和。

6. 平均功率　指单位时间内的平均做功量。

7. 力矩加速能　指力矩产生开始 $1/8S$ 内的做功量，用以代表肌肉活动的灵敏度或爆发力。

三、主要肌群的徒手肌力评定

（一）颈、躯干肌（肌群）徒手肌力评定

颈和躯干主要肌（肌群）徒手肌力评定见表2-5及图2-77~图2-82。

表2-5　颈、躯干肌肉（肌群）徒手肌力评定

部位	运动	主动肌	神经支配	副动肌	检查方法与评定
颈	前屈	斜角肌、颈长肌、头长肌、胸锁乳突肌	颈丛神经 C_{3-8}、C_{2-6}、C_{1-3}，副神经 C_{2-3}	舌骨下肌群、头前直肌	5、4级：仰卧，抬头屈颈，一手固定胸廓，另一手阻力加于前额向下； 3级：体位同上，无阻力下可全范围抬头屈颈； 2、1级：侧卧，可屈颈或可触及肌肉收缩（图2-77）
	后伸	斜方肌、颈部骶棘肌	副神经 C_{2-4}、胸神经 C_6~T_4	多裂肌，头上、下斜肌，头后大、小直肌，肩胛提肌	5、4级：俯卧，前胸垫一枕头，抬头后伸，一手固定胸背，另一手阻力加于枕部向下； 3级：体位同上，无阻力下可全范围抬头伸颈； 2、1级：侧卧，托住头部可仰头或可触及肌肉收缩（图2-78）

续表

部位	运动	主动肌	神经支配	副动肌	检查方法与评定
躯干	前屈	腹直肌	肋间神经 $T_{5\sim12}$	腹内斜肌、腹外斜肌	5级：仰卧，屈髋屈膝，双手抱头后能全范围坐起； 4级：体位同上，双手前平举能坐起； 3级：体位同上，能抬起头及肩胛部； 2级：体位同上，能抬起头部； 1级：体位同上，可触及上腹部肌肉收缩 （图2-79）
	后伸	骶棘肌、腰方肌	脊神经后支 $C_2\sim L_5$、$T_2\sim L_3$	多裂肌、半棘肌	5、4级：俯卧，胸以上置于床缘外，后抬上身。一手固定骨盆，另一手阻力加于胸背下部； 3级：体位同上，无阻力下能全范围抬起上身； 2、1级：体位同上，能做头后仰动作或可触及背肌收缩 （图2-80）
	旋转	腹内斜肌、腹外斜肌	肋间神经 $T_{7\sim12}$、髂腹股沟神经及生殖股神经 $T_{12}\sim L_1$、肋间神经 $T_{5\sim11}$	背阔肌、骶棘肌、多裂肌、腹直肌	5级：仰卧，固定下肢，抱头能坐起并向一侧做转体动作； 4级：体位同上，双手前平举坐起及转体； 3级：仰卧，能转体使一侧肩离床； 2级：坐位能全范围转体； 1级：体位同上，能触及腹外斜肌收缩 （图2-81）
骨盆	骨盆上提	腰方肌、腰髂肋肌	腰神经 $T_2\sim L_3$	腹内斜肌、腹外斜肌、腹横肌	5、4级：仰卧，患者向近端提拉一侧骨盆，阻力加于踝部； 3级：体位同上，能抗较小阻力达全范围活动； 2、1级：体位同上，无阻力下能完成提拉骨盆或触及腰方肌收缩 （图2-82）

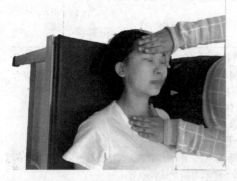

图2-77 颈前屈肌力检查

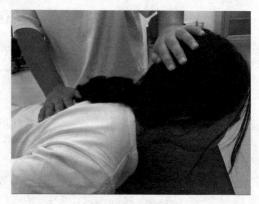

图2-78 颈后伸肌力检查

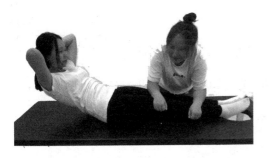

图 2-79 躯干前屈肌力检查

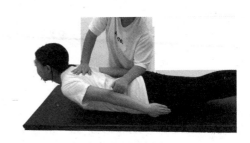

图 2-80 躯干后伸肌力检查

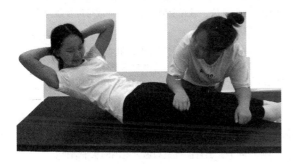

图 2-81 躯干旋转肌力检查

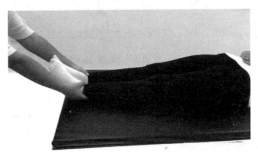

图 2-82 骨盆上提肌力检查

（二）上肢肌（肌群）徒手肌力评定

上肢主要肌（肌群）徒手肌力评定见表 2-6 及图 2-83~ 图 2-94。

表 2-6 上肢肌肉（肌群）徒手肌力评定

关节	运动	主动肌	神经支配	副动肌	检查方法
肩胛	内收	斜方肌中部、菱形肌	副神经 C_{3-4}、肩胛背神经 C_5	斜方肌上部、下部	5、4 级：俯卧，两臂后伸，做肩胛骨内收动作，阻力将肩胛骨向外推； 3 级：体位同上，两臂后伸可做全范围肩胛骨内收动作； 2、1 级：体位同上，可见肩胛骨活动或可触及肌肉收缩 （图 2-83）
	内收、下旋	大菱形肌、小菱形肌	背神经 C_{4-6}	背阔肌、肩胛提肌、胸大肌、胸小肌	5、4 级：俯卧，头转向对侧，被检测上肢内收、内旋置于背后，阻力将肩胛下角向上向外推； 3 级：体位同上，无外加阻力可做全范围动作； 2、1 级：体位同上，可见肩胛骨活动或可触及肌肉收缩 （图 2-84）
	上提	斜方肌上部、肩胛提肌	副神经 C_{2-4}、肩胛背神经 C_{3-5}	菱形肌	5、4 级：端坐，做耸肩动作，阻力加于肩峰部向下压； 3 级：体位同上，可做全范围耸肩动作； 2、1 级：体位同上，能耸肩或可触及肌肉收缩
	外展、外旋	前锯肌	胸长神经 C_{5-7}	斜方肌上部、肩胛提肌	5、4 级：端坐，上臂前平举，屈肘，上臂做向前移动作，阻力将肘部后推； 3 级：体位同上，上臂可做全范围向前移动作； 2、1 级：体位同上，托住上臂可见肩胛骨活动或可触及肌肉收缩 （图 2-85）

关节	运动	主动肌	神经支配	副动肌	检查方法
肩	前屈	三角肌前部、喙肱肌	腋神经 $C_{5\sim7}$、肌皮神经 C_7	三角肌中部、肱二头肌、斜方肌、胸大肌、前锯肌	5、4级：端坐，上肢做前平屈动作，阻力加于肘部向下压； 3级：体位同上，上肢能抗重力做全范围前平屈； 2、1级：对侧卧位，悬起上肢可主动前屈或可触及肌肉收缩（图2-86）
	后伸	背阔肌、大圆肌、三角肌后部	胸背神经 $C_{6\sim8}$、肩胛下神经 C_6、腋神经 C_5	小圆肌、肱三头肌长头	5、4级：俯卧，上肢做后伸动作，阻力加于肘部向下压； 3级：体位同上，上肢能抗重力做全范围后伸； 2、1级：对侧卧位，悬起上肢可主动后伸或可触及肌肉收缩（图2-87）
	外展	三角肌中部、冈上肌	腋神经 C_5、肩胛上神经 C_5	三角肌前部、后部、前锯肌	5、4级：端坐，稍屈肘，上臂外展，阻力加于肘部向下压； 3级：体位同上，上臂能抗重力做全范围外展； 2、1级：仰卧，悬起上肢能主动外展或可触及肌肉收缩（图2-88）
	水平后伸	三角肌后部	腋神经 C_5	冈下肌、小圆肌	5、4级：俯卧，肩外展90°，屈肘，上臂做后伸动作，阻力加于肘后向下压； 3级：体位同上，上臂能抗重力做全范围的水平后伸； 2、1级：端坐，悬起上肢可后伸或可触及肌肉收缩
	水平前屈	胸大肌	胸内、外神经 $C_5\sim T_1$	三角肌前部	5、4级：仰卧，肩外展90°，做水平前屈动作，阻力加于肘部向外拉； 3级：体位同上，上臂能抗重力做全范围的水平前屈； 2、1级：端坐，悬起上肢能主动水平前屈或可触及肌肉收缩
	外旋	冈下肌、小圆肌	肩胛上神经 C_5、腋神经 $C_{5\sim7}$	三角肌后部	5、4级：俯卧，肩外展90°，前臂在桌外下垂，做肩内、外旋动作，阻力加于腕部； 3级：体位同上，上臂不抗阻力能做全范围的内、外旋动作； 2、1级：体位同上，肩可内、外旋或可触及肌肉收缩（图2-89、图2-90）
	内旋	肩胛下肌、胸大肌、背阔肌、大圆肌	肩胛下神经 $C_{5\sim6}$、胸内、外神经 $C_5\sim T_1$、胸背神经 $C_{6\sim8}$，肩胛下神经 $C_{5\sim6}$	三角肌前部	
肘	屈曲	肱二头肌、肱肌	肌皮神经 $C_{5\sim6}$、桡神经 $C_{5\sim6}$	肱桡肌、桡侧腕屈肌、旋前圆肌	5、4级：端坐，测肱二头肌时前臂旋后，测肱肌时旋前，测肱桡肌时中立，做屈肘动作，阻力加于腕部； 3级：体位同上，上臂下垂可抗重力做全范围屈肘； 2、1级：端坐，肩外展90°，悬起前臂时可屈肘或可触及肌肉收缩（图2-91）
	伸展	肱三头肌、肘肌	桡神经 $C_{6\sim8}$、桡神经 $C_{7\sim8}$	部分前臂伸肌群	5、4级：仰卧，肩前屈90°，肘关节屈曲，做伸肘动作，阻力加于腕部； 3级：体位同上，可抗重力做全范围伸肘； 2、1级：端坐，肩外展90°，悬起前臂时可伸肘或可触及肌肉收缩（图2-92）

关节	运动	主动肌	神经支配	副动肌	检查方法
前臂	旋后	肱二头肌、旋后肌	肌皮神经 $C_{5\sim6}$、桡神经 C_6	肱桡肌	5、4级：端坐，上臂下垂，屈肘90°，做前臂旋后、旋前动作，阻力加于腕部； 3级：体位同上，在无阻力的情况下前臂可做全范围旋后、旋前动作； 2、1级：体位同上，可做部分范围的旋转动作或可触及肌肉收缩
	旋前	旋前圆肌、旋前方肌	正中神经 C_6、骨间神经 $C_8\sim T_1$	桡侧腕屈肌	
腕	掌屈	尺侧腕屈肌、桡侧腕屈肌	尺神经 $C_8\sim T_1$、正中神经 $C_{6\sim7}$	掌长肌	5、4级：端坐，上臂下垂，屈肘90°，前臂旋后，手放松，固定前臂做屈腕动作，阻力加于手掌； 3级：体位同上，无阻力时能全范围的屈腕动作； 2、1级：体位同上，前臂中立位，固定前臂，可屈腕或可触及肌肉收缩
	背伸	尺侧腕伸肌、桡侧腕伸肌	桡神经 $C_{7\sim8}$、桡神经 $C_{6\sim7}$	/	5、4级：端坐，上臂下垂，屈肘90°，前臂旋前，手放松，固定前臂做伸腕动作，阻力加于手背； 3级：体位同上，无阻力时能全范围的伸腕动作； 2、1级：体位同上，前臂中立位，固定前臂，可伸腕或可触及肌肉收缩
掌指	屈曲	蚓状肌、骨间掌侧肌、间背侧肌	正中神经 $C_{5\sim7}$ 和尺神经 $C_7\sim T_1$、尺神经 $C_8\sim T_1$、尺神经 $C_8\sim T_1$	小指短屈肌、指浅屈肌、指深屈肌	5、4级：前臂旋后，掌心向上，伸直指间关节，屈掌指关节，阻力加于近节指腹； 3级：体位同上，无阻力时可做全范围的掌指关节屈曲动作； 2、1级：前臂中立位，可部分屈曲掌指关节或可触及掌心肌肉收缩
	伸展	指伸肌、示指伸肌、小指伸肌	桡神经 C_6、桡神经 C_7、桡神经 C_7	/	5、4级：前臂旋前，掌心向下，指间关节屈曲，伸掌指关节，阻力加于近节指背； 3级：无阻力时可做全范围掌指关节伸直动作； 2、1级：前臂中立位，可部分伸直掌指关节或可触及掌背肌腱活动
	内收	骨间掌侧肌	尺神经 $C_8\sim T_1$	/	5、4级：前臂旋前，手置于桌面，做指内收动作，阻力加于示指、无名指和小指内侧； 3级：体位同上，无阻力时能做全范围的指内收动作； 2、1级：体位同上，可部分内收手指或可触及指基部的肌腱活动
	外展	骨间背侧肌、小指展肌	尺神经 $C_8\sim T_1$、尺神经 $C_8\sim T_1$	/	5、4级：前臂旋前，手置于桌面，做指外展动作，阻力加于手指外侧； 3级：体位同上，无阻力时能做全范围的指外展动作； 2、1级：体位同上，可部分外展手指或可触及指基部的肌腱活动

关节	运动	主动肌	神经支配	副动肌	检查方法
近侧指间	屈	指浅屈肌	正中神经 $C_{7\sim8}$、T_1	/	5、4级：前臂旋后，掌心向上，固定关节近端，屈曲手指，阻力加于远端； 3级：无阻力时能做全范围的屈指动作； 2、1级：前臂中立位，可部分屈曲手指或可触及肌腱活动
远侧指间	屈	指深屈肌	正中、尺神经 $C_7 \sim T_1$	/	
拇指腕掌	内收	拇收肌	尺神经 $C_8 \sim T_1$	/	5、4级：前臂旋前，腕关节中立，拇伸直位做内收动作，阻力加于拇指尺侧； 3级：体位同上，无阻力时能做全范围的拇内收动作； 2、1级：体位同上，可部分内收拇指或可触及肌肉收缩
	外展	拇长展肌、拇短展肌	桡神经 C_7、正中神经 $C_{6\sim7}$	掌长肌	5、4级：前臂旋后，腕关节中立，拇伸直位做外展动作，阻力加于拇指桡侧； 3级：体位同上，无阻力时能做全范围的拇外展动作； 2、1级：体位同上，可部分外展拇指或可触及肌肉收缩
	对掌	拇对掌肌、小指对掌肌	正中神经 $C_{6\sim8}$、T_1，尺神经 $C_8 \sim T_1$	拇长展肌、拇短展肌	5、4级：前臂旋后，腕关节中立，做拇指与小指对指动作，阻力加于拇指与小指掌骨头掌面； 3级：体位同上，无阻力时能做全范围的对掌动作； 2、1级：体位同上，可部分对掌或触及肌肉收缩
拇指掌指指间	屈曲	拇短屈肌、拇长屈肌	正中神经 $C_{6\sim7}$、正中神经 $C_{7\sim8}$	/	5、4级：前臂旋后，掌心向上，做屈拇动作，阻力加于拇指近节或远节掌侧面； 3级：体位同上，无阻力时能做全范围的屈拇动作； 2、1级：体位同上，可部分屈拇或可触及肌腱活动（图2-93）
	伸展	拇短伸肌、拇长伸肌	桡神经 C_7、桡神经 C_7	/	5、4级：前臂和腕均处于中立位，固定第一掌骨，做伸拇动作，阻力加于拇指近节、远节背侧； 3级：体位同上，无阻力时能做全范围的伸拇动作； 2、1级：体位同上，可部分伸指或可触及肌腱活动（图2-94）

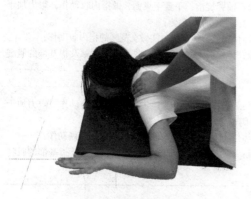

图2-83 肩胸内收肌力检查

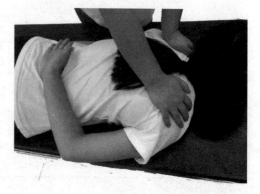

图2-84 肩胸内收、下旋肌力检查

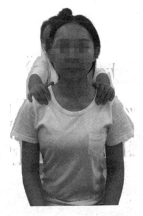

图 2-85　肩胸上提肌力检查

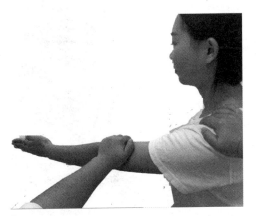

图 2-86　肩前屈肌力检查

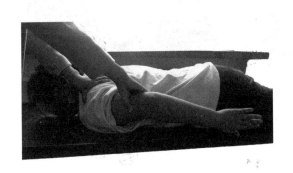

图 2-87　肩后伸肌力检查

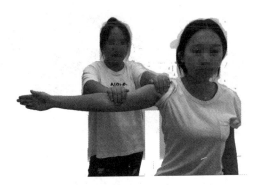

图 2-88　肩外展肌力检查

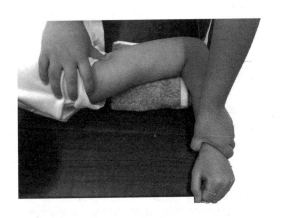

图 2-89　肩外旋肌力检查

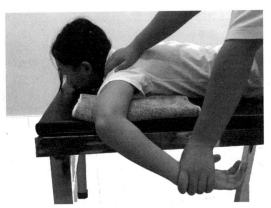

图 2-90　肩内旋肌力检查

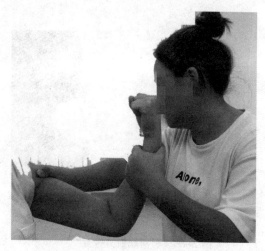

图 2-91　肘屈曲肌力检查

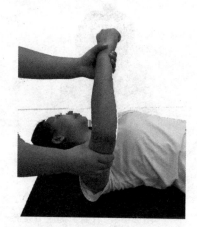

图 2-92　肘伸展肌力检查

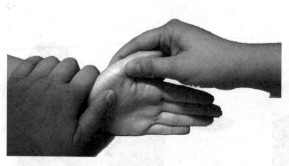

图 2-93　拇指掌指指间关节屈曲肌力检查

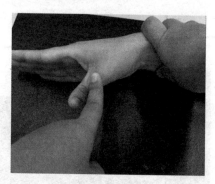

图 2-94　拇指掌指指间关节伸展肌力检查

（三）下肢肌肉（肌群）的徒手肌力评定

下肢主要肌肉（肌群）徒手肌力评定见表 2-7 及图 2-95~ 图 2-103。

表 2-7　下肢肌肉（肌群）徒手肌力评定

关节	运动	主动肌	神经支配	副动肌	检查方法与评定
髋	屈	髂腰肌	腰丛神经 $L_{2\sim3}$	股直肌、缝匠肌、耻骨肌、内收肌群、阔筋膜张肌	5、4 级：仰卧或端坐，小腿置于床缘外，做屈髋动作，阻力加于膝上； 3 级：体位同上，可抗重力做全范围屈髋； 2、1 级：被检者侧卧，托起对侧下肢，可主动屈髋或于腹股沟上缘触及肌肉收缩 （图 2-95）
	伸	臀大肌、腘绳肌	臀下神经 $L_2\sim S_4$、坐骨神经 $L_4\sim S_2$	/	5、4 级：俯卧，固定骨盆，测臀大肌时屈膝，测腘绳肌时伸膝，做伸髋动作，阻力加于大腿远端； 3 级：体位同上，可抗重力做全范围伸髋； 2、1 级：被检者侧卧，托起对侧下肢，可伸髋或触及肌肉收缩 （图 2-96）

关节	运动	主动肌	神经支配	副动肌	检查方法与评定
髋	内收	内收肌群、股薄肌、耻骨肌	闭孔神经 L_{2-4} 和坐骨神经 L_5、闭孔神经 L_{2-4}、闭孔神经 L_{2-4}	/	5、4级：被检者侧卧，托起对侧下肢，做髋内收动作，阻力加于大腿下端； 3级：体位同上，可抗重力做全范围髋内收； 2、1级：仰卧，可在面板上做髋内收或触及肌肉收缩 （图2-97）
	外展	臀中肌、臀小肌、阔筋膜张肌	臀上神经 $L4\sim S1$	/	5、4级：对侧侧卧，做髋外展动作，阻力加于大腿下段外侧； 3级：体位同上，可抗重力做全范围髋外展； 2、1级：仰卧，可在面板上做髋外展或触及肌肉收缩 （图2-98）
	外旋	股方肌，梨状肌和臀大肌，上、下孖肌，闭孔内、外肌	骶丛 $L_5\sim S_1$，臀下神经 $L_5\sim S_1$，骶丛 $L_5\sim S_1$，闭孔神经 L_{3-4} 和骶丛 L_{1-2}	股二头肌长头、缝匠肌	5、4级：仰卧，小腿垂于床外，做髋外旋、内旋动作，即小腿向外、向内摆，阻力加于小腿下端； 3级：体位同上，无阻力下可做全范围髋外旋、内旋； 2、1级：仰卧伸腿，可部分髋外旋或内旋，或可触及肌肉收缩 （图2-99、图2-100）
	内旋	臀小肌、阔筋膜张肌	臀上神经 L_{4-5}、臀上神经 S_1	臀中肌、半腱肌、半膜肌	
膝	屈	股二头肌、半腱肌、半膜肌	坐骨神经 $L_4\sim S_2$	腘肌、缝匠肌、腓肠肌、股薄肌	5、4级：俯卧，做屈膝动作，评定者一手固定骨盆，另一手阻力加于后踝； 3级：体位同上，可抗重力做全范围屈膝； 2、1级：被检者侧卧位，托起对侧下肢，可屈膝或触及肌肉收缩 （图2-101）
	伸	股四头肌	股神经 L_{3-4}	/	5、4级：仰卧，小腿垂于床边，做伸膝动作，阻力加于踝前方； 3级：体位同上，可抗重力做全范围伸膝； 2、1级：被检者侧卧位，托起对侧下肢，可伸膝或触及肌肉收缩 （图2-102）
踝	跖屈	腓肠肌、比目鱼肌	胫神经 L_4-S_2	胫骨后肌，腓骨长、短肌，踇长屈肌，趾长屈肌，跖肌	5、4级：俯卧，测腓肠肌时伸膝，测比目鱼肌时屈膝，然后做踝跖屈动作，阻力加于足后跟； 3级：体位同上，可抗重力做全范围踝跖屈； 2、1级：侧卧，可跖屈或触及跟腱活动
	内翻背伸	胫骨前肌	腓深神经 L_4-S_1	/	5、4级：端坐，小腿下垂，做足内翻踝背伸动作，阻力加于足背内缘向足外足底方向推； 3级：体位同上，可抗重力做全范围足内翻、踝背伸； 2、1级：侧卧可做足内翻背伸或触及肌肉收缩 （图2-103）

关节	运动	主动肌	神经支配	副动肌	检查方法与评定
踝	内翻跖屈	胫骨后肌	胫神经 L_5~S_1	蹬长屈肌、趾长屈肌、腓肠肌内侧头	5、4级：同侧侧卧位，做足内翻跖屈动作，阻力加于足内缘向足外足背方向推； 3级：体位同上，可抗重力做全范围足内翻跖屈； 2、1级：仰卧可做足内翻跖屈或触及内踝后肌腱活动
	外翻跖屈	腓骨长、短肌	腓浅神经 L_5~S_1	趾伸长肌、第3腓骨肌	5、4级：对侧侧卧位，做足外翻跖屈动作，阻力加于足外缘向足内足背方向推； 3级：体位同上，可抗重力做全范围足外翻跖屈； 2、1级：仰卧，可做足外翻跖屈或触及外踝后肌腱活动
跖趾	屈	蚓状肌、蹈短屈肌	足底内、外侧神经 L_5~S_2、足底内侧神经 L_5~S_2	蹬长屈肌，趾长、短屈肌，骨间肌，小趾短屈肌	5、4级：仰卧，踝关节中立位，做屈或伸趾动作，阻力加于趾近节跖侧或背侧； 3级：体位同上，无阻力时能做全范围屈或伸趾动作； 2、1级：体位同上，能做部分范围屈或伸趾动作或可触及肌肉收缩
	伸	趾长、短伸肌，蹬长、短伸肌	腓深神经 $L_{4\text{-}5}$、S_1，腓深神经 L_5、S_1	/	
趾间	屈	蹬长屈肌，趾长、短屈肌	胫神经 L_4~S_3、足底内侧神经、胫神经 L_5、S_1	/	

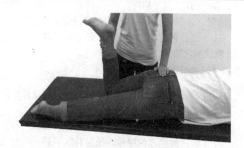

图 2-95　髋关节屈曲肌力检查

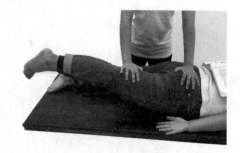

图 2-96　髋关节伸展肌力检查

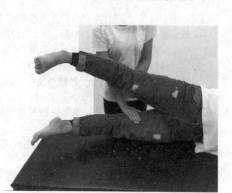

图 2-97　髋关节内收肌力检查

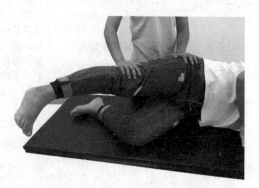

图 2-98　髋关节外展肌力检查

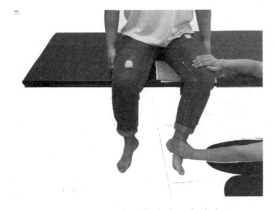

图 2-99　髋关节外旋肌力检查

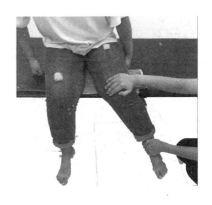

图 2-100　髋关节内旋肌力检查

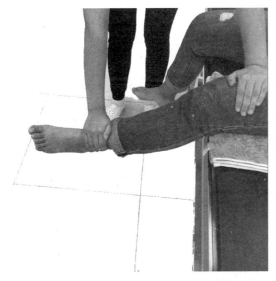

图 2-101　膝关节伸展肌力检查

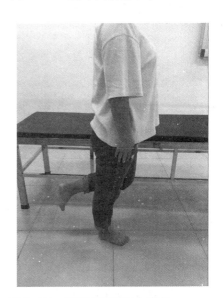

图 2-102　踝关节跖屈肌力检查

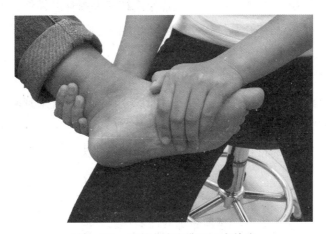

图 2-103　踝关节内翻背伸肌力检查

扫一扫，看课件

项目六 肌张力评定

【学习目标】

1.掌握：肌张力、痉挛、僵硬的定义；肌张力的分类；肌张力的临床评定；痉挛的评定；肌张力评定的注意事项。

2.熟悉：肌张力评定的目的；痉挛的临床意义。

3.了解：痉挛发生的病理生理机制。

案例导入

某患者，男，32岁，因车祸致意识不清1个月余入院。查体：意识不清，Glasgow昏迷评定睁眼反应4分，运动反应3分，言语反应2分。四肢肌张力高。双上肢呈屈曲痉挛，被动伸直困难；双下肢呈伸直痉挛，被动屈曲困难，双踝强直。

问题：①患者存在的问题是什么？②如何对患者进行评定？

一、肌张力概述

肌张力是维持身体各种姿势和进行正常活动的基础，肌张力的正常与否主要取决于中枢神经系统和外周神经的支配情况，中枢神经系统和外周神经损伤常导致肌张力出现异常。因此，肌张力的评定是神经系统损伤后运动功能评定的重要组成部分。

（一）基本概念

肌张力（muscle tone）是指肌在静息状态下的一种不随意的、持续的、细小的收缩，以被动活动肢体所感受到的阻力或按压肌肉时所感受到的紧张度来判断。必要的肌张力是维持肢体特定的姿势、支撑体重、保证肢体运动控制能力和空间位置、进行各种复杂运动的必需条件。那些使身体保持在直立位的抗重力肌的肌张力最大，主要是上肢屈肌和下肢伸肌。

（二）肌张力的分类

肌张力可分为正常肌张力和异常肌张力。

1.正常肌张力　正常肌张力可分为静止性肌张力、姿势性肌张力和运动性肌张力。

正常肌张力的特征如下：

（1）关节近端的肌可以进行有效的同步运动。

（2）具有抵抗肢体重力和外来阻力的运动能力。

（3）将肢体被动地放置于空间的某一位置时，具有保持该姿势不变的能力。

（4）能够使原动肌和拮抗肌之间保持平衡。

（5）具有随意使肢体由固定到运动和在运动时转换为固定姿势的能力。

（6）需要时，具有选择性地完成某一肌群或某一肌运动的能力。

（7）被动运动时，具有一定的弹性和轻度的抵抗感。

2. 异常肌张力　肌张力的水平可因神经系统的病损和肌自身的病变发生变化。根据患者肌张力与正常肌张力的比较，将异常肌张力分为肌张力增高、肌张力低下和肌张力障碍。

（1）肌张力增高　肌张力增高指肌张力高于正常时的静息水平，被动运动相关肢体时抵抗明显增强。根据状态不同，又可分为痉挛（spasticity）和僵硬（rigidity）。

1）痉挛　痉挛是肌张力增高的一种形式，是一种由牵张反射高兴奋性所致的、以速度依赖的紧张性牵张反射增强伴腱反射异常为特征的运动障碍。痉挛的速度依赖是指伴随肌肉牵伸速度的增加，痉挛肌的阻力（痉挛的程度）亦增加。

痉挛的原因一般是上运动神经元损伤所致，通常是中枢到脊髓前角细胞之间的损害所致，或阻断了来自脊髓上区域传来的冲动，常见于脊髓损伤、脑卒中、脑外伤、去皮质强直和去大脑强直、脑瘫等。

痉挛发生的机制尚不清楚，目前倾向于以下两种机制。①反射介导的机制：牵张反射是指由神经支配的骨骼肌在受到牵拉时发生反射性收缩。牵张反射有两种形式：一种是位相性的牵张反射，即腱反射，指快速的肌腱收缩反应，其感受器是肌梭；另一种是紧张性牵张反射，即肌肉受到持续牵拉时产生缓慢、持久的紧张性收缩以阻止被拉长，它是肌紧张产生的基础，适宜的肌紧张是一切活动和随意运动的基础，对维持姿势起重要作用，其感受器也是肌梭。对于痉挛肌来说，位相性牵张反射和紧张性牵张反射都增强，临床表现为肌张力增高和腱反射亢进。中枢抑制系统和中枢易化系统的失衡与痉挛的形成有明确的关系。当高位中枢病变或损害累及它们与下位中枢的联系通路时，低级中枢的活动就从高位抑制中释放出来，使脊髓节段机制的活动亢进，出现异常运动模式和原始反射。一般认为与此同时易化系统的功能也是增强的，痉挛的产生正是这两者失衡的结果。因此，中枢抑制的减弱是导致痉挛发生的重要机制。②非反射介导的机制：研究表明，上运动神经元病变后，肌的内在特性会发生一定程度的变化，尤其是长期病变的患者，可继发肌肉融合、胶原和弹性组织纤维化等一系列结构改变，使肌张力增高，这也是痉挛性肌张力增高的原因之一。但这一机制与牵张反射无关，因此叫作"非反射介导的机制"。

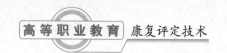
痉挛在临床上可表现为肌张力增高、腱反射活跃或亢进、阵挛、被动运动阻力增加、运动协调性降低。痉挛的特殊表现有巴宾斯基反射、折刀样反射、阵挛、去大脑强直和去皮质强直。

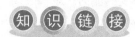

痉挛的特殊表现

巴宾斯基反射（Babinski reflex）：为痉挛性张力过强的特征性伴随表现。巴宾斯基反射阳性时足大趾背屈。

折刀样反射 (clasp-knife reflex)：当被动牵伸痉挛肌时，初始产生的较高阻力，随之被突然的抑制发动而中断，造成痉挛肢体的阻力突然下降，产生类似折刀样的现象。

阵挛 (domis)：在持续牵伸痉挛肌时可发生，特点为以固定频率发生的拮抗肌周期性痉挛亢进。常发生于踝部，也可发生于身体的其他部位。

去大脑强直 (decerebrate rigidity)：表现为持续的收缩，躯体和四肢处于完全伸展的姿势，头挺直，下颌紧闭，上肢在肩部内旋，肘部伸展并且过度旋前，下肢在髋、膝、踝部伸展，足趾跖屈。

去皮质强直 (decorticate rigidity)：表现为持续的收缩，躯干和下肢处于伸展姿势，上肢处于屈曲姿势。

痉挛的临床意义：①严重的痉挛可致各种各样的并发症，包括皮肤损伤、静脉栓塞和静脉炎、疼痛、排痰困难、搬运困难，长期活动受限将出现骨质疏松。由于选择性运动控制的丧失，患者可出现行走、转移困难，异常坐姿与平衡障碍。吃饭、穿衣等日常生活活动受限制，髋屈肌、内收肌痉挛影响会阴清洁导致个人卫生差。持续的痉挛可导致疼痛，慢性疼痛可导致抑郁。②一般程度的痉挛也可产生有益的作用。痉挛状态下肌肉不会萎缩，因而有效预防深静脉血栓，预防骨质疏松、肢体水肿；借助一定程度的痉挛可维持坐姿、转移、站立和行走。

2）僵硬　僵硬是指肢体的屈肌和伸肌均受累，肌张力同时增加，各个方向的关节被动活动阻力均增加的现象。

僵硬常为锥体外系的损害所致，帕金森病是僵硬最常见的病因。阻力强度实际上常常低于痉挛状态所见，但它存在于运动的整个过程中，从运动开始一直持续到结束，而且无论快速或缓慢运动肢体，这种阻力恒定。

僵硬在临床上可表现为齿轮样僵硬和铅管样僵硬。齿轮样僵硬是一种对被动运动的反应，其特征为运动时阻力增加与释放反复交替出现而产生均匀的顿挫感；铅管样僵硬是一种持续的僵硬，其特征为在被动关节活动范围内存在持续的、始终如一的阻力感。

僵硬和痉挛可在某一肌群同时存在。

（2）肌张力低下　肌张力低下是指肌张力表现为降低或缺乏、被动运动时的阻力降低或消失、牵张反射减弱、肢体处于关节频繁地过度伸展而易于移位等现象，触诊是柔软的，又称为肌张力弛缓。肌张力低下时，运动的整体功能受损，且伴有肢体肌力减弱、麻痹或瘫痪。

肌张力低下一般为小脑或锥体束的上运动神经元损害，如脊髓损伤的脊髓休克阶段或颅脑外伤、脑卒中早期，其发生由中枢神经系统损伤的部位所决定；外周神经系统的下运动神经元损害也可导致肌张力低下，此时除了低张力表现外，还可伴有肌力弱、瘫痪、低反射性和肌肉萎缩等表现；原发性肌病如重症肌无力主要症状也是肌张力低下。

肌张力低下在临床上肌肉可表现为柔软、弛缓和松弛，加之邻近关节周围肌共同收缩能力的减弱，导致被动关节活动范围扩大，腱反射消失或缺乏。

（3）肌张力障碍　肌张力障碍是一种因张力损害，引起持续性并伴有扭曲的不自主运动为特征的肌肉运动功能亢进性障碍。

肌张力障碍的原因：①中枢神经系统病变，如脑血管疾病；②遗传因素，如原发性、特发性肌张力障碍；③其他神经退行性疾患，如肝豆状核变性；④代谢性疾患，如氨基酸或脂质代谢障碍；⑤其他病变，如张力性肌肉变形或痉挛性斜颈。

肌张力障碍在临床上表现为：①肌收缩可快或慢，并且表现为重复、扭曲；②肌张力以不可预料的形式由低到高反复变动，其中张力障碍性姿态为持续扭曲畸形，可持续数分钟或更久。

（三）影响肌张力的因素

影响肌张力的因素包括体位和肢体位置、中枢神经系统的状态、不良心理因素、患者对运动的主观作用、合并问题的存在、患者的整体健康水平、药物、环境温度等。

二、肌张力的评定及方法

（一）评定目的

肌张力的评定对于康复医师和康复治疗师了解病变部位、病变性质和程度，制订康复治疗计划，选择治疗方法具有重要作用。

（二）适应证与禁忌证

1.适应证　神经病变（如上运动神经元或下运动神经元损伤或疾患）所导致的肌张力异常（如增高、降低或波动）；肌肉病变引起的肌萎缩或肌力减弱；制动、运动减少或其他原因引起的肌失用性改变所导致的肌张力改变。

2.禁忌证 四肢骨折未做内固定、关节的急性炎症、四肢肌急性扭伤等。

（三）评定方法

肌张力评定是检查肌功能的重要内容之一，对指导康复临床实践具有重要意义。临床肌张力的评定可结合病史、视诊、触诊、临床分级、反射检查、被动运动与主动运动检查、功能评定等方面了解肌张力情况，尤其应从功能评定的角度来判断肌张力异常对日常生活活动能力的影响。

1.采集病史 病史在一定程度上可反映痉挛对患者功能的影响，需要了解的问题包括痉挛发生的频度、受累的肌及数目、痉挛的利弊情况、引发痉挛的原因、现在痉挛发作或严重程度及与以往的比较。

2.视诊检查 作为最初的临床检查项目，评定者应特别注意患者肢体或躯干异常的姿态。刻板样动作模式，常提示存在肌张力异常；不自主的波动化运动变化，表明肌张力障碍；自发性运动的完全缺失，表明肌张力弛缓；主动运动的减弱或完全丧失，则表明患者有肌张力低下。

3.触诊检查 在患者相关肢体完全静止、放松的情况下，可通过触摸受检肌群或观察肢体的运动状况来判断肌张力情况。肌张力降低时，检查者拉伸患者肌群几乎感受不到阻力；当肢体运动时可感到柔软或有沉重感；当肢体下落时，肢体即向重力方向下落，无法保持原有的姿势。肌张力显著降低时，肌不能保持正常肌的外形与弹性，表现为松弛软弱。肌张力增高时，肌腹丰满、硬度增高，触之较硬或坚硬；检查者以不同的速度对患者的关节做被动运动时，感觉有明显阻力，甚至无法进行被动运动。

4.被动运动评定 通过上下肢各关节及躯干被动运动检查，发现肌对牵张刺激的反应，以确定是否存在肌张力异常、肌张力过强是否为速度依赖、是否伴有阵挛，并与挛缩进行比较和鉴别。

（1）评分标准 可按神经科分级方法评定，评分标准见表2-8。也可按照其他的等级评分法，评分标准见表2-9。

表2-8 肌张力的神经科分级方法

分级	表现
0级	肌张力降低
1级	肌张力正常
2级	肌张力稍高，但肢体活动未受限
3级	肌张力高，肢体活动受限
4级	肌肉僵硬，肢体被动活动困难或不能

表2-9　肌张力的等级评分方法

分级	表现
0级	无反应（肌张力弛缓）
1级	反应减退（肌张力低）
2级	正常反应（肌张力正常）
3级	逾常反应（轻或中度肌张力高）
4级	持续反应（严重肌张力高）

（2）注意事项

①由于被动运动检查常处于缺乏自主控制的条件下，因此应要求患者尽量放松，由评定者支持和移动肢体。

②所有的运动均应予以评定，且特别要注意在初始视诊时被确定为有问题的部位。

③在评定过程中，评定者应保持固定形式和持续的徒手接触，并以恒定的速度移动患者肢体。

④在评定过程中，评定者应熟悉正常反应的范围，以便建立评估异常反应的恰当参考。

⑤在局部或单侧功能障碍时，注意不宜将非受累侧作为"正常"肢体进行比较，或将脑损害同侧肢体作为"正常"肢体进行比较推测异常。

5. 功能评定　功能评定可以对痉挛或肌张力异常是否干扰坐或站立平衡、移行等功能及日常生活活动能力进行评定。具体可以包括是否有床上活动、转移、行走和生活自理能力的损害及其程度等，但需注意此时的失能可能是由于痉挛或肌张力过强所致，也可能是由于肌力弱或挛缩所致。因此，评定时必须结合病史和神经肌肉的功能检查，以确定造成失能的原因，并分析与肌张力相关的失能情况。

6. 常见肌张力异常的评定

（1）痉挛的评定　痉挛是指在上运动神经元损伤后，由于脑干和脊髓反射亢进而使局部对被动运动的阻力增大的一种状态。表现为紧张性牵张反射速度依赖性增加，腱反射异常。其主要见于抗重力肌肉（上肢屈肌、下肢伸肌）。

1）手法快速PROM评定法　手法检查时一般由检查者给患者进行有关关节的被动关节活动范围（passive range of motion，PROM）检查，根据检查者的感觉来做出判断。做PROM检查时，最好从被检查者肌处于最短的位置开始，且速度要快。此方法简单实用易行，但评定级别较粗略（表2-10）。

表 2-10　痉挛手法快速 PROM 评定

级别	判断标准
轻度	在肌肉最短的位置上开始做 PROM 活动，在 ROM 的后 1/4，即肌肉位置接近最长时，才出现抵抗和阻力
中度	在肌肉最短的位置上开始做 PROM 活动，在 ROM 的中 1/2 处即出现抵抗和阻力
重度	在肌肉最短的位置上开始做 PROM 活动，在 ROM 的开始的 1/4 内已出现明显的阻力

2）修订 Ashworth 分级法　修订 Ashworth 分级法属于痉挛手法评定方法之一。手法评定是根据关节进行被动运动时所感受的阻力来分级评定的方法，是临床上评定痉挛的主要手段。此方法原理与手法快速 PROM 评定法类同，但分级较细（表 2-11）。

表 2-11　修订的 Ashworth 痉挛评定量表

级别	判断标准
0 级	无肌张力的增加
I 级	肌张力轻度增加，受累部分被动屈伸时，在 ROM 之末出现突然的卡住然后释放，或出现最小的阻力
I $^+$级	肌张力轻度增加，受累部分被动屈伸时，在 ROM 后 50% 范围内突然出现卡住，当继续把 ROM 检查进行到底时，始终有小的阻力
II 级	肌张力较明显增加，通过 ROM 的大部分时，阻力较明显地增加，但受累部分仍能较容易地移动
III 级	肌张力严重增高，进行 PROM 检查有困难
IV 级	僵直：受累部分被动屈伸时呈僵直状态，不能屈伸

3）髋内收肌张力量表　髋内收肌张力量表是评定髋内收肌群的特异性量表，主要用于对内收肌张力高的患者治疗前、后肌张力改变的评定，包括 0~4 个等级，具体见表 2-13。

表 2-13　髋内收肌群张力分级评定表（Adductor Tone Rating）

分级	评分标准
0	肌张力不增加
1	肌张力增加，髋关节在一个人的帮助下很容易外展到 45°
2	髋关节在 1 个人的帮助下稍许用力可以外展到 45°
3	髋关节在 1 个人的帮助下中度用力可以外展到 45°
4	需要 2 个人才能将髋关节外展到 45°

4）Oswestry 等级量表　Oswestry 等级量表主要用于评价肌张力的级别，通过运动功能的综合评定，了解患者的功能状况。同时也考虑到姿势反射及脑干、脊髓对肌张力的影响，具体见表 2-14。

表2-14 Oswestry 等级量表

分级	评分标准
0	仅有肌痉挛，不能活动，肌紧张性反射或脊反射存在
1	严重肌痉挛，活动非常困难，肢体仅呈痉挛协同模式，肢体仅呈总体屈曲状态
2	严重痉挛，活动困难，呈明显的痉挛协同模式，可存在屈曲和伸展两种状态。患者可屈曲处于伸展位置的肢体及伸展处于屈曲位置的肢体，有或无近端关节的活动
3	中度痉挛，可活动，呈痉挛模式，在远端关节（踝关节或髋关节）存在小范围的活动
4	轻度痉挛，肢体在抗阻运动或身体其他部位用力时，仍呈痉挛模式，远端关节可在较大范围中活动
5	无痉挛，活动正常，不存在痉挛模式

5）Penn 痉挛频率量表 用于评定脊髓损伤患者每小时双下肢痉挛出现的频率，了解患者痉挛的程度（表2-15）。

表2-15 Penn 痉挛频率量表

评分	判断标准
0分	无痉挛
1分	轻度痉挛，可由刺激引起
2分	每小时痉挛出现1次
3分	每小时痉挛出现>1次
4分	每小时痉挛出现>10次

除此之外，痉挛患者尚需评估肌力、平衡与步态、疼痛、日常生活活动能力、认知障碍、患者满意度、生物力学及电生理，以全面了解痉挛对功能运动等各方面的影响。

（2）肌张力减低的评定 肌张力减低的评定相对较为简单，可按其严重程度分为轻度、中到重度两级评定（表2-16）。

表2-16 肌张力低下评定标准

级别	评定标准
轻度	肌张力降低；肌力下降；将肢体置于可下垂的位置上并放开时，肢体只能保持短暂的抗重力，旋即落下；仍存在一些功能活动
中度到重度	肌张力显著降低或消失；徒手肌力评定肌力0级或1级；将肢体置于可下垂位置上并放开时，立即落下；不能进行任何功能活动

对于上肢肌张力弛缓的患者可采用上肢下落试验评定。评定者通过上肢突然下落时"卡住"来评定患者自主本体感觉反应的强度。肌张力正常的上肢可表现为瞬间的下落，然后"卡住"并保持姿势（完整的本体感觉反应预防其下落）；而肌张力弛缓的上肢则表现为下落迅速；肌张力过强的上肢表现为下落弛缓和抵抗。

若存在肌张力低下，应进一步开展肌力测试，如徒手肌力测试等，以确定肌力的程度。

（四）注意事项

1. 肌张力的检查必须在温暖的环境中进行。

2. 检查前说明检查目的、方法、步骤，以消除患者的紧张。

3. 患者摆好舒适体位，充分暴露检查部位。

4. 检查者活动受试者肢体时，应以不同速度和幅度来回活动，并比较两侧。

5. 避免在运动后、疲劳或情绪激动时进行检查。

扫一扫，看课件

项目七　脊柱与肢体功能评定

【学习目标】

1. 掌握：颈椎评定的望诊、触诊和特殊检查；腰椎评定的望诊、触诊和特殊检查；髋关节评定的望诊、触诊和特殊检查；膝关节评定的望诊、触诊和特殊检查。

2. 熟悉：颈椎评定的叩诊；腰椎评定的叩诊。

3. 了解：髋关节评定的叩诊、听诊；膝关节的听诊。

案例导入

李某，男，53岁，教师。主诉：颈肩部不适半年余，头痛眩晕、视物模糊1天。半年前无明显原因出现颈肩部酸沉，有时可引起右上肢及手指麻木，持物无力。1天前头部转动时，突然出现头痛、头晕，间或颈部疼痛、麻木。

问题：①患者何部位出现功能障碍？②如何对患者进行评定？

一、脊柱功能评定

脊柱病是指脊椎的骨质、肌肉、韧带、椎间盘发生病变，压迫刺激脊髓、神经、血管、自主神经等，出现复杂多样的症状。常见疾病为颈椎病、腰椎病。主要症状有颈腰背部疼痛并活动受限，上、下肢无力，严重者不能站立行走，导致瘫痪。

（一）颈椎功能评定

1. 颈椎概述　颈椎位于头以下、胸椎以上，由7块颈椎骨、6个椎间盘组成。颈椎由椎体和椎弓两部分组成，椎体呈椭圆形的柱状，与椎体相连的是椎弓，两者共同形成椎孔。所有的椎孔相连就构成了椎管，脊髓在椎管内。颈椎体积小、灵活性大、活动频率高，较容易受到损伤。常见的颈部疾病有寰枢关节脱位、颈椎间盘变性、颈椎骨质增生、颈椎骨折、脊髓损伤等。颈部疾病除了会造成局部的疼痛、活动障碍以外，还会导致头部、颈肩部、上下肢等功能障碍。

2. 颈椎功能评定的内容和方法　进行颈椎功能障碍的评定时，体位可采用立位、坐位或卧位，一般取立位或坐位。评定时应肌放松，上肢自然下垂；若俯卧位时头部一般不放置枕头，避免因姿势不当造成的误差；同时还需注意对头部、肩部及双上肢的评定。

（1）望诊　检查时应从患者进入诊室开始，着重检查如下几项：

①头部情况：观察头部有无畸形，颜面是否对称。如斜颈患者头偏向一侧，颜面多不对称，伴胸锁乳突肌明显隆起；寰枢关节脱位的患者，头部转动时欠灵活，转动时常常伴有头晕、头痛症状，通常保持头部中立位。

②颈部局部情况：观察颈椎生理曲度是否正常，有无平直、侧弯、后突等畸形；颈部肌肉有无痉挛或短缩；颈部两侧软组织有无局限性肿胀或隆起。颈部活动受限伴有疼痛，常见于软组织炎症、颈肌扭伤、颈椎骨质增生、颈椎结核和肿瘤。

③肩部情况：通常优势侧肩部较非优势侧略低，受到损伤时，损伤侧的肩部会保护性抬高；两侧肩胛内缘的距离是否相等，如先天性高肩胛症。

④上肢情况：观察双上肢有无肌肉萎缩、肌力减弱、功能受限等；上肢的皮肤有无颜色改变、肤温下降或升高、溃疡、静脉曲张等情况。

（2）触诊　颈部的触诊可按下列顺序依次检查：枕骨隆突→乳突→枕骨→颈椎各椎体的棘突和横突→肩胛骨→肩胛骨内缘→斜方肌→肩胛提肌→项韧带等。一般先行站立位检查，再行卧位检查。

①颈椎棘突的触诊：患者取坐位，检查者站于患者一侧，以一手按住患者前额或下颌，使颈椎保持适度前凸位置，再以另一只手拇指自枕骨粗隆开始向下逐个棘突依次进行触诊。主要是确定棘突有无偏歪或移位，以及移位的方向、程度，也可查出压痛点或异常改变。

②颈椎横突的触诊：用两手示指分别按在颈旁两侧的横突尖上，逐一滑动按压。如有无菌性炎症病变，可出现颈旁压痛。

③颈部肌的触诊：检查者的拇指置于颈椎棘突与横突之间的部位，按住颈部伸肌群的肌腹做推动按压。可查得压痛点、肌紧张或条索状物。

（3）叩诊

①局部叩诊：患者取坐位，用叩诊锤自上而下依次叩击各颈椎棘突，病变部位可能出现叩击痛。一般表浅组织病变，压痛比叩击痛明显；而深部组织病变，叩击痛比压痛明显。

②纵向叩诊：叩击患者头顶部，颈部出现疼痛或上肢放射痛，见于颈椎病或颈椎退行性变。

（4）颈椎肌节的评定　检查者通过抗阻试验对神经肌节进行检查，判定肌力大小和可能存在的颈神经根损伤的部位及功能异常的神经根节段。肌节及其对应的运动功能见表2-17。

表2-17　颈部神经肌节及其对应的运动功能

关节运动	颈部神经肌节
屈颈	$C_1 \sim C_2$
颈部侧屈	C_3 和第 XI 对脑神经
抬肩	C_4 和第 XI 对脑神经
肩部外展	C_5
屈肘和（或）伸腕	C_6
伸肘和（或）屈腕	C_7
拇指伸直和（或）尺偏	C_8
手内肌的外展和（或）内收	T_1

（5）特殊检查　颈部的特殊检查主要用来评估神经根损伤和椎动脉受压情况。其中，有些试验可激发症状，有一些试验可缓解症状。

①椎间孔压迫试验（Spurling试验）：患者正坐，令患者头偏向患侧，检查者用双手重叠按压患者头顶，如引起颈痛和上肢放射痛为阳性，提示颈神经根受压。

对根性疼痛厉害者，检查者用双手重叠放于头顶、向下加压，即可诱发或加剧症状。当患者头部处于中立位或后伸位时出现加压试验阳性，称之为 Jackson 压头试验阳性。

②臂丛牵拉试验（Eaten 试验）：患者颈部前屈，检查者一手抵住患者侧头部，一手握患肢腕部，做反方向牵拉，患肢有疼痛或麻木感为阳性，提示臂丛神经受压，称为 Eaten 试验；如牵拉的同时再迫使患肢做内旋动作，则称为 Eaten 加强试验。

③椎间孔分离试验：患者取坐位，检查者一手托于患者下颌部，另一手托其后枕部，然后徐徐抬升患者的头部，神经根放射性疼痛缓解或消失，提示颈神经根受压迫。

④椎动脉试验：患者取仰卧位，头后仰、颈椎侧屈。检查者向侧屈相同的方向旋转颈部并且保持近 30 秒。对侧的动脉受到影响就会出现相应的症状，如眩晕、头痛、视物模糊、恶心呕吐、面麻、肢体乏力等，提示颈椎横突孔变窄或颈椎曲度改变压迫椎动脉。

（二）腰椎功能评定

1. 腰椎概述　腰椎有 5 个椎体，其体大而肥厚，每一个椎体由椎体、椎弓组成，椎弓与椎体后缘围成椎孔，上下椎孔相连，形成椎管，内有脊髓和神经通过，两个椎体之间借助椎间盘相连。腰椎处于重要的解剖部位，具有支撑上身、将上身的重量传递到骨盆和下肢的作用。腰椎间盘突出、腰椎骨质增生、腰肌劳损、腰扭伤、腰椎退行性病变、风湿或类风湿性腰痛、腰椎结核是导致腰椎功能障碍的常见病因。在进行腰椎功能障碍的康复评定时，不能仅局限于腰部，必须同时检查髋关节、骶髂关节。另外，脊柱损伤可严重影响内脏的功能，如腰椎骨折的患者早期会有明显的腹胀和腹部不适，所以腰背部检查时还需结合病史注意有关脏器的检查。

2. 腰椎功能评定的内容和方法　腰椎评定时通常采取立、坐、卧等体位，要求患者脱去衣服，循序进行视诊、触诊、叩诊和特殊检查等。在患者脱衣服时注意观察其弯腰的姿势和程度，能否自己脱去鞋袜等，若腰部疾病严重，腰部活动往往受限，上述动作完成困难。

（1）视诊　先采取站立位检查，然后根据需要可进行坐位或俯卧位检查。

①脊柱侧突畸形：可见于姿势不良（在平卧或弯腰时消失）、肩部畸形、下肢不等长、小儿麻痹症、胸腔或胸廓病变、腰肌急性损伤或腰椎间盘突出症。

②脊柱的前凸和后凸畸形：从矢状位观察，脊柱后凸畸形，表现为成角如驼峰状，多见于佝偻病和脊柱结核；后凸畸形为圆弧状，姿势强直，多见于强直性脊柱炎；腰椎前凸畸形，多由于姿势不良或小儿麻痹症、妊娠晚期。

③腰椎局部情况：望诊时还要注意皮肤颜色，汗毛和局部软组织肿胀情况。腰骶部汗毛过长，皮肤色浓，多有先天性骶椎裂；腰部中线软组织肿胀，多为硬脊膜膨出；一侧三角区肿胀，多为流注脓肿。背腰部不同形状的咖啡色斑点，提示神经纤维瘤或纤维异样增生综合征。

（2）触诊　根据检查的需要，分别嘱患者取坐位、俯卧位和仰卧位。

1）棘突触诊

①检查者用拇指指尖自上而下逐个触摸。

②检查者示指、中指并拢，自上而下夹患者脊柱的棘突滑行触摸。

③检查者用中指放在患者的棘突尖，示指、无名指在棘突两侧，自上而下地滑行触诊。观察棘突有无异常的隆起或凹陷，棘突间隙是否相等，棘突、棘上韧带和棘间韧带有无肿胀和压痛，脊柱有无侧弯；局部皮肤的温度、湿度、硬度、弹性有无改变；有无垂直或平行于脊柱的条索状反应物等。

2）压痛点　最重要的是沿棘突、棘间、椎旁寻找压痛点（表2-18）。检查脊柱部压痛点，要分辨浅、深压痛和间接压痛。浅压痛表示浅部病变，如棘上、棘间韧带等浅层组织；深压痛和间接压痛表示深部病变，如椎体、关节和椎间盘等组织。

表2-18　腰部压痛点及其临床意义

压痛点位置	诊断意义
棘突上压痛	棘上韧带损伤、棘突滑囊炎、棘突骨折
棘突间压痛	棘间韧带损伤
脊肋角压痛	肾脏疾病、第1腰椎横突骨折

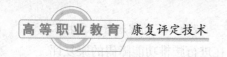

续表

压痛点位置	诊断意义
骶棘肌局限性压痛，伴肌张力增高	腰肌劳损
第3腰椎横突外端压痛，伴条束感	第3腰椎横突综合征
棘突旁压痛，伴患肢放射痛	椎管内疾病（如椎间盘突出症、肿瘤）
L_5、S_1 压痛	腰骶关节劳损或骶髂韧带损伤
骶髂关节压痛	骶髂关节炎或强直性脊柱炎、致密性髂骨炎（多见于产后女性）

（3）叩诊　患者取坐位，用叩诊锤自上而下依次叩击腰椎棘突，病变部位可能出现叩击痛。一般表浅组织病变，压痛比叩击痛明显；而深部组织病变，叩击痛比压痛明显。

（4）腰椎和下肢神经系统的检查　通过评定下肢的肌力、感觉和反射，可以确定神经根损伤的部位及功能异常的神经根节段。

（5）特殊检查

①屈颈试验：患者仰卧，双下肢伸直，主动或被动屈颈 1~2 分钟，若引起腰腿痛，提示腰神经根受压迫，也可见于椎管内肿瘤。

②挺腹试验：患者仰卧位，将腹部挺起，腰部及骨盆离开床面，同时咳嗽一声，若引起腰腿痛，提示腰神经根受压迫。

③双膝双髋屈曲试验：患者仰卧位，双下肢极度屈髋屈膝，检查者继续将其压向腹部，若活动受限、疼痛，则提示腰骶或髋关节病变。

患者仰卧，将一侧屈曲的下肢压向对侧腹部，若引起骶髂关节疼痛，说明有骶髂韧带损伤或关节病变。

④直腿抬高试验和加强试验：患者仰卧位，双下肢伸直膝关节，在保持膝关节伸直的情况下，分别做直腿抬高动作；在 60° 以下出现直腿抬高明显受限，出现受压神经根分布区的疼痛，为直腿抬高试验阳性；然后将下肢降低 5°~10° 至疼痛消失，并突然将足背屈，如坐骨神经放射性疼痛再现，为加强试验阳性。但应注意骶髂关节炎、腰部及臀部肌肉劳损、炎症等都可以引出直腿抬高试验和加强试验假阳性结果，应结合其他检查结果加以鉴别。

⑤股神经牵拉试验：患者俯卧位，双下肢伸直，检查者将其患侧小腿上抬，使髋关节处于过伸位，若出现大腿前方疼痛，即为阳性，提示 L_3 和 L_4 神经根受压。

⑥跟臀试验：患者俯卧位，检查者握其患足使足跟触及同侧臀部，并确保患者的髋关节无旋转，如出现腰骶部疼痛，甚至骨盆抬起，即为阳性，提示患者有腰骶部病变或腰大肌痉挛致 L_2、L_3 神经根受压。

⑦鞠躬试验（Neri 试验）：患者站立位前屈，如出现前屈运动受限，患侧腰痛并向同侧下肢放射和引起下肢屈曲，即为阳性，提示腰神经根受压迫。

二、髋关节功能评定

（一）髋关节概述

髋关节由髋臼和股骨头构成，是全身最大的关节，有屈伸、收展及内外旋转等运动功能。由于髋臼包绕股骨头近 2/3，关节囊坚韧，附着于关节的韧带多，因此髋关节与肩关节相比其稳固性大，而灵活性较差。引起髋关节功能障碍的主要病因有骨折、关节脱位、关节炎、周围组织炎、神经损伤等，在其发生病变或损伤时，往往在站立及行走时容易被及时发现。髋关节的位置对骨盆和脊柱的力线影响也很大，故骶髂关节和腰椎疾病常常与髋部疼痛密切相关。因此，在髋关节评定时需要对骶髂关节和腰椎一起进行评定。

（二）髋关节功能评定的内容和方法

1. 视诊

（1）步态

1）跛行 髋关节半脱位表现为跛行不敢承重；髋关节腔积液表现为行走时一侧髋膝屈曲，落地小心轻柔，着地后迅速抬起；髂肌下血肿表现为弯腰屈曲跛行；髋关节结核表现为屈髋突臀跛行。

2）臀肌无力步态

①臀大肌麻痹步态：患者走路时用手按住臀部，迈步持重时用力向前推送患腿，身体呈反弓形，然后再迈健肢。多见于小儿麻痹症。

②臀中肌肉无力步态：患者走路时向侧方摇摆。多见于先天性髋关节脱位、髋内翻、陈旧性股骨颈骨折。

3）髂胫束痉挛步态 患者不能并膝下蹲，跑步时呈"八字脚"，有时髋部同时出现弹响。

（2）畸形

①屈曲畸形：髋关节不能伸直达中立位。多见于各种严重的关节炎或关节强直、髋关节脱位。

②内收、内旋、屈曲畸形：多见于髋关节后脱位。

③外展、外旋、屈曲畸形：多见于髋关节前脱位。

（3）局部情况 充分暴露双侧髋关节，对比髋关节的前、后和侧方，观察有无肿胀，肢体有无长短差距，肌肉有无萎缩；观察股骨大转子的高度和臀、膝及足的位置；观察有无腰椎前凸等。

2. 触诊 观察局部有无肿胀及压痛，有无异常隆起，有无波动。

（1）压痛点 如大粗隆处浅压痛伴有囊性肿块，多为大粗隆滑囊炎；髂前下棘内下方压痛，提示腰大肌下滑囊炎。

（2）异常隆起　耻骨和闭孔部有异常骨隆起，腹股沟丰满，多提示髋关节前脱位；臀部可触及异常骨隆起，腹股沟空虚，考虑髋关节后脱位。

3.叩诊　叩击试验：叩击足跟部或大粗隆外侧，若髋关节处疼痛或使疼痛加重，多见于髋关节脱位、骨折。

4.听诊　弹响髋：髂胫束在屈髋时会向前滑动与股骨外上髁摩擦引起弹响。

5.特殊检查

（1）"4"字试验　又称盘腿试验。患者仰卧，健侧下肢伸直，患侧髋关节稍外展，屈膝，将外踝放在健侧膝部上方，形成"4"字。检查者一手压住健侧髂前上棘以固定骨盆，另一手握住患侧膝部向上搬或向下压，如上搬或下压时产生疼痛，即为试验阳性，提示患侧骶髂关节或髋关节有病变。

（2）床边试验（Gaenslen试验）　患者仰卧，患侧靠床边，患侧腿臀部放在床外，并使该侧的腿下垂，对侧下肢尽量屈髋屈膝至胸部，以固定脊柱，将患肢尽量后伸，使骶髂关节牵引和转动，此时如发生疼痛，即为试验阳性，提示骶髂关节有病变；而腰骶关节疾患者，则不会发生疼痛。此试验须在排除髋关节病变的基础上进行。

（3）斜扳试验　患者取仰卧位，健侧腿伸直，患侧腿屈髋，屈膝各90°。检查者一手扶住患者屈侧膝部，一手按住同侧肩部，然后用扶膝部的手推患者的腿内收并使该侧髋关节内旋，如骶髂关节发生疼痛，即为阳性，提示骶髂关节病变。

（4）站立屈髋屈膝试验（Trendelenburg试验）　患者站立，先以健侧下肢站立，患肢屈膝提起，如健侧（站立侧）骨盆下降，患侧骨盆上升（髂前上棘或臀皱襞升高），即为试验阴性。然后变换，以患侧站立，健肢提起，如健侧臀皱襞或髂前上棘反而下降，上身向患侧倾斜，即为患侧试验阳性。提示髋关节脱位，臀中、小肌无力等。

（5）梨状肌试验　患者侧卧位，患肢位于上侧，屈髋60°，同时屈膝。检查者一手稳定髋部，同时下压膝部。如果梨状肌紧张，则出现臀部疼痛和下肢坐骨神经放射痛，提示梨状肌综合征。

（6）托马斯（Thomas）试验　又称髋关节屈曲试验。患者仰卧，两下肢伸直，先观察腰椎前凸程度，如有代偿性前凸，应以一手掌插入其腰椎下，手掌朝上，另一手将健肢膝关节髋关节屈曲，使腰椎与手掌接触为止，以矫正腰椎的代偿性前凸。嘱患者将双腿伸直，注意观察腿伸直过程中，腰部是否离开床面向上挺起，如果某一侧腿伸直时腰部挺起。提示髋关节屈曲挛缩畸形等。

（7）欧伯（Ober）试验　患者侧卧位，健肢在下并屈髋屈膝。检查者站在患者背后，一手固定骨盆，另一手握患侧小腿，屈膝90°，然后将髋关节外展后伸，同时放松握小腿的手，让患肢自然下落。正常时患肢应落在健肢后侧，若落在健肢前方或保持上举外展姿势，即为阳性，提示髂胫束挛缩。

（8）90°~90°直腿抬高试验　患者仰卧，双下肢屈髋屈膝90°，患者握持于大腿后方并保持双侧髋部屈曲90°，之后轮流尽可能伸展双侧膝关节。如果在抬高角度未达到20°时出现肌肉牵张及神经根症状，提示腘绳肌挛缩。

三、膝关节功能评定

（一）膝关节概述

膝关节是结构较为复杂的关节，由股骨下端、胫骨上端和髌骨构成，其关节囊薄而松弛，较易造成损伤。引起膝关节损伤的主要原因有滑膜炎、交叉韧带撕裂、半月板损伤、软骨损伤、骨折、关节脱位等。膝关节的功能在很大程度上依赖于韧带结构，所以在进行膝关节评定时必须全面，尤其需重视韧带结构的评定。另外腰椎、髋关节和踝关节均可引起膝关节的疼痛，所以对膝关节以外的相应关节进行评估也是非常必要的。如股骨头骨骺滑脱通常可以引起膝关节的疼痛，而且这种疼痛可能是最为典型的症状。

（二）膝关节功能评定的内容和方法

评定时要求患者脱去长裤，仰卧在床上，这样可以使肌肉尽量放松，有利于评定，还应注意两侧膝关节的对比。

1. 视诊

（1）畸形

①膝内、外翻畸形和反弓畸形：患者取站立位，站直并双腿并拢，两腿股骨内髁及双足内踝尽量靠拢。如果膝关节接触而踝关节存在9~10cm间距，考虑为膝外翻，又称"X"形腿；当踝关节并在一起时两膝关节存在两个手指以上的间距，考虑为膝内翻。膝内、外翻畸形，常由佝偻病、股骨下端或胫骨上端骨折、骨髓炎或软骨发育不良等引起。在确诊膝内、外翻畸形后，检查者应该记录下肢力线的情况，严重的下肢力线紊乱会导致髌股关节综合征或不稳，有时亦被称为骨骼排列紊乱综合征。膝关节呈明显的过伸状态（超过0°），考虑为膝反弓畸形。

②髌骨脱位：髌骨偏离原位而脱向一侧时，提示髌骨脱位。髌骨脱位往往脱向股骨髁外侧。

③屈曲畸形：多发生于关节内粘连、半月板损伤等。

（2）肿胀和肿块

①关节肿胀：髌前滑囊炎时，髌骨前面肿胀；单纯膝关节积液时，髌骨周围明显肿胀；膝关节结核时，呈梭形肿大；股骨下端和胫骨上端骨髓炎时，膝关节弥漫性肿胀。

②关节肿物：鹅足囊肿和半月板囊肿，在坐位时较易发现；腘窝囊肿（Backer囊肿），为滑膜组织通过关节囊后壁的薄弱点向外突出形成。

（3）股四头肌萎缩　膝关节有器质性病变和损伤时股四头肌很快出现失用性肌萎缩，

尤其股内侧肌表现最明显，也最早出现。

（4）步态　观察步态的摆动相和站立相，患者是否需要或使用助行装置。膝关节骨性关节炎患者站立期时间减少，常使用助行装置以减轻疼痛侧负重。

此外，还需检查患者的膝关节有无瘢痕、窦道、肿块等。

2.触诊

（1）压痛点　触诊时确定压痛的部位，对评定膝关节功能障碍十分重要。如髌骨边缘压痛，提示髌骨软化症；髌韧带两侧压痛，提示髌下脂肪垫损伤；髌骨尖及髌韧带压痛，提示髌尖炎和髌腱周围炎；髌骨内侧压痛，提示内侧滑膜皱襞综合征；关节间隙压痛，提示半月板损伤；胫骨结节压痛，提示胫骨结节软骨炎；胫骨结节内侧部压痛，提示鹅足滑囊炎；侧副韧带附着点压痛，提示侧副韧带损伤。

（2）关节积液　关节积液量较大时，较容易触到；若少量或中量积液，则浮髌试验阳性。

（3）局部温度　温度高时，提示关节新鲜出血或炎症。

（4）关节囊的韧度和厚度　膝关节周围触及滑膜增厚、变韧，提示慢性滑膜炎。

（5）关节摩擦感　将髌骨做上下或左右推移时，出现沙沙的摩擦音及疼痛，提示髌骨软化症。

（6）肿物　同时触诊膝关节时，如发现肿块（包括腘窝部），应检查其大小、硬度、深度、有无压痛，与周围组织及膝关节活动的关系。

3.听诊　在伸直膝关节时，膝关节在运动时出现音调清脆的弹响同时伴有疼痛者，提示半月板损伤；髌骨软化症时，髌前会有沙沙的摩擦音。

4.特殊检查

（1）半月板损伤的检查

1）麦氏征（McMurray试验）　又称回旋挤压试验，为检查半月板是否损伤及定位的方法。患者仰卧，健肢伸直，患肢髋、膝关节屈曲成角；检查者一手握其足部，另一手压住膝部固定大腿。检查内侧半月板时，将小腿内收外旋，然后逐渐伸直膝关节，此时如膝关节内侧疼痛或有响声，提示内侧半月板损伤；检查外侧半月板时，将小腿外展内旋后再伸膝，注意膝关节外侧是否有疼痛或响声，膝关节伸直角度越大时出现疼痛或响声，提示其损伤部位越近半月板前缘。

2）研磨提拉试验（Apley试验）　此试验为鉴别侧副韧带损伤与半月板破裂的方法。患者俯卧，健肢伸直，患膝屈曲90°，由助手将其大腿固定不使移动，检查者两手握住患足，做下列两个试验：

①研磨试验：先将患者的小腿向下压，使侧副韧带松弛而半月板呈受挤压状，然后旋转小腿，如半月板破裂，则会出现剧痛；侧副韧带损伤，则不会疼痛。

②提腿旋转试验：先将小腿提起，然后再旋转，此时侧副韧带处于紧张状态，如有损伤，外旋时会引起疼痛；而半月板因关节间隙增宽不受挤压，故不引起疼痛（内侧副韧带撕裂时，常合并有内侧半月板破裂或移位）。

3）膝关节过伸试验　患者仰卧，患肢伸直，检查者左手压住膝部，右手抬起小腿使膝过伸，此时半月板前缘受股骨与胫骨挤压，如其前角损伤，则膝关节的前缘处出现疼痛。

4）下蹲试验（鸭式摇摆试验）　患者取站立位，做深蹲动作，使膝关节极度屈曲；同时患者前后左右摇摆，挤压半月板后角。膝关节疼痛和不能完全屈膝或关节后部有尖细响声和不适感，提示半月板后角撕裂。

（2）髌骨的检查

1）髌骨研磨试验（Clarke 试验）　换患者取坐位，两小腿悬垂于检查台一侧，手放在髌骨上，嘱其屈伸膝关节。检查者手部感到髌骨后有捻发感伴疼痛，提示髌骨软化症、髌骨骨性关节炎。

2）髌骨不稳定轨迹试验（恐惧试验）　患者仰卧位，屈膝 30°，放松股四头肌。检查者在髌骨内侧缘小心施予一个向外的力，使髌骨缓慢向外侧移位，患者会主动收缩股四头肌使髌骨复位并有恐惧表情，提示髌骨有向外侧脱位的倾向。

3）关节积液检查　采用浮髌试验。患者取仰卧位、伸膝位进行检查。检查者用一手手掌挤压髌上囊，用手指挤压髌骨两侧，另一手示指轻轻按压髌骨。若髌骨随手指按压上下沉浮，提示膝关节内有积液。

4）内外侧稳定性检查　常用膝关节分离试验，又称膝关节侧副韧带侧向运动检查。患者仰卧，将下肢伸直，股四头肌放松，检查者一手握患肢小腿部，另一手在膝内侧或膝外侧作为支点，使小腿内收或外展，正常时无活动亦无疼痛，如侧副韧带损伤，则引起疼痛，即为试验阳性；如侧副韧带完全断裂，则关节可出现"开口"样活动。

5）前后交叉韧带检查　采用抽屉试验。患者仰卧，患膝屈曲 90°，检查时固定其足不使移动，先将小腿上端放在正常的位置，然后再检查，否则可能产生前、后抽屉试验完全相反的错误结论。将小腿向前拉和向后推，如小腿上端能向前拉动（移位＞6mm），即为前抽屉试验阳性，提示前交叉韧带松弛或断裂；如小腿能后移（移位＞6mm），即为后抽屉试验阳性，提示后交叉韧带松弛或断裂。

项目八 运动控制评定

【学习目标】

1. 掌握：运动控制的相关概念；运动控制障碍常用评定方法。
2. 熟悉：运动控制障碍的评定内容。
3. 了解：运动控制的评定目的。

案例导入

王某，女，56 岁，工人。左侧肢体肌无力 1 个月，内科以"脑梗死"收住院，经治疗病情稳定后转入康复科。查体：患者神志清楚，生命体征稳定，言语理解尚可，表达障碍，记忆障碍，中枢性面、舌瘫，左侧肢体肌力 1 级，左肩关节活动受限，在床上不能自己翻身，不能坐起，进食、如厕、梳洗等极大依赖。

问题：①患者有哪些功能障碍？②需要对患者进行哪些方法的评定？

一、运动控制概述

运动控制指人体中枢神经系统运用现有及以往的信息将神经能转化为动能，通过骨骼肌肉系统来完成有效的功能运动或维持一定的身体姿势。正常情况下人体运动控制为协同运动模式，即人体多种肌肉以一定的力量与固定的时空关系协同性活动，通过这种高度组织的和谐协作，使两个或多个关节被联系在一起并产生协调功能运动。

运动控制障碍是由于神经系统或骨骼肌肉系统的损伤而引起的运动功能与姿势控制障碍。运动控制障碍患者协同运动异常，出现异常运动模式如共同运动。共同运动是不同肌群以错误时空关系被组织在一起，导致分离运动消失，肢体产生刻板的整体运动，从而不能进行随意、独立的单关节运动的一种运动模式。

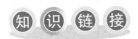

异常运动模式的产生原因

著名的物理治疗师Brunnstrom、Bobath、Cart与Shepherd对异常的运动模式的产生原因提出了各自的观点，并因此产生了不同的评价方法与治疗技术。Brunnstrom认为，脊髓及脑干水平的原始反射和异常的运动模式都是偏瘫患者恢复正常的随意运动以前必须经过的阶段。Bobath总结了导致异常姿势和运动模式的4种因素，即肌张力异常、姿势控制能力丧失、运动协调性异常、功能活动异常。澳大利亚物理治疗师Carr和Shepherd认为，偏瘫患者异常、刻板的运动模式只是一种错误的代偿，是偏瘫患者不适当的努力活动而形成的结果。

中枢神经系统损伤后，共同运动模式是偏瘫肢体出现的典型特征。上、下肢共同运动均存在伸肌型和屈肌型两种模式（表2-19），肢体运动时刻板程度越高，完成精细动作越困难，速度越慢，对粗大运动功能的影响也越大。

表2-19 上、下肢共同运动模式

模式	上肢	下肢
伸肌共同运动	肩胛带前突 肩关节伸展、内收*、内旋 肘关节伸展 前臂旋前* 腕关节背伸 手指伸展	髋关节伸展、内收*、内旋 膝关节伸展* 踝关节跖屈*、内翻 足趾跖屈
屈肌共同运动	肩胛带上提、后缩 肩关节前屈、外展、外旋 肘关节屈曲* 前臂旋后 腕关节掌屈、尺偏 手指屈曲	髋关节屈曲*、外展、外旋 膝关节屈曲 踝关节背伸、内翻（或外翻） 足趾背伸

*表示该共同运动的强势部分。

二、肢体运动功能评定

（一）运动控制评定目的

中枢神经系统损伤后引起的与运动控制相关的障碍反映在多方面，如肌张力异常、肢体运动模式异常、躯干控制障碍、不对称性姿势、平衡功能减弱、运动协调性降低及功能性活动能力丧失等。运动控制评定用来确定肢体运动功能水平所处的阶段，原始反射对中枢神经系统损伤患者运动功能的影响，肌张力异常存在情况及其分布，有无异常运动模式，功能性活动关键成分有无缺失、过多或时空错误，以及患者功能性活动能力所处水平等。通过评定运动控制方面的功能，能为康复治疗计划的制订提供依据。

（二）运动控制评定内容

中枢神经系统损伤后的运动控制评定分为两大类：一类是以神经发育疗法观点为基础的评定，包括对肌张力、发育性反射、肢体运动模式、协调性、功能性活动能力等的评定；另一类是以运动再学习理论为基础的评定，通过对特定活动的观察和比较，来分析患者功能活动的障碍点，是以正常功能及必需的基本运动成分为基础的分析。

（三）运动控制评定方法

由于上运动神经元损伤使得低位运动中枢失去高位中枢的调节，原始的、被抑制的低位中枢的各种反射释放，中枢神经系统损伤所致的运动控制障碍表现为肌张力增高，肌群协调异常，出现联合反应、共同运动和异常运动模式等。运动控制障碍的修复是一种运动模式和肌张力不断衍变的过程，单纯肌力的改善并不一定会导致相应肢体功能的改善，故本项目着重介绍中枢神经系统损伤后引起的肢体运动模式与功能性活动能力异常的评定方法。关于运动控制功能的肌张力、反射、协调性等其他方面的评定可参见本教材相关项目的内容。

中枢神经系统损伤后的运动控制评定方法主要有定性分析和量化评定两类，定性分析有 Brunnstrom 法、Bobath 法、上田敏法等评定方法，量化评定有 Fugl-Meyer 法、Carr-Shepherd 法等评定方法。每种方法对应相应的治疗技术，应用时要注意评定方法与康复治疗技术选择的一致性。

1.Brunnstrom 评定法　Brunnstrom 评定法常用于偏瘫患者的运动功能评定。该法将偏瘫肢体功能连续的恢复过程分为 6 个阶段。

第Ⅰ阶段：称为弛缓阶段。表现为中枢神经系统损伤急性期发作后，患侧肢体失去控制，运动功能完全丧失。约在数日至 2 周左右。

第Ⅱ阶段：称为痉挛阶段。表现为随着病情控制，患肢肌张力开始增加，出现伴随痉挛、联合反应和共同运动特点的不随意运动。约在 2 周以后。

第Ⅲ阶段：称为共同运动阶段。表现为患肢可以完成随意运动，但痉挛进一步加重，不能完成关节全范围活动，共同运动特点贯穿始终并达到高峰。

第Ⅳ阶段：称为部分分离运动阶段。表现为患肢肌张力开始下降，痉挛程度开始减轻，运动模式开始脱离共同运动控制，出现部分分离运动组合。约在 5 周以后。

第Ⅴ阶段：称为分离运动阶段。表现为患肢运动逐渐脱离共同运动控制，出现较高难度的分离运动组合。

第Ⅵ阶段：称为正常阶段。表现为患肢痉挛消失，各关节均可完成随意运动，协调性与速度均接近正常。约在3个月以后。

Brunnstrom评定法采用Brunnstrom偏瘫运动功能评定表（表2-20）对偏瘫上肢、手、下肢功能进行评定，从而确定肢体运动功能所处的恢复阶段（即恢复水平），把握共同运动、异常姿势反射对运动的影响。

表2-20　Brunnstrom偏瘫运动功能评定表

阶段	上肢	手	下肢
Ⅰ	弛缓，无任何运动	弛缓，无任何运动	弛缓，无任何运动
Ⅱ	痉挛，仅出现共同运动模式	仅有极细微屈伸	痉挛，出现共同运动模式，仅有极少的随意运动
Ⅲ	痉挛加重，可随意发起共同运动，共同运动达高峰	可做全指屈曲，钩状抓握，但不能伸指	痉挛加重，在坐位和立位上，有髋、膝、踝协同性屈曲
Ⅳ	痉挛开始减弱，出现部分分离运动：肘伸直、前臂旋前位，肩可前屈90°；肩中立、肘屈曲90°位，前臂能旋前、旋后；手背可触及腰骶部	能侧捏及松开拇指，手指有半随意的小范围伸展活动	痉挛开始减弱，出现部分分离运动：坐位，屈膝90°以上，足跟能触地，踝能背伸
Ⅴ	痉挛减弱，分离运动增强：肘伸直，肩可外展90°；肘伸直，上肢可前平举及上举过头；肘伸直、肩前屈30°~90°时，前臂能旋前、旋后	可做圆柱状和球状抓握；手指能同时伸展，但范围大小不等	痉挛减弱，分离运动增强：健肢站立，患肢可先屈膝、后伸髋；健肢站立，患膝伸直位，能做踝背伸
Ⅵ	痉挛基本消失，协调运动近于正常：指鼻无明显辨距不良，速度慢于健侧（减慢时间小于5秒）	能完成所有抓握，但速度和准确性低于健侧	痉挛基本消失，协调运动近于正常：立位伸膝位可使髋外展；坐位伸膝位可使髋内、外旋，同时足可内、外翻

偏瘫患者肢体功能的恢复进展一般遵循上肢先于下肢、近端先于远端、屈曲模式先于伸展模式、反射先于随意运动、粗大运动先于分离的有选择性运动的规律。恢复过程因病情而异，部分患者可能会停留在某一个阶段不再向前进展。

2.Bobath评定法　基于偏瘫患者要经历肌张力下降的弛缓期、肌张力增高的痉挛期、异常运动模式和分离运动恢复期等过程，Bobath评定法将偏瘫肢体的功能恢复分为弛缓、痉挛和相对恢复3个阶段。Bobath评定法通过对肩胛带与上肢、关节与手指及骨盆、下肢与足的运动模式进行评定，确定异常肌张力及其分布、异常运动模式、运动反应障碍点及功能性运动能力水平（表2-21、表2-22、表2-23）。

表 2-21　Bobath 肩胛带与上肢运动模式评定表

阶段	运动模式	仰卧位		坐位		站立位	
		是	否	是	否	是	否
I	1.肘关节伸展位时是否能保持上肢上举 上肢上举时是伴有内旋 上肢上举时是否伴有外旋						
	2.肘关节伸展位时是否能将上肢从上举位移动到水平位，再返回上举位 上述动作在前方是否能完成 上述动作在侧方是否能完成 上肢移动过程中是否伴有内旋 上肢移动过程中是否伴有外旋						
	3.肘关节伸展位时是否能将上肢从水平外展位内收到体侧，再回到水平外展位 移动过程中是否伴有内旋 移动过程中是否伴有外旋						
II	1.是否能将上肢举起触摸对侧肩部 是否能用手掌触摸对侧肩部 是否能用手背触摸对侧肩部						
	2.是否能将上肢举起屈肘触摸头顶 是否能旋后位用手掌触摸头顶 是否能旋前位用手背触摸头顶						
	3.是否能双肩水平外展屈肘时双手于枕部交叉 是否有腕关节屈曲 是否有腕关节伸展						
III	1.前臂和腕关节是否能旋后 是否伴有患侧躯干侧屈 是否同时伴有肘与手指关节屈曲 是否同时伴有肘与手指关节伸展						
	2.前臂旋前时肩关节是否有内收						
	3.上肢是否能外旋伸展 是否能在水平外展位外旋伸展 是否能在体侧外旋伸展 是否能在上举位外旋伸展						
	4.是否能在前臂外旋位时屈曲肘关节，完成用手触摸同侧肩部的动作 上肢是否从身体侧方位置开始 上肢是否从水平外展位开始						

表 2-22 Bobath 腕关节与手指运动模式评定表

阶段	运动模式	是	否
I	是否能将手平放在面前桌子上 是否能侧身将手放上 是否伴有拇指和其他手指内收 拇指和其他手指是否能外展		
II	是否能伸手（张开手指）抓握物品 是否伴有屈腕 是否伴有伸腕 是否伴有前臂旋前 是否伴有前臂旋后 是否伴有拇指内收 是否伴有拇指外展		
III	1. 用手抓握后是否能再松手（放下物品） 是否伴有屈肘 是否伴有伸肘 是否伴有前臂旋前 是否伴有前臂旋后		
	2. 手指是否能单独活动 拇指 示指 中指、无名指 小指		
	3. 是否能做对指活动 拇指和示指 拇指和中指 拇指和小指		

表 2-23 Bobath 骨盆、下肢和足运动模式评定表

体位	阶段	运动模式	是	否
仰卧位	I	1. 患侧下肢是否能屈曲 是否伴有健侧下肢屈曲 是否伴有健侧下肢伸展 健侧上肢不屈曲时是否能完成		
	II	2. 患侧下肢是否能从伸展位开始屈髋、屈膝（足底支撑于床面向骨盆方向移动） 患足不离开床面是否能伸展下肢 是否能在不伸展患侧下肢的前提下双足踏住床面，抬起骨盆（桥式运动） 是否能在骨盆保持抬起位的同时，健侧下肢离开床面 骨盆抬起时，患侧骨盆是向下倾斜 是否能在双膝内收和外展时保持骨盆抬起位		

续表

体位	阶段	运动模式	是	否
仰卧位	Ⅲ	1.踝关节是否能背伸 足趾是否能背伸 是否伴有下肢屈曲，足不离开支撑面 是否伴有下肢伸展 是否伴有踝关节内翻 是否伴有踝关节外翻		
		2.患者仰卧于治疗床边缘，患侧髋关节伸展时，是否能屈曲膝关节（足底支撑于地面）		
坐位	Ⅰ	1.双足踏在地面时，患侧下肢是否能内收和外展		
		2.双足离地时，患侧下肢是否能内收和外展		
	Ⅱ	1.是否能抬起患侧下肢放在健膝上（不用手帮助跷二郎腿）		
		2.是否能足跟不离地，将患足后移到座椅下		
		3.是否能不用手扶，将健足放在患足前站起来		
站立位	Ⅰ	是否能双足并拢站立		
	Ⅱ	1.是否能患侧下肢单腿站立		
		2.是否能于患侧单腿站立时患侧下肢做屈伸动作		
		3.是否能患侧下肢前迈，健侧足后跟抬起，将重心前移		
		4.健侧下肢在前负重、患侧下肢在后站立时，患侧是否能足趾不离地屈曲膝关节		
	Ⅲ	1.健侧下肢在前负重、患侧下肢在后站立时，患侧是否能屈曲膝关节使足离地 是否伴有患侧髋关节屈曲 是否伴有患足内翻 是否伴有患足外翻		
		2.患侧下肢是否能负重并转移重心为健侧下肢迈步创造条件 是否能重心向前移动 是否能重心向后移动		
		3.是否能健侧下肢支撑，患侧下肢向前迈步但不伴有提髋		
		4.是否能健侧下肢支撑，患侧下肢向后迈步但不伴有提髋		
		5.是否能患侧下肢支撑，患侧足尖离地，以足跟站立		

3.上田敏评定法　上田敏以 Brunnstrom 评定法为基础，将 Brunnstrom 评定法中偏瘫的 6 级恢复过程细分，设计了 12 级评定法，增强了判定的敏感性（表 2-24、表 2-25）。

表2-24 上田敏偏瘫上肢功能评定表

序号	姿势	检查种类	检查动作（方法）	判定		检查时间（日/月）				
						/	/	/	/	/
1	仰卧位	伸肌型/联合反应（胸大肌）	患侧指尖放于同侧耳附近（屈肌共同运动型），使健侧上肢从屈肘位伸展，对抗徒手阻力；检查者触摸患侧胸大肌是否收缩	联合反应不充分（无）						
				联合反应充分（有）						
2	仰卧位	伸肌型/随意收缩（胸大肌）	患侧指尖放于同侧耳附近，再将患侧手伸到对侧腰部；检查者触摸胸大肌收缩情况	随意收缩（触知胸大肌）不充分（无）						
				随意收缩（触知胸大肌）充分（有）						
3	仰卧位	伸肌型/共同运动（随意运动）	患侧指尖放于同侧耳附近，再将患侧手伸到对侧腰部；检查者观察指尖移动所达部位	随意运动不可能						
				随意运动不充分	耳~乳头					
					乳头~脐					
				随意运动充分	脐以下					
					完全伸展					
4	坐位	屈肌型/共同运动（随意运动）	患侧手放于健侧腰部，使肘尽量伸展，前臂旋前，再将患侧手拿到耳边；检查者观察指尖到达的部位	随意运动不可能						
				随意运动不充分	0~脐					
					脐~乳头					
				随意运动充分	乳头以上					
					平耳高					
5	坐位	坐位手放于背后	在躯干无大的移动情况下将患侧手转于背后；检查者观察手到达的部位	不可能						
				不充分	达到体侧					
					过体侧但不充分					
				充分	距脊柱5cm以内					
6	坐位	上肢上提到前方水平位	在肘屈曲≤20°、肩关节水平内收、外展±10°以内的情况下，患肢上肢向前方水平上举；检查者观察上肢上举完成情况	不可能						
				不充分	5°~25°					
					30°~55°					
				充分	60°~85°					
					90°					
7	坐位	屈肘位前臂旋前	肘屈曲保持在90°±10°内，将肘紧靠体侧，前臂旋前；检查者观察肘的位置及前臂旋转情况	肘不靠体侧						
				不充分	靠体侧但前臂旋后					
					前臂能取中立位					
					旋前5°~45°					
				充分	旋前50°~85°					
					旋前90°					

续表

序号	姿势	检查种类	检查动作（方法）	判定		检查时间（日/月）				
						/	/	/	/	/
8	坐位	伸肘位上肢水平展开	伸肘位（肘屈曲≤20°），将上肢向侧方水平外展（上肢从横位向前方偏出≤20°）；检查者观察上肢展开情况	不可能						
				不充分	5°~25°					
					30°~55°					
				充分	60°~85°					
					90°					
9	坐位	上肢从前方上举	伸肘位（肘屈曲≤20°），双手尽量从前方上举（上肢向侧方外展偏出≤30°）；检查者观察上肢上举程度	不充分	0°~85°					
					90°~125°					
				充分	130°~155°					
					160°~175°					
					180°					
10	坐位	伸肘位旋后	伸肘位（肘屈曲≤20°），肩前屈（肩屈曲≥60°），使前臂旋后；检查者观察肩前屈及前臂旋转情况	不充分	不能向前屈曲					
					能前屈但前臂旋前					
					前臂能取中立位					
					旋后45°~50°					
				充分	旋后50°~85°					
					旋后90°					
11	坐位	速度检查/将手从肩举过头顶	屈肘指尖触肩位，将手快速从肩举过头顶（上举动作末，肘屈曲≤20°，肩屈曲≥130°），动作重复10次；检查者观察所需时间（先测量健侧）	健侧所需时间（秒）						
				患侧所需时间（秒）						
				不充分	患侧所需时间为健侧2倍以上					
					患侧所需时间为健侧1.5~2倍					
				充分	患侧所需时间为健侧1.5倍以下					
预备检查	坐位	速度检查/上肢侧方水平外展（注：第11项检查不能实施时用此法）	伸肘位（肘屈曲≤20°），将上肢快速向侧方水平外展60°以上（上肢从侧位向前方偏出≤20°），动作重复10次；检查者观察所需时间（先测量健侧）	健侧所需时间（秒）						
				患侧所需时间（秒）						
				不充分	患侧所需时间为健侧2倍以上					
					患侧所需时间为健侧1.5~2倍					
				充分	患侧所需时间为健侧1.5倍以下					

表 2-25　上田敏偏瘫下肢功能评定表

序号	姿势	检查种类	检查动作（方法）	判定		检查时间（日/月）				
						/	/	/	/	/
1	仰卧位	联合反应（内收）	健侧下肢稍外展，再对抗徒手阻力让下肢靠拢；检查者观察患侧下肢有无内收动作或内收肌群收缩（Raimiste 现象）	诱发髋内收（联合反应）	不充分（无）					
						充分（有）					
2	仰卧位	随意收缩	让患侧下肢随意内收；检查者触摸内收肌群的收缩情况	随意收缩（触知髋内收肌群）	不充分（无）					
						充分（有）					
3	仰卧软	伸肌共同运动（随意运动）	患侧髋自然外展外旋，屈膝90°，再伸患侧腿；检查者观察有无随意动作及伸膝程度	伸膝不可能						
				不充分	90°~50°					
					45°~25°					
				充分	20°~5°					
					0°					
4	仰卧位	屈肌共同运动（随意运动）	患侧髋伸直，膝伸展位（膝屈曲≤20°），再屈患侧髋与膝；检查者观察有无随意动作及患髋屈曲角度	髋屈曲不可能						
				不充分	5°~40°					
					45°~80°					
				充分	≥90°					
5	仰卧位	髋前屈	患侧髋伸直，膝伸展位（膝屈曲≤20°），再屈曲患侧髋；检查者观察患髋屈曲角度	髋屈曲不可能						
				不充分	5°~25°					
					30°~45°					
				充分	≥50°					
6	坐位	膝屈曲	髋屈曲60°~90°，屈膝90°，再在使足跟不得离开地面的情况下滑动足，同时屈膝100°以上；检查者观察动作完成情况	不可能（不充分）						
				可能（充分）						
7	坐位	屈膝位踝背伸	屈髋屈膝坐位，足跟着地，再让踝关节背伸；检查者观察踝背伸情况	不可能（不充分）						
				可能（充分）	背伸≥5°					
8	仰卧位	踝背伸	患侧髋伸直，膝伸展位，再让踝关节背伸；检查者观察踝背伸程度	不可能						
				不充分	在跖屈范围内					
				充分	背伸≥5°					
9	坐位	伸膝位踝背伸	髋屈曲60°~90°，膝伸展位（膝屈曲≤20°），再让踝关节背伸；检查者观察踝有无背伸动作及其程度	不可能						
				不充分	在跖屈范围内					
				充分	背伸≥5°					

序号	姿势	检查种类	检查动作（方法）	判定		检查时间（日/月）				
						/	/	/	/	/
10	坐位	髋内旋	髋屈曲60°~90°，屈膝90±10°位，再让患侧髋从中立位内旋；检查者观察患侧髋内旋角度	不可能						
				不充分	内旋5°~15°					
				充分	内旋≥20°					
11	坐位	速度检查/髋内旋	髋屈曲60°~90°，屈膝90±10°位，再让髋从中立位内旋20°以上，动作重复10次；检查者观察所需时间（先测量健侧）	所需时间	健侧（秒）					
					患侧（秒）					
				不充分	患侧所需时间为健侧2倍以上					
					患侧所需时间为健侧1.5~2倍					
				充分	患侧所需时间为健侧1.5倍以下					

4.Fugl–Meyer 运动功能评定法 Fugl–Meyer 运动功能评定法是在 Brunnstrom 评定法的基础上进行的改良，将 Brunnstrom 评定法进一步量化，专门用于偏瘫肢体功能的评测。根据每一种动作的完成情况制订出三级评分量表，设定0分、1分和2分三个级别，总分100分。其中，上肢33项，总积分66分，下肢17项，总积分34分。评分100分为Ⅴ级，肢体运动功能正常或基本正常；96~99分为Ⅳ级，患肢轻度运动障碍；85~95分为Ⅲ级，患肢中等度运动障碍，手功能障碍；50~84分为Ⅱ级，患肢明显运动障碍；50分以下为Ⅰ级，患肢严重运动障碍，几乎无运动（表2-26、表2-27）。

表2-26 Fugl–Meyer 上肢运动功能评定表

部位	运动功能评价（该项最高分）	评价标准
上肢	Ⅰ.上肢反射活动	
	1.肱二头肌反射（2） 2.肱三头肌反射（2）	0分：不能引出反射活动 2分：能够引出反射活动
	Ⅱ.屈肌共同运动	
（坐位）	1.肩屈曲（2） 2.肩后伸（2） 3.肩外展（至少90°）（2） 4.肩外旋（2） 5.肘屈曲（2） 6.前臂旋后（2）	0分：完全不能进行 1分：部分完成 2分：无停顿充分完成

续表

部位	运动功能评价（该项最高分）	评价标准
（坐位）	Ⅲ．伸肌共同运动	
	1. 肩内收／内旋（2） 2. 肘伸展（2） 3. 前臂旋前（2）	0分：完全不能进行 1分：部分完成 2分：无停顿充分完成
	Ⅳ．伴有共同运动的活动	
	1. 手触腰椎棘突（2）	0分：没有明显活动 1分：手必须通过髂前上棘 2分：能顺利进行
	2. 肩屈曲90°（肘伸直）（2）	0分：开始时手臂立即外展或肘屈曲 1分：在接近规定位置时肩外展或肘屈曲 2分：能顺利充分完成
	3. 肩中立位、肘屈90°，前臂旋前、旋后（2）	0分：不能屈肘或前臂不能旋前 1分：肩、肘位正确，基本上能旋前、旋后 2分：顺利完成
	Ⅴ．分离运动	
	1. 肩外展90°，肘伸直，前臂旋前（2）	0分：一开始肘就屈曲，前臂偏离方向不能旋前 1分：可部分完成或者在活动时肘屈曲或前臂不能旋前 2分：顺利完成
	2. 肩屈曲90°~180°，肘伸直，前臂中立位（2）	0分：开始时肘屈曲或肩外展 1分：在肩屈曲时，肘屈曲，肩外展 2分：顺利完成
	3. 在肩屈曲30°~90°、肘伸直位时前臂旋前、旋后（2）	0分：前臂旋前、旋后完全不能进行或不能在要求体位完成 1分：能在要求体位上部分完成旋前、旋后 2分：顺利完成
	Ⅵ．正常反射活动（2）	
	肱二头肌反射 指屈肌反射 肱三头肌反射	0分：2~3个反射明显亢进 1分：1个反射明显亢进或2个反射活跃 2分：反射活跃不超过1个并且无反射亢进 （患者只有在Ⅴ项得6分，第Ⅵ项才有可能得2分）
	Ⅶ．腕稳定性	
	1. 肩中立位，肘屈曲90°，腕背伸（2）	0分：背伸腕关节不能达15° 1分：可完成腕背伸，但不能抗拒阻力 2分：施加轻微阻力仍可维持腕背伸

部位	运动功能评价（该项最高分）	评价标准
（坐位）	2.肩中立位，肘屈曲90°，腕交替屈伸（2）	0分：不能随意运动 1分：不能在全关节范围内主动活动腕 2分：能平滑地不停顿地进行
	3.肩屈曲30°，肘伸直，腕背伸（2）	0分：腕背伸不能达15° 1分：可完成腕背伸，但不能抗拒阻力 2分：施加轻微阻力仍可维持腕背伸
	4.肩屈曲30°，肘伸直，腕交替屈伸（2）	0分：不能随意运动 1分：不能在全关节范围内主动活动腕 2分：能平滑地不停顿地进行
	5.自由体位下腕环转运动（2）	0分：不能进行 1分：不平滑的运动或部分完成 2分：正常完成
	Ⅷ.手	
	1.手指联合屈曲（2）	0分：不能屈曲 1分：能屈曲但不充分 2分：（与健侧比较）能完全主动屈曲
	2.手指联合伸展（2）	0分：不能伸展 1分：能放松主动屈曲的手指（可松开拳） 2分：能充分主动伸展
	3.钩状抓握：掌指关节伸展并且近端和远端指间关节屈曲，给予阻力，检测抗阻握力（2）	0分：不能保持要求位置 1分：握力微弱 2分：能够抵抗相当大的阻力抓握
	4.侧捏：所有指关节伸直时，拇指内收，用拇指与示指捏住一张纸，给予抽纸拉力（2）	0分：不能进行 1分：能捏住，但不能抵抗抽纸拉力 2分：可牢牢捏住纸
	5.对捏：患者拇指与示指捏住一支铅笔，给予抽笔拉力（2）	0分：不能进行 1分：能捏住，但不能抵抗拉力 2分：可牢牢捏住
	6.圆柱状抓握：患者抓握一个圆筒状物体，给予抽走圆筒拉力（2）	0分：不能进行 1分：能握住，但不能抵抗拉力 2分：可牢牢握住
	7.球形抓握：患者抓握网球大小的球形物体，给予抽走球体拉力（2）	0分：不能进行 1分：能握住，但不能抵抗拉力 2分：可牢牢握住
	Ⅸ.协调性与速度 指鼻试验（闭眼快速连续进行5次）	
	1.震颤（2）	0分：明显震颤 1分：轻度震颤 2分：无震颤

续表

部位	运动功能评价（该项最高分）	评价标准
（坐位）	2. 辨距不良（2）	0分：明显的或不规则辨距障碍 1分：轻度的或规则的辨距障碍 2分：无辨距障碍
	3. 速度（2）	0分：较健侧长6秒 1分：较健侧长2~5秒 2分：两侧差别小于2秒

表 2-27　Fugl-Meyer 下肢运动功能评定表

体位	运动功能评价（该项最高分）	评价标准
仰卧位	Ⅰ.反射活动	
	1. 跟腱反射（2） 2. 膝腱反射（2）	0分：无反射活动 2分：反射活动
	Ⅱ.共同运动	
	屈肌共同运动	
	1. 髋屈曲（2） 2. 膝屈曲（2） 3. 踝背伸（2）	0分：不能进行 1分：部分进行 2分：充分进行
	伸肌共同运动	
	4. 髋伸展（2） 5. 髋内收（2） 6. 膝伸展（2） 7. 踝跖屈（2）	0分：没有运动 1分：微弱运动 2分：几乎与对侧相同
坐位	Ⅲ.伴有共同运动的活动	
	1. 膝屈曲 （2）	0分：无主动活动 1分：膝关节能从微伸位屈曲，但不超过90° 2分：膝屈曲>90°
	2. 踝背伸（2）	0分：不能主动背伸 1分：主动背伸不完全 2分：正常背伸
站立位	Ⅳ.分离运动（髋中立位）	
	1. 膝屈曲（2）	0分：在髋伸展位不能屈膝 1分：髋不屈曲的情况下，膝能屈曲，但不能达到90°；或在屈膝时有髋屈曲 2分：能自如运动
	2. 踝背伸（2）	0分：不能主动活动 1分：能部分背伸 2分：能充分背伸
坐位	Ⅴ.正常反射（2）	
	1. 膝部屈肌腱反射 2. 膝腱反射 3. 跟腱反射	0分：2~3个反射明显亢进 1分：1个反射亢进或2个反射活跃 2分：活跃的反射不超过1个

续表

体位	运动功能评价（该项最高分）	评价标准
仰卧位	Ⅵ.协调/速度：跟膝试验（以患侧足跟碰触健侧膝盖，连续快速进行5次）	
	1.震颤（2）	0分：明显震颤 1分：轻度震颤 2分：无震颤
	2.辩距障碍（2）	0分：明显的不规则的辨距障碍 1分：轻度的规则的辩距障碍 2分：无辨距障碍
	3.速度（2）	0分：较健侧长6秒 1分：较健侧长2~5秒 2分：两侧差别小于2秒

5.Carr-Shepherd评定法 Carr-Shepherd评定法运动功能评定量表（MAS法）与Fugl-Meyer运动功能评定和Barthel指数均具有高相关性，由肌张力评定项目和8个功能活动项目评定组成。8个功能活动项目包括了从仰卧到健侧卧、从仰卧到床边坐、坐位平衡、从坐到站、步行、上肢功能、手的精细功能、手部运动。每一个功能活动从0分到6分，分为7个等级，6分为功能的最佳状态（表2-28）。该评定法是运动再学习疗法的组成部分，通过对日常生活功能性作业活动进行详细分析，找出患者功能活动的障碍点，提出一系列可能存在的常见问题和各种代偿行为，寻找并确定患者形成代偿行为的原因。

表2-28 Carr-Shepherd运动功能评定（MAS）

内容	评分标准
从仰卧到健侧卧	0分：完全依赖 1分：自己牵拉侧卧（起始位必须仰卧，不屈膝，患者自己用健手牵拉向健侧卧，用健腿帮助患腿移动） 2分：下肢主动横移，且下半身随之移动（起始位同上，上肢留在后面） 3分：用健侧上肢将患侧上肢移动到身体对侧，下肢主动移动且身体随其运动（起始位同上） 4分：患侧上肢主动移动到对侧，身体其他部位随之移动（起始位同上） 5分：移动上下肢并翻身至侧位，但平衡差（起始位同上，上肢前屈） 6分：在3秒内翻身侧卧（起始位同上，不用手）
从仰卧到床边坐	0分：完全依赖 1分：侧卧，头侧抬起，但不能坐起（帮助患者侧卧） 2分：从侧卧到床边坐（治疗师帮助患者移动，整个过程患者能控制头部姿势） 3分：从侧卧到床边坐（治疗师准备随时帮助将患者的下肢移到床下） 4分：从侧卧到床边坐（不需帮助） 5分：从仰卧到床边坐（不需帮助） 6分：在10秒内从仰卧到床边坐（不需帮助）

内容	评分标准
坐位平衡	0分：不能坐 1分：必须有支持才能坐（治疗师要帮助患者坐起） 2分：无支持能坐10秒（不用扶持，双膝和双足靠拢，双足可着地支持） 3分：无支持能坐，体重能很好地前移且分配均匀（体重在双髋处能很好地前移，头胸伸展，两侧均匀承重） 4分：无支持能坐并可转动头及躯干向后看（双足着地支持，不让双腿外展或双足移动，双手放在大腿上，不要移到椅座上） 5分：无支持能坐且向前触地面并返回原位（双足着地，不允许患者抓住东西，腿和双足不要移动，必要时支持患臂，手至少必须触到足前10cm的地面） 6分：无支持坐在凳子上，触摸侧方地面，并回到原位（要求姿势同上，但患者必须向侧方而不是向前方触摸）
从坐到站	0分：不能站 1分：需要别人帮助站起（任何方法） 2分：可在别人准备随时帮助下站起（体重分布不均，用手扶持） 3分：可站起（不允许体重分布不均和用手夹持） 4分：可站起，并伸直髋和膝维持5秒（不允许体重分布不均） 5分：坐－站－坐不需别人准备随时帮助（不允许体重分配不均，完全伸直髋和膝） 6分：坐－站－坐不需别人准备随时帮助，并在10秒内重复3次（不允许体重分布不均）
步行	0分：不能行走 1分：能用患腿站，另一腿向前迈步（负重的髋关节必须伸展，治疗师可准备随时给予帮助） 2分：在一个人准备随时给予帮助下能行走 3分：不需帮助能独立行走（或借助任何辅助器具）3m 4分：不用辅助器具15秒能独立行走5m 5分：不用辅助器具25秒能独立行走10m，然后转身，拾起地上一个小沙袋（可用任何一只手），并走回原地 6分：35秒上下4级台阶3次（不用或用辅助器具，但不能扶栏杆）
上肢功能	0分：上肢不能动 1分：卧位，上举上肢以伸展肩带（治疗师将臂置于所要求的位置并给予支持，使肘伸直） 2分：卧位，上肢保持上举伸直2秒（治疗师应将上肢置于所要求的位置，患者必须使上肢稍外旋，肘必须伸直在20°以内） 3分：卧位，上肢前屈90°，屈伸肘部使手掌触及和离开前额（治疗师可帮助前臂旋后） 4分：坐位，使上肢伸直前屈90°（保持上肢稍外旋及伸肘，不允许过分耸肩）保持2秒 5分：坐位，患侧上肢同4分，前屈90°并维持10秒然后还原（患者必须维持上肢稍外旋，不允许内旋） 6分：站立，上肢外展手抵墙，当身体转向墙时要维持上肢的位置（上肢外展90°，手掌平压在墙上）
手部运动	0分：手不能动 1分：坐位，伸腕（让患者坐在桌旁，前臂置桌上，将圆柱体物放在患者掌中，要求患者伸腕，将手中物体举离桌面，不允许屈肘） 2分：坐位，腕部桡侧偏移（将前臂尺侧放在桌面上，处于旋前旋后的中立位，拇指与前臂呈直线，伸腕，手握圆柱体，然后要求患者将手抬离桌面，不允许肘关节屈曲或旋前） 3分：坐位，肘置身旁，旋前或旋后（肘不要支持，并处直角位3/4的范围即可） 4分：上肢前伸，用手捡起一直径14cm的球，放在指定位置（球应放于桌上距患者较远的位置，使患者完全伸直双臂才能拿到球，肩必须前屈，双肘伸直，腕中立位或伸直，双掌要接触球） 5分：从桌上拿起一个塑料杯，并把它放在身体另一侧的桌上（不能改变杯子的形态） 6分：连续用拇指和其他手指逐个对指，10秒内做14次以上（从示指开始，每个手指依次碰拇指，不允许拇指从一个手指滑向另一个手指或向回碰）

续表

内容	评分标准
手的精细功能	0分：手指不能动 1分：捡起一个钢笔帽，再放下（患者向前伸臂，捡起笔帽放在靠近身体的桌面上） 2分：从杯子里拣出一颗糖豆，然后放在一个杯子里（茶杯里有8粒糖豆，两个杯子必须放在上肢能伸到处，左手拿右侧杯里的豆放进左侧杯里，右手则相反） 3分：画几条水平线止于垂直线上，20秒内画10次（至少要有5条线碰到及终止于垂直线上） 4分：患者无帮助捡起及拿好铅笔，在纸上连续快速画点（至少每秒钟画两个点，连续5秒） 5分：把一匙液体放入口中（不低头迎匙，液体无溢出） 6分：用梳子梳头后部头发
全身肌张力	0分：患者处于昏迷状态 1分：弛缓无力，移动身体时无阻力 2分：移动身体时可感觉到一些反应 3分：变化不定，有时弛缓无力，有时肌张力正常，有时肌张力高 4分：持续正常状态 5分：50%时间肌张力高 6分：肌张力持续性增高

扫一扫，看课件

项目九　感觉功能评定

【学习目标】

1. 掌握：躯体感觉的分类；脊髓阶段性感觉支配及其体表检查部位；感觉的评定法。

2. 熟悉：感觉评定的适应证和禁忌证、检查注意事项。

3. 了解：感觉功能评定的目的。

一、感觉功能概述

（一）基本概念

1. 感觉　感觉是指刺激作用于感觉器官，经过神经系统的信息加工处理，所产生的对该刺激物个别属性的反映。这些刺激可以是颜色、气味、温度、软硬、粗细等。

周围感受器接受机体内外环境的刺激，并将其转变成神经冲动，沿着传入神经元传递至中枢神经系统各个部位，最后至大脑皮质高级中枢，产生感觉。

2. 感受器　感受器是动物体表、体腔或组织内能接受内、外环境刺激，并将之转换成神经冲动过程的组织结构。例如舌头上的味细胞、鼻腔内的嗅细胞、耳蜗中的声波感受细胞等。

（二）感觉传导通路

1.躯干、四肢的浅感觉传导通路（先交叉后上行） 该通路传导皮肤、黏膜的痛觉、温度觉和粗略触觉（图2-104）。

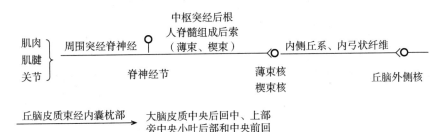

图2-104 躯干、四肢的浅感觉传导通路

2.躯干、四肢的深感觉传导通路（先上行后交叉） 本体感觉又称深感觉，包括关节觉、振动觉、深部触觉（图2-105）。

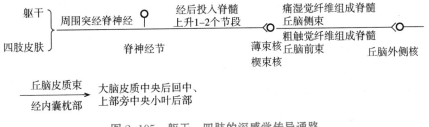

图2-105 躯干、四肢的深感觉传导通路

（三）感觉的分类

人体的感觉可以分为以下3大类：

1.特殊感觉 包括视觉、听觉、嗅觉、味觉等感觉。

2.一般感觉（躯体感觉） 主要分为浅感觉、深感觉、复合感觉3类。

（1）浅感觉 包括触觉、痛觉、温（度）觉、压觉。此类感觉是受外在环境的理化刺激而产生的，是皮肤和黏膜的感觉。

（2）深感觉 又称本体感觉，包括皮下组织的压觉，肌腱和关节的运动觉、位置觉及骨骼上感受的振动觉。此类感觉是由于体内肌肉收缩，刺激了肌腱、肌肉、骨膜和关节的本体感受器（肌梭、腱梭）产生的感觉。

（3）复合感觉 包括实体觉、两点辨别觉、定位觉、图形觉、重量觉、质地觉等。这些感觉是大脑综合分析、判断的结果，也称为皮质感觉。

3.内脏感觉（机体觉） 包括饥饿、饱胀和渴的感觉，窒息的感觉，疲劳的感觉，便意、性及痛的感觉等。

（四）体表感觉的节段分布

体表的皮肤区域由脊髓后根的感觉纤维支配，具有节段性分布的特点（表2-29）。

表2-29 脊髓节段性感觉支配及体表检查部位

节段性感觉支配	检查部位	节段性感觉支配	检查部位
C_1	枕外隆凸	T_8	第8肋间
C_2	锁骨上窝	T_9	第9肋间
C_3	肩锁关节的顶部	T_{10}	第10肋间（脐水平）
C4	肘前窝的桡侧面	T_{11}	第11肋间
C5	拇指	T_{12}	腹股沟韧带中部
C6	中指	L_1	T_{11}与L_2之间上1/3处
C7	小指	L_2	大腿前中部
T_1	肘前窝的尺侧面	L_3	股骨内上髁
T_2	腋窝	L_4	内踝
T_3	第3肋间	L_5	足背第3跖趾关节
T_4	第4肋间（乳头线）	S_1	足跟外侧
T_5	第5肋间	S_2	腘窝中点
T_6	第6肋间（剑突水平）	S_3	坐骨结节
T_7	第7肋间	S_4	肛门周围

（五）感觉障碍

1.感觉障碍的分类 感觉障碍根据其临床表现的病变性质，主要分为破坏性和刺激性症状两大类。

（1）破坏性症状

①感觉缺失：指清醒状态下对刺激无反应。有痛觉缺失、温度觉缺失、触觉缺失和深感觉缺失。在同一部位各种感觉（深、浅感觉）均缺失，称完全性感觉缺失。在同一部位只有某种感觉缺失，而其他感觉存在，称为分离性感觉障碍。如痛温觉缺失而触觉保留，见于脊髓空洞症等。

②感觉减退：对外界刺激有反应，但敏感性减弱。双侧对比检查更有意义。

（2）刺激性症状

①感觉过敏：轻微刺激引起强烈的感觉。如痛觉过敏，表明感觉系统有刺激性病变。

②感觉倒错：对刺激的认识错误。如把触觉刺激误认为痛觉刺激，冷觉误为热觉。

③感觉异常：没有明显的外界刺激而自发产生的不正常的感觉，如麻木感、蚁走感、针刺感、烧灼感等，与神经分布方向有关。多为周围神经受压引起。

④感觉过度：对外界刺激的感受阈限增高且反应时间延长，对轻微刺激的辨别能力减弱或丧失，只能感受很强的刺激，并需经过很长的潜伏期，才可产生一种不能定位的强烈的不适感。常见于丘脑、脑干或顶叶皮质病变。

⑤疼痛：接受和传导感觉的结构受到刺激而达到一定的强度，或对痛觉正常传导起抑制作用的某些结构受损时，都能发生疼痛。多见于周围神经、脊髓后根、脑脊膜和丘脑等部位受累。

2.感觉障碍的分型及特点　感觉障碍的病变部位不同，临床表现各异，常分为以下几种类型：

（1）末梢型　为周围神经末梢受损所致，出现对称性四肢远端的各种感觉障碍，越向远端越重，呈手套、袜筒型。见于多发性神经炎、代谢性神经炎。

（2）神经干型　支配区域的各种感觉呈条、块状障碍。见于坐骨神经炎、桡神经损害等。

（3）后根型　出现支配的节段范围皮肤出现带状分布的各种感觉减退或消失，并常有放射痛。见于椎间盘突出、脊髓外肿瘤压迫神经根等。

（4）脊髓型　脊髓横断损伤时，损伤平面以下各种感觉及运动缺失或减退。脊髓半侧损害时，受损平面以下同侧深感觉障碍伴中枢性瘫痪，对侧痛、温度觉障碍，即脊髓半切综合征。见于横贯性脊髓炎、脊髓血管病、脊髓压迫症等。如果脊髓前部损伤，则损伤平面以下运动和温度觉、痛觉消失，本体感觉和精细触觉保留，称为前束综合征；如果脊髓后部损伤，则损伤平面以下本体感觉消失，而温度觉、痛觉、运动功能和粗触觉保留，为后束综合征。

（5）内囊损害　对侧偏身深、浅感觉障碍，并伴有偏瘫或偏盲，即"三偏征"。见于脑血管病变、肿瘤等。

（6）脑干损害　包括延髓外侧和脑桥上部、中脑损害。延髓外侧病变时，损害脊髓丘脑束和三叉神经脊束、脊束核，引起对侧半身和同侧面部痛、温度觉缺失，为交叉性感觉障碍。脑桥上部、中脑病变时，引起对侧面部及偏身的深、浅感觉障碍。见于脑干血管病、脑干肿瘤、脑干炎症、外伤等。

（7）大脑皮质损害　局部损伤导致对侧单肢出现复合性感觉或皮质感觉障碍，浅感觉正常或轻度障碍。见于脑血管病变、感觉型癫病发作、外伤等。

二、感觉功能的检查与评定

感觉功能评定是评定者采用客观量化的方法准确有效地评定康复患者感觉功能障碍的类型、性质、部位、范围、严重程度和预后的评估方法。

（一）评定目的

1.确定机体有无感觉障碍，并判断感觉障碍的类型、性质、部位和范围。

2.感觉障碍对运动功能及日常生活活动能力的影响。

3.针对感觉障碍特点，制定康复计划和方案。

4. 明确患者病情，预防出现继发损伤。

5. 评定康复医疗及感觉训练效果。

（二）适应证及禁忌证

1. 适应证

（1）中枢神经系统病变，如脑血管病变、脊髓损伤或病变等。

（2）周围神经病变，如臂丛神经麻痹、坐骨神经损害等。

（3）外伤，如切割伤、撕裂伤、烧伤等。

（4）缺血或营养代谢障碍，如糖尿病、雷诺现象（雷诺病）、多发性神经炎等。

2. 禁忌证　意识丧失者或精神不能控制者。

（三）评定设备

1. 大头钉若干个（一端尖、一端钝）、叩诊锤。

2. 两支测试管及试管架。

3. 一些棉签、软刷。

4. 4~5 件常见物：硬币、钥匙、手表、中性笔、筷子等。

5. 感觉丧失测量器，或心电图测径器头、纸夹和尺子。

6. 一套形状、大小相同，重量不同的物件。

7. 几块不同材质的布。

8. 音叉（256Hz 或 128Hz）、耳机或耳塞。

（四）检查步骤

1. 评定者向患者简要介绍检查的目的、方法与要求，取得患者配合。

2. 评定者向患者示范评定内容。

3. 嘱患者闭目。

4. 按照左右、远近对比的原则，对痛觉减退的患者要从有障碍的部位向正常的部位检查，而对痛觉过敏的患者要从正常的部位向有障碍的部位检查。

5. 检查时需仔细观察患者的反应。

6. 详细记录检查结果。

（五）评定方法

1. 浅感觉评定方法

（1）轻触觉　嘱咐患者闭目，评定者用棉花或软刷对患者皮肤进行接触，询问患者有无感觉，需在两侧对称的部位进行比较。按面部、颈部、上肢、躯干、下肢的顺序进行评定，四肢评定时刺激的方向应与长轴平行，胸腹部评定时刺激的方向应与肋骨平行。刺激的动作要轻，频率不宜过频（图 2-106）。

（2）痛觉　嘱咐患者闭目，评定者用大头针或尖锐的物品（叩诊锤的针尖）轻轻刺激皮肤，要求患者立即说出具体的感受。按照面部、上肢、下肢的顺序进行评定，需进行上下和左右的比较。对痛觉减退的患者要从有障碍的部位向正常的部位检查，而对痛觉过敏的患者要从正常的部位向有障碍的部位检查，便于确定异常感觉范围的大小（图 2-107）。

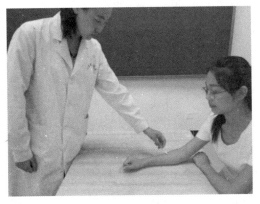

图 2-106　轻触觉检查

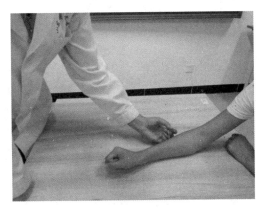

图 2-107　痛觉检查

（3）温度觉　包括冷觉与温觉。冷觉用装有 5~10℃的冷水试管，温觉用 40~45℃的温水试管。嘱患者闭目，评定者交替接触患者皮肤，让患者说出冷或热的感觉。选用的试管直径要小，试管底面积与皮肤接触面不宜过大，接触时间以 2~3 秒为宜，检查时两侧部位要对称（图 2-108）。

（4）压觉　嘱咐患者闭目，评定者用大拇指用力地去挤压患者肌肉或肌腱，让患者说出感觉。对瘫痪的患者按照有障碍部位到正常部位的顺序进行评定（图 2-109）。

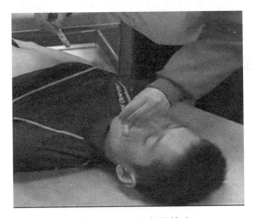

图 2-108　温度觉检查

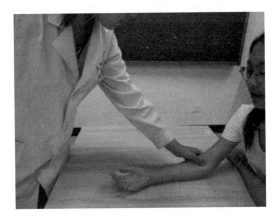

图 2-109　压觉检查

2. 深感觉评定方法

（1）运动觉　嘱患者闭目，评定者用拇指或示指夹住患者手指或足趾两侧，上下移动 5° 左右，让患者辨别肢体是否有运动及移动方向，如不明确可加大幅度或测试较大关节，让患者说出肢体运动的方向。患肢做 4~5 次位置的变化，记录准确回答的次数，将检查的次数作为分母，准确地模仿出关节位置的次数作为分子记录，如上肢关节觉 4/5（图 2-110）。

（2）位置觉　嘱患者闭目，评定者将患者手指、脚趾或一侧肢体被动摆放在一个位置上，让患者说出肢体所处的位置，或用另一侧肢体模仿出相同的位置（图 2-111）。

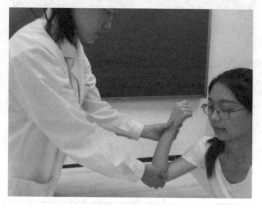

图 2-110　运动觉检查

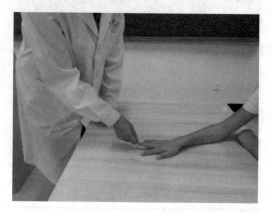

图 2-111　位置觉检查

（3）震动觉　让患者闭目，用频率为 128Hz 或 256Hz 的音叉柄端置于患者骨骼突出部位上，请患者指出音叉有无震动和持续时间，并做两侧、上下对比。检查时常选择的骨突部位包括胸骨、锁骨、肩峰、鹰嘴、桡骨茎突、尺骨茎突、腕关节、棘突、髂前上棘、股骨粗隆、腓骨小头、内外踝等（图 2-112）。

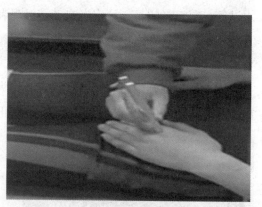

图 2-112　震动觉检查

3. 复合感觉评定方法

（1）两点辨别觉　用特制的两点辨别尺或双脚规或叩诊锤两尖端，两点分开至一定距离，同时轻触患者皮肤。患者在闭目的情况下，若感到两点时，再缩小距离，直至两接触点被感觉为一点为止，测出两点间最小的距离。两点必须同时刺激，用力相等。正常人全身各部位的数值不同，正常值：口唇为 2~3mm；指尖为 3~6mm；手掌、足底为 15~20mm；手背、足背为 30mm；胫骨前缘为 40mm；前胸为 40mm；背部为 50mm；上臂及大腿部的距离最大，为 75mm（图 2-113）。

（2）图形觉　嘱患者闭目，用铅笔或火柴棒在患者皮肤上写数字或画图形（如圆形、方形、三角形等），询问患者能否感觉并辨认，应双侧对照（图 2-114）。

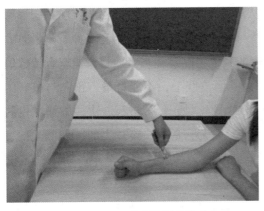

图 2-113 两点辨别觉检查

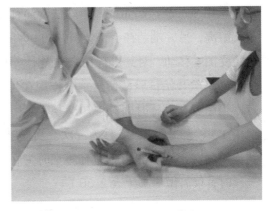

图 2-114 图形觉检查

（3）定位觉 嘱患者闭目，评定者用手指或棉签轻触一处皮肤，让患者说出或指出受触的部位，然后测量并记录与刺激部位的距离。正常误差手部小于 3.5mm，躯干部小于 1cm。

（4）质地识别觉 分别将棉、涤纶、革等不同材质的布料放入患者手中，让患者分辨，回答材料的名称或质地（图 2-115）。

（5）实体觉 嘱患者闭目，将日常生活中熟悉的某物品放于患者手中（如硬币、钥匙、手表、中性笔、筷子等）。让患者辨认该物的名称、大小及形状等。两手比较，检查时先测患侧（见图 2-116）。

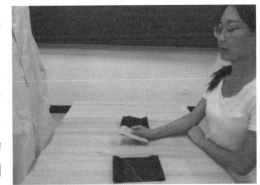

图 2-115 质地识别觉检查

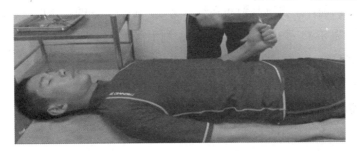

图 2-116 实体觉检查

（6）重量识别觉 将形状、大小相同，重量不同的物件放到患者手中，让患者单手掂量后，比较、判断各物品的轻重。

4. 手感觉功能评定

（1）轻触 - 深压觉检查（light touch–deep pressure） 轻触 - 深压觉检查是一种精细的触觉检查，可客观地将触觉障碍分为 5 级，以评定触觉的障碍程度和在康复中的变化。检查时采用 Semmes–Weinstein 单丝法，简称 SW 法。单丝为粗细不同的一组笔直的尼龙丝，一端游离，另一端装在手持塑料棒的一端上，丝与棒成直角，丝的规格有多种。测量时要避免受测手移动，对其进行相应的固定。用隔帘或其他物品遮住患者双目，检查者持数值最小的单丝开始试验，使丝垂直作用在患者手指掌面皮肤上，不能打滑。预先与患者约定，当患者有触感时即应告知检查者。用 1.65~4.08 号丝时，每号进行 3 次，施加在皮肤上 1~1.5 秒，提起 1~1.5 秒为一次。当丝已弯而患者仍无感觉时，换较大的一号再试，直到连续两次丝刚弯曲患者即有感觉时为止，记下该号码，然后查表觅结果。用 4.17~6.65 号丝时，仅需做一次（表 2–30）。

表 2–30　S–W 丝法测定

记录用颜色	功能意义	单丝号	相当的力（g）	相当的压强（g/cm^2）
绿	正常	1.65~2.83	0.0045~0.068	1.45~4.86
蓝	轻触减弱	3.22~3.61	0.166~0.407	11.1~17.7
紫	保护感减弱	3.84~4.31	0.692~2.04	19.3~33.1
红	丧失保护感	4.56~6.65	3.63~447	47.3~439
红线	无法测试	>6.65	>447	>439

（2）Moberg 触觉识别评定　试验时在桌上放一个约 12cm×15cm 的纸盒，在纸盒的旁边放置螺母、回形针、硬币、别针、尖头螺丝、钥匙、铁垫圈、约 5cm×2.5cm 的双层绒布块、直径 2.5cm 左右的绒布制棋子或绒布包裹的圆钮等 9 种物体，让患者尽快地、每次一件地将桌面上的物体拾到纸盒内。先用患手进行，在睁眼情况下拾一次，再闭眼拾一次；然后用健手睁、闭眼做一次。计算每次拾完所需的时间，并观察患者拾物时用哪几个手指，何种捏法。

Moberg 触觉识别评定将物品散布在纸盒旁 20cm×15cm 的范围内。在睁眼时，利手需 7~10 秒，非利手需 8~11 秒；在闭眼情况下，利手需 13~17 秒，非利手需 14~18 秒。

（六）注意事项

1. 患者必须意识清楚，认知良好。

2. 评定者需介绍检查的目的、方法、要求。

3. 评定环境应安静、温度要适宜。

4. 以随机、无规律的时间间隔给予刺激。

5. 评定时注意皮肤的瘢痕、老茧处的感觉改变情况。

6. 禁忌对患者进行暗示性提问。

7. 注意左右和远近端对比。

8. 在浅、深感觉均正常时，方可进行复合感觉检查。

9. 鉴于感觉障碍影响运动，感觉评定应先于主动运动的评定。

项目十　疼痛评定

扫一扫，看课件

【学习目标】

1. 掌握：疼痛的概念；疼痛评定的目的、评定方法、评定注意事项。
2. 熟悉：疼痛的分类；疼痛评定的内容。
3. 了解：疼痛的发生机制。

案例导入

某患者，男，50岁。2016年4月30日高空坠落，当即出现右下肢出血、疼痛伴功能障碍，急诊送入当地医院就诊，诊断为"右侧股骨干骨折"。查体：神清、语利、对答准确，右大腿肿胀，膝屈伸功能障碍。

问题：针对该患者的疼痛问题，可采用哪些评定方法？

一、疼痛概述

（一）基本概念

疼痛（pain）是由伤害性刺激引起的一种复杂的主观感觉，常伴有自主神经反应、躯体防御运动、心理情感和行为反应。它包括伤害性刺激作用于机体所引起的痛感觉，以及机体对伤害性刺激的痛反应，如躯体运动性反应和（或）内脏自主反应，常伴有强烈的情绪色彩。

疼痛是一种难以描述和解释的纯主观感觉，临床上多数就诊患者都有不同程度和不同形式的疼痛主诉及表现，因此对疼痛强度、部位、性质及其变化的评定有助于鉴别引起疼痛的原因，选择正确的康复治疗方法，评定治疗效果。

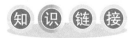

疼痛的发生机制

一般认为，各种伤害因素作用于人体，受刺激组织释放组胺、钾离子、5-

127

羟色胺、缓激肽等相关生物活性物质。这些物质作用于相应部位的痛觉感受器产生痛觉冲动，经一级传入纤维、脊髓背角、脊髓丘脑束等传递至大脑皮层和边缘系统，前者产生痛感觉，后者引起痛反应。

（二）疼痛的分类

1.ICF 国际功能、残疾和健康分类

（1）全身性疼痛，是指对预示身体某处结构受到潜在或实际损害而感到扩散或遍及全身不舒服的感觉。

（2）身体单一部位疼痛，是指对预示身体某处结构受到潜在或实际损害而感到身体一处不舒服的感觉。包括头和颈部疼痛、胸部疼痛、胃和腹部疼痛、背部疼痛、上肢疼痛、下肢疼痛、关节疼痛、其他特指的身体单一部位疼痛、身体单一部位疼痛未特指。

（3）身体多部位疼痛，是指对预示身体某处结构受到潜在或实际损害而感到身体多处不舒服的感觉。

（4）生皮节段辐射状疼痛，是指对预示位于身体由相同神经根支配的皮肤区域的某些结构受到潜在或实际损害而感到不舒服的感觉。

（5）节段或区域上辐射状疼痛，是指对预示位于身体不同部位非由相同神经根支配的皮肤区域的某些结构受到潜在或实际损害而感到不舒服的感觉。

（6）其他特指或未特指的痛觉。

（7）其他特指的感觉功能和疼痛。

（8）感觉功能和疼痛未特指的身体单一部位疼痛等。

2.按临床症状分类 可分为中枢性、外周性、心因性疼痛 3 类。

（1）中枢性疼痛 例如丘脑综合征、幻肢痛。

（2）外周性疼痛 又可分为内脏痛和躯体痛。

①内脏痛：例如胆囊炎、胆结石、消化性溃疡、冠心病等。

②躯体痛：例如皮肤、深部肌肉、骨、关节、结缔组织的疼痛。

（3）心因性疼痛 例如癔病性疼痛、精神性疼痛。

3.按疼痛的性质分类 可分为刺痛、灼痛、酸痛、放射痛、牵涉痛。

4.按疼痛的持续时间分类 可分为急性疼痛、慢性疼痛、亚急性疼痛、再发性急性疼痛。

（1）急性疼痛 疼痛时间通常在 1 个月以内。

（2）慢性疼痛 疼痛时间通常在 6 个月以上。

（3）亚急性疼痛 疼痛时间介于急性疼痛和慢性疼痛之间，约 3 个月。

（4）再发性急性疼痛 疼痛在数月或数年中不连续的有限的急性发作。

二、疼痛的评定及方法

（一）评定目的

1. 确定疼痛的原因。

2. 判定疼痛的程度。

3. 为康复治疗方案的制定提供依据。

4. 评价治疗效果。

（二）评定方法

1. **视觉模拟评分法（visual analogue scale，VAS）**　此法是目前临床上最为常用的疼痛评定方法。它采用一条 10cm 长的直尺，称为 VAS 尺，面向检查者的一面标明 0~10 完整的数字刻度，面向患者的一面只在两端标明 0 和 10 的字样，0 端代表无痛，10 端代表最剧烈的疼痛，直尺上有可移动的游标，患者移动游标尺至自己认定的疼痛位置，检查者即可在尺的背面看到表示疼痛的具体数字。此方法简单易行，在临床上被广泛使用。它不仅可用来测定疼痛的强弱程度，还可评定疼痛的缓解程度，但其缺点是不能做患者之间的比较，只能对患者治疗前后进行评价，且不适用于感知直线和准确标定能力差或理解能力差的人群（图 2-117）。

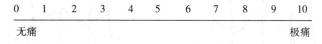

图 2-117　视觉模拟评分

2. **数字评分法（numeric rating scale，NRS）**　此法用 0~10 这 11 个点描述疼痛的强度，0 表示无疼痛，随着数值的增大疼痛加强，10 表示最剧烈的痛。患者根据自身的感受选择一个数字代表其疼痛的强度（图 2-118）。

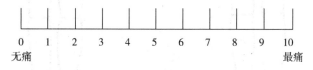

图 2-118　数字评分法

3. **口述分级评分法（verbal rating scale，VRS）**　此法是由一系列用于描述疼痛的形容词表示疼痛强度的评分方法。最轻程度疼痛的描述被评为 0 分，以后每级增加 1 分。此方法简单易行，便于定量分析疼痛，但缺乏精确性与灵敏度。

（1）四点口述分级法（the 4-point verbal rating scale，VRS-4）　此法将疼痛分为 4 级：①无痛；②轻度疼痛；③中度疼痛；④剧烈的疼痛。

（2）五点口述分级法（the 5-point verbal rating scale，VRS-5）　此法将疼痛分为 5 级（图 2-119）：①无痛；②轻度疼痛；③中度疼痛；④重度疼痛；⑤极重度疼痛。

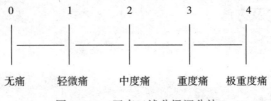

图 2-119　五点口述分级评分法

4.45 区体表面积评分法　此法是将人体分为 45 个区域，其中前 22 区，后 23 区，每一个区域有一个特定的编码，评定时让被评定者用不同的颜色或符号在 45 区体表面积图中标出疼痛部位，不同的颜色或符号代表不同的疼痛强度。被评定者每涂一个区域为 1 分（每区无论涂盖面积大小均记为 1 分），未涂为 0 分，总评分表示疼痛的区域，最后计算出疼痛区域占整个体表面积的百分比。该方法适用于疼痛范围较广或有交流障碍的患者（图 2-120、表 2-31）。

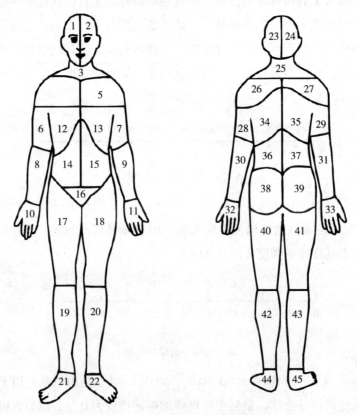

图 2-120　45 区体表面积图

表 2-31　疼痛区占体表面积的百分比

疼痛区号码	占体表面积的百分比（%）
25，26，27	0.5
4，5，16	1

疼痛区号码	占体表面积的百分比（%）
3，8，9，10，11，30，31，32，33	1.5
1，2，21，22，23，24，44，45	1.75
6，7，12，13，28，29，36，37	2
38，39	2.5
14，15	3
19，20，42，43	3.5
34，35	4
17，18，40，41	4.75

5.疼痛日记评分法　此法是由评定者、评定者亲属或护士以日或小时为时间段，记录患者与疼痛有关的活动、使用止痛药的名称及剂量、疼痛强度等。通常情况下疼痛强度用 0~10 数字量级来表示，睡眠过程按无疼痛记为 0 分（表 2-32）。该方法可对疼痛严重程度、发作频率、持续时间、药物使用和日常活动对疼痛的效应等方面进行连续记录，便于连续动态观察疼痛；但该法不宜过度频繁使用，以免被评定者发生过度焦虑和丧失自控能力。

表 2-32　疼痛日记评分法

时间间隔	坐位活动时间	行走活动时间	卧位活动时间	药物名称剂量	疼痛度（0~10）
上午					
6：00~					
7：00~					
8：00~					
9：00~					
10：00~					
11：00~					
12：00~					
下午					
13：00~					
14：00~					
15：00~					
16：00~					
17：00~					
18：00~					
19：00~					
20：00~					
21：00~					
22：00~					
23：00~					
24：00					

时间间隔	坐位活动时间	行走活动时间	卧位活动时间	药物名称剂量	疼痛度（0~10）
上午					
1：00~					
2：00~					
3：00~					
4：00~					
5：00~					
总计					
备注					

注：0 为无痛，10 为最剧烈疼痛。

6. 疼痛行为记录评分法 此法为一种系统化的行为观察，通过观察被评定者疼痛时的行为，提供有关失能的量化数据。如六点行为评分法（BRS-6）将疼痛分为 6 级，每级定为 1 分，从 0 分（无疼痛）到 5 分（剧烈疼痛，无法从事正常的工作和生活），见表 2-33。

表 2-33 六点行为评分法（BRS-6）

	疼痛行为	评分
1 级	无疼痛	0
2 级	有疼痛但易被忽视	1
3 级	有疼痛无法忽视，但不干扰日常生活	2
4 级	有疼痛无法忽视，干扰注意力	3
5 级	有疼痛无法忽视，所有日常活动均受影响，但能完成基本生理需求，如进食、排便等	4
6 级	存在剧烈疼痛无法忽视，需休息或卧床休息	5

7. 面部表情测量图 类似于 VAS，不用文字说明，而是以代表不同程度疼痛的面部表情顺序地排列在标尺上，其中一端为显露笑容的面孔表示无痛，另一端为流泪痛苦面容表示极度疼痛。此方法尤其适用于小儿及对疼痛形容困难者（图 2-121）。

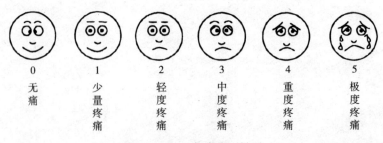

图 2-121 面部表情测量图

8. 压力测痛法 此法是一种客观评定疼痛的方法，主要用于痛阈及耐痛阈的测定。检查者将压力测痛器的测痛探头平稳地对准痛点，逐渐施加压力，同时观察和听取患者的反应，然后记录诱发第一次疼痛所需要的压力强度（单位：N 或 kg/cm²），此值为痛阈。继续施加压力至不可耐受时，记录最高疼痛耐受限度的压力强度（单位：N 或 kg/cm²），此值为耐痛阈。同时记录所评定区域的体表定位，以便对比。在整个评定过程中，患者应放松并保持舒适的体位。检查者用测痛器探头对准痛点时应避免用其边缘测试。测试记录应从压力测痛器加压时开始，整个过程中应平稳地施加相同的压力。压力测痛法特别适用于骨骼、肌肉系统疼痛的评定，不适用于末梢神经炎、糖尿病、凝血系统疾病有出血倾向的患者（图 2-122）。

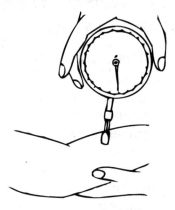

图 2-122　压力测痛法

9. 婴幼儿疼痛评定　婴幼儿由于年龄较小不能恰当自诉，故难以用以上方法进行疼痛评定。FLACC 量表是一种主要用于 2 个月至 7 岁小儿手术后疼痛评定的有效方法，它包括表情、肢体动作、行为、哭闹和可安慰性 5 个方面的内容，每一项内容按 0~2 分三个级别进行评分，最高分为 10 分。检查者观察小儿 1~15 分钟。通过观察到的情况与量表中的内容进行对照进行疼痛评定，最后将各项内容得分相加，即为患儿的疼痛评分（表 2-34）。

表 2-34　FLACC 疼痛评定量表

分数	0 分	1 分	2 分
表情（Face）	无特定表情或笑容	偶尔面部扭曲或皱眉	持续颤抖下巴，紧缩下颚，紧皱眉头
腿部活动（Legs）	正常体位或放松状态	不适，无法休息，肌肉或神经紧张，肢体间断弯曲 / 伸展	踢或拉直腿，高张力，扩大肢体弯曲 / 伸展，发抖
行为（Activity）	安静平躺，正常体位，可顺利移动	急促不安，来回移动，紧张，移动犹豫	卷曲或痉挛，来回摆动，头部左右摇动，揉搓身体某部位
哭闹（Cry）	不哭不闹	呻吟或啜泣，偶尔哭泣，叹息	不断哭泣，尖叫或抽泣，呻吟
可安慰性（Consolability）	平静的，满足的，放松，不要求安慰	可通过偶尔身体接触消除疑虑，分散注意	安慰有困难

评估总分：0 分为放松、舒服；1-3 分为轻微不适；4-6 分为中度疼痛；7-10 分为严重疼痛、不适或两者兼有。

10. Oswestry 功能障碍指数（Oswestry disability Index，ODI）　Oswestry 功能障碍指数是专门设计用于了解腰痛（或腿痛）对患者日常生活状况影响的问卷。问卷内容包含 9 项，每项有 6 个备选答案，分别对应分值是 0~5 分，0 分表示无任何功能障碍，5 分表示功能障碍最明显。评定结束后将 9 个项目的得分进行累加，计算其占 9 项最高分合计（45 分）的百分比，即为 Oswestry 功能障碍指数（表 2-35）。

表 2-35　Oswestry 腰痛失能指数评定量表

　　患者知情说明：这个问卷专门设计帮助康复专业医务人员了解您的腰痛（或腿痛）对您日常活动的影响。请根据您最近一天的情况，在每个项目下选择一个最符合或与您最接近的答案，并在左侧的方框内打一个"√"。

---

1. 疼痛的程度（腰背痛或腿痛）

□ 无任何疼痛

□ 有很轻微的痛

□ 较明显的痛（中度）

□ 明显的痛（相当严重）

□ 严重的痛（非常严重）

□ 痛得什么事也不想做

2. 日常活动自理能力（洗漱、穿脱衣服等活动）

□ 日常活动完全能自理，一点也不伴腰背痛或腿痛

□ 日常活动完全能自理，但引起腰背痛或腿痛加重

□ 日常活动虽然能自理，由于活动时腰背痛或腿痛加重，以致小心翼翼动作缓慢

□ 多数日常活动能自理，有的需要他人帮助

□ 绝大多数日常活动需要他人帮助

□ 穿脱衣服、洗漱困难，只能躺在床上

3. 提物

□ 提物时并不导致疼痛加重（腰背痛或腿痛）

□ 能提重物但导致腰背痛或腿痛加重

□ 由于腰背痛或腿痛以致不能将地面上的重物拿起来，但是能拿起放在合适位置上的重物，比如桌面上的重物

□ 由于腰背痛或腿痛以致不能将地面上较轻的物体拿起来，但是能拿起放在合适位置上较轻的物品，比如放在桌面上的

□ 只能拿一点轻东西

□ 任何东西都提不起来或拿不动

4. 行走

□ 腰背痛或腿痛，但一点也不妨碍走多远

□ 由于腰背痛或腿痛，最多只能走 1000m

□ 由于腰背痛或腿痛，最多只能走 500m

□ 由于腰背痛或腿痛，最多只能走 100m

□ 只能借助拐杖或手杖行走

□ 不得不躺在床上，排便也只能用便盆

5. 坐

□ 随便多高椅子，想坐多久就做多久

□ 只要椅子高矮合适，想坐多久就坐多久

□ 由于疼痛加重，最多只能坐 1 小时

□ 由于疼痛加重，最多只能坐 0.5 小时

□ 由于疼痛加重，最多只能坐 10 分钟

□ 由于疼痛加重，一点也不敢坐

6. 站立

□ 想站多久就站多久，疼痛不会加重

□ 想站多久就站多久，但疼痛有些加重

□ 由于疼痛加重，最多只能站 1 小时

□ 由于疼痛加重，最多只能站 0.5 小时

□ 由于疼痛加重，最多只能站 10 分钟

□ 由于疼痛加重，一点也不敢站

7. 睡眠

□ 半夜不会被痛醒

□ 用止痛药后仍睡得很好

□ 由于疼痛最多只能睡 6 小时

□ 由于疼痛最多只能睡 4 小时

□ 由于疼痛最多只能睡 2 小时

□ 由于疼痛根本无法入睡

8. 社会活动

□ 社会活动完全正常，绝不会因为这些活动导致疼痛加重

□ 社会活动完全正常，但是这些活动会加重疼痛

□ 疼痛限制剧烈活动，如运动，但对参加其他社会活动没有明显影响

□ 由于疼痛限制了正常的社会活动，以致不能参加某些经常性的活动

□ 由于疼痛限制了参加社会活动，只能在家从事一些社会活动

□ 由于疼痛根本无法从事任何社会活动

9. 旅行（郊游）

□ 能到任何地方去旅行，腰背或腿一点也不痛

□ 可以到任何地方去旅行，但会导致疼痛加重

□ 由于受疼痛限制，外出郊游超不过 2 小时

□ 由于受疼痛限制，外出郊游最多不超过 1 小时

□ 由于受疼痛限制，外出郊游最多不超过 30 分钟

□ 由于疼痛，除了到医院，根本就不能外出郊游

（三）注意事项

1. 有明显认知功能障碍的患者不适宜进行疼痛评定。

2. 评定应在疼痛较为稳定时进行，不宜在疼痛剧烈时评定，且不可采用可能导致患者疼痛加重的评定方法。

3. 评定时选择适宜的环境，保持安静，室温不可过冷、过热。

4. 需由经专业培训的评定者根据患者的主观感受进行评定，避免出现技术误差。

5. 评定最好采取一对一的形式，避免他人干扰。

项目十一　平衡功能评定

【学习目标】

1.掌握：平衡、支持面、稳定极限的概念；平衡的分类；维持平衡的生理机制；平衡功能评定的目的、评定方法、适应证和禁忌证、注意事项。

2.熟悉：影响人体平衡的因素；平衡功能评定的内容。

3.了解：定量（仪器）评定法。

案例导入

某患者，女，58岁。脑出血术后6个月，左侧偏瘫。治疗师对其进行初次评价时发现：坐位平衡为Ⅰ级，坐位时躯干向右侧倾斜，脸偏向右侧，眼睛只注视右侧。

问题：①患者存在的问题是什么？②如何对患者进行评定？

一、平衡功能概述

（一）基本概念

1.平衡　平衡（balance，equilibrium）是指人体在不同环境和情况下维持身体稳定的能力，是完成各项日常生活活动的基本保证。人体在日常各种活动（生活、工作、娱乐、运动）中，均需要保持良好的姿势控制和稳定性。正常情况下，身体重心（center of gravity，COG）必须垂直地落在支持面的范围内才能维持平衡，当COG偏离稳定位置时，即会通过自发的、无意识的或反射性的活动，以恢复重心稳定。

2.支持面　支持面是指人体在进行卧、坐、站立、行走等各种活动时所依靠的接触面。人体站立时的支持面为两足及两足之间的面积。支持面的大小、稳定性和质地都会影响身体平衡。只有当COG落在支持面内，人体才能保持平衡（图2-123）。

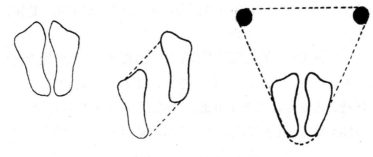

图 2-123　重心与支持面

3. 稳定极限　稳定极限（limit of stability，LOS）是指正常人站立时身体能够倾斜的最大角度，是判断平衡功能的重要指标之一。稳定极限取决于支持面的大小和性质。正常人双足自然分开站在稳定支持面上时，前后方向最大摆动角度为 12.50°，左右方向最大摆动角度为 16°。

4. 平衡反应　平衡反应是指当重心偏离或支持面发生变化时，人体为了维持平衡所做出的应对反应，是人体为恢复被破坏的平衡而做出的保护性反应。平衡反应成为人体维持特定的姿势和运动的基本条件。平衡反应状况可以通过活动的支持面和随意运动或破坏被检查者的体位而判断。

（二）平衡功能的分类

人体平衡可以分为以下 3 大类：

1. 静态平衡　又称 Ⅰ 级平衡，指人体在无外力作用下，身体静止不动时维持身体于某种姿势的能力，如坐、站、单腿站立、站在平衡木上等。

2. 动态平衡　指运动过程中调整和控制身体姿势稳定性的能力，反映了人体随意运动控制的水平。分自我动态平衡和他人动态平衡。

（1）自我动态平衡　又称 Ⅱ 级平衡，指人体在进行各种自主运动时能重新获得稳定状态的能力。例如，由坐到站或由站到坐的姿势转换过程的平衡。

（2）他人动态平衡　又称 Ⅲ 级平衡，指人体在外力的作用下（包括加速度和减速度）当身体重心发生改变时，迅速调整重心和姿势保持身体平衡的过程。例如，对推、拉等产生反应，恢复稳定状态的能力。

3. 反应性平衡　当身体受到外力干扰而失去平衡时人体做出保护性调整反应以维持或建立新的平衡的能力，如保护性伸展反应、跨步反应等。

（三）影响人体平衡的因素

影响人体平衡的因素主要有：

1. 重心　重心位置越低，平衡越好；反之平衡就差。

2. 支持面　支持面大时，平衡好；当支撑面变小时，平衡变差。

3. 稳定角　指重力作用线与重心到支撑面边缘相应点连线的夹角。稳定角大，平衡就好；反之平衡就差。

4. 摩擦力　足底与地面的摩擦力也是影响平衡的因素之一。当摩擦力很小时，两脚不能过分分开（如在冰面上站立时，此时支撑面越宽，对平衡越不利）。

平衡功能的维持，需要良好的前庭功能、中枢神经系统的整合功能、肌力、肌张力、视觉、本体感觉及翻正反应、平衡反应，上述任何因素出现异常，都会导致人体平衡功能障碍。

（四）平衡功能障碍常见的原因

1. 肌力和耐力的低下　平衡的维持需要一定的躯干、双侧上肢及下肢的肌力来调节身体重心。当人体的平衡状态改变时，全身能做出及时的、相应的保护性反应，以维持身体的稳定，不致跌倒而导致损伤。对于上肢肌力低下的患者，不能做出相应的保护性反应，如上肢的保护性支撑，坐位平衡将很难维持；而躯干和下肢的肌力低下，将大大影响患者的平衡功能。下肢肌力若不够，负重能力下降，患者的立位平衡将不能维持，而没有立位平衡的存在，就谈不上步行平衡的建立。

2. 关节的活动度下降和软组织挛缩　平衡的维持除了需要适当的肌力外，肢体关节活动范围、软组织柔韧性也是非常重要的。保持姿势需要肌肉软组织具有一定的延展性、柔韧性，而患者运动也需要正常的关节活动范围才能完成。如脑卒中患者，由于下肢伸肌痉挛，引起髋膝踝关节的屈曲受限，长时间还会导致踝关节周围软组织的挛缩，从而造成踝关节的背屈受限，甚至内翻畸形等，将大大影响患者行走及身体平衡的功能。

3. 中枢神经系统功能的障碍　对于中枢神经系统损伤的患者，维持平衡功能的 3 个因素均有可能受到损害而导致平衡失调，使保持姿势、调整姿势及维持动态稳定的功能下降。正常情况下，当人体失去平衡时，身体会自然产生平衡反应，例如，身体往相反方向倾倒时，上肢将伸展或下肢踏出一步，以保持身体平衡防止跌倒，这些复杂的反应是由中枢神经和肌肉及骨骼系统控制的。而脑卒中患者因中枢神经系统损伤，则会出现明显的平衡功能障碍。

二、维持平衡的生理机制

人体平衡的维持需要 3 个环节的参与，即感觉输入、中枢整合、运动控制。

（一）感觉输入

人体站立时身体所处位置与地球引力及周围环境的关系通过视觉、躯体感觉、前庭觉的传入而被感知。适当的感觉输入，特别是躯体、前庭和视觉信息对平衡的维持和调节具有前馈和反馈的作用。

1. 躯体感觉　平衡的躯体感觉包括皮肤感觉（触、压觉）和分布于肌肉、关节及肌腱等处的本体感觉（运动觉、位置觉、震动觉）。在维持身体平衡和姿势的过程中与支持面相接触的皮肤触、压觉感受器向大脑皮质传递有关体重的分布情况和身体重心的位置；本体感受器（螺旋状感觉神经末梢）收集随支持面的变化（面积、硬度、稳定性和表面平整度）而出现的有关身体各部位的空间定位和运动方向的信息，经深感觉传导通路向上传递。正常人站立在固定的支持面上时，足底皮肤的触、压觉和踝关节的本体感觉输入起主导作用，当足底皮肤和下肢本体感觉输入完全消失时，人体失去感受支持面情况的能力，姿势的稳定性立刻受到严重影响，如在黑暗环境中或闭目站立时身体倾斜、摇晃，甚至容易跌倒。

2.视觉系统　由视网膜收集经视通路传入视中枢，提供周围环境及身体运动和方向的信息。视觉信息影响站立时身体的稳定性，在视环境静止不动的情况下，视觉系统能准确感受环境中物体的运动及眼睛和头部相对于环境的定位信息。当躯体感觉被干扰或破坏时，视觉系统通过颈部肌肉收缩使头保持向上直立位和保持水平视线来使身体保持或恢复到直立位，从而获得新的平衡。如闭眼或戴眼罩（去除或阻断视觉输入）时，姿势的稳定性将较睁眼站立时显著下降，这也是视觉障碍者及老年人平衡能力降低的原因之一。

3.前庭系统　前庭系统包括半规管、椭圆囊和球囊。半规管内的壶腹嵴为运动位置感受器，感受头部在三维空间中旋转运动的角速度变化所引起的刺激；前庭迷路内的椭圆囊斑、球囊斑感受头在静止时的地心引力和头的直线加速度运动刺激。如躯体感觉和视觉系统正常，前庭冲动在控制COG中的作用很小。当躯体感觉和视觉信息输入均不存在（被阻断）或输入不准确而发生冲突时，前庭系统的感觉输入在维持平衡的过程中才变得至关重要。

（二）中枢整合

三种感觉信息在包括脊髓、前庭核、内侧纵束、脑干网状结构、小脑及大脑皮层等多级平衡觉神经中枢中进行整合加工，并形成运动的方案。当体位或姿势变化时，为了判断人体重心的准确位置和支持面情况，中枢神经系统对三种感觉信息进行整合，迅速判断何种感觉所提供的信息是准确的，何种感觉所提供的信息是相互冲突或是错误的，从中选择出提供准确定位信息的感觉输入，放弃错误的感觉输入。

（三）运动控制

中枢神经系统在对多种感觉信息进行分析整合后下达运动指令，运动系统以不同的协同运动模式控制姿势变化，将身体重心调整到原来的范围内或重新建立新的平衡。当平衡发生变化时，人体通过三种调节机制来应变，包括踝调节机制、髋调节机制及跨步调节机制。

1.踝调节机制　当人体站在一个比较坚固和较大的支持面上，受到一个较小的外界干扰（如较小的推力）时，身体重心以踝关节为轴进行前后转动或摆动（类似钟摆运动），以调整重心，维持身体的稳定（图 2-124）。

2. 髋调节机制　当人体站立在较小的支持面上（小于双足面积），受到一个较大的外力干扰时，稳定性明显降低，身体前后摆动幅度增大。为了减少身体摆动，使身体重心重新回到双足范围内，人体通过髋关节的屈伸活动来调整身体重心和维持平衡（图 2-125）。

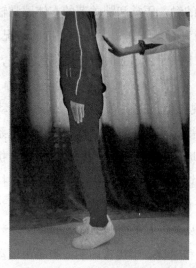
图 2-124　踝调节机制

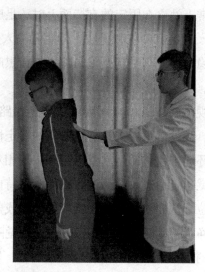
图 2-125　髋调节机制

3. 跨步调节机制　当外力干扰过大，使身体的摇摆进一步增加时，重心超出其稳定极限，髋调节机制不能应答平衡的变化，人体就会启动跨步调节机制，自动地向用力方向快速迈出或跳跃一步，重建身体重心支撑点，使身体重新确定能实现稳定站立的支持面，避免摔倒（图 2-126）。

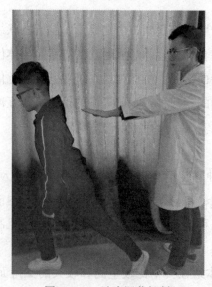
图 2-126　跨步调节机制

三、平衡功能的评定及方法

平衡功能评定是指依照特定的方法或程序对人体的平衡功能进行定量或 / 和定性的描述和分析的过程，包括静态评定和动态评定。

（一）评定目的

1. 确认是否存在影响行走或其他功能性活动的平衡障碍。

2. 确定平衡障碍的水平或程度。

3. 寻找和确定导致平衡障碍的原因。

4. 指导制定康复训练计划。

5. 监测康复训练疗效。

6. 预测跌倒风险。

（二）适应证和禁忌证

1. 适应证

（1）中枢神经系统损害，包括脑血管意外、颅脑外伤、帕金森病、脑肿瘤、脑瘫、小脑疾患、脊髓损伤、多发性硬化等。

（2）前庭功能损害，如眩晕症等。

（3）肌肉骨骼系统疾病或损伤。

2. 禁忌证　包括严重的心肺疾患，下肢骨折未愈合，不能负重站立，发热、急性炎症，不能主动合作者。

（三）评定方法

平衡功能评定分主观评定和客观评定两个方面。主观评定以临床观察和量表评定为主，客观评定需借助平衡测试仪等设备进行评定。

1. 主观评定

（1）临床观察　观察受检者在静止状态（睁、闭眼坐，睁、闭眼站立，双足靠拢站，足跟对足尖站，单足交替站等）和运动状态（坐、站立时移动身体，在不同条件下行走，包括足跟着地走、足尖着地走、直线走、走标记物、侧方走、倒退走，环行走等）下能否保持平衡。

1）三级平衡功能评定　Ⅰ级平衡是指在静态下不借助外力，患者可以保持坐位或站立位平衡；Ⅱ级平衡是指在支撑面不动（坐位或站立位），身体某个或几个部位运动时可以保持平衡；Ⅲ级平衡是指患者在外力作用或外来干扰下仍可以保持坐位或站立平衡。

2）平衡反应评定　平衡反应检查可以在不同的体位进行（如跪位、坐位或站立位），检查者破坏受检者原有姿势的稳定性，然后观察受检者的反应，阳性反应为正常。检查既可以在一个静止、稳定的表面上进行，也可以在一个活动的表面（如平衡板或大治疗球）

上进行。正常人对于破坏平衡的典型反应为调整姿势，使头部向上直立和保持水平视线以恢复正位姿势，获得新的平衡；如果破坏过大，则会引起保护性上肢伸展或跨步反应（图2-127）。

①跪位平衡反应

检查体位：受检者跪位。

检查方法：检查者将受检者上肢向一侧牵拉，使之倾斜。

阳性反应：受检者头部和躯干出现向中线的调整，被牵拉的一侧出现保护性反应，对侧上下肢伸展并外展。

阴性反应：受检者头部和躯干未出现向中线的调整，被牵拉的一侧和对侧上下肢未出现上述反应或仅身体的某一部分出现阳性反应。

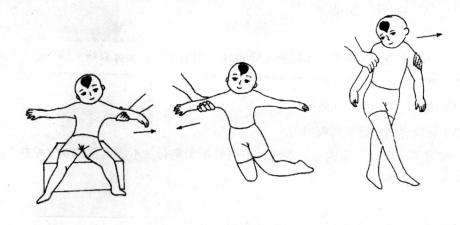

图 2-127　平衡反应

②坐位平衡反应

检查体位：受检者坐在椅子上。

检查方法：检查者将患者上肢向一侧牵拉。

阳性反应：患者头部和躯干出现向中线的调整，被牵拉的一侧出现保护性反应，对侧上下肢伸展并外展。

阴性反应：患者头部和躯干未出现向中线的调整，被牵拉的一侧和对侧上下肢未出现上述反应或仅身体的某一部分出现阳性反应。

③站立位平衡反应

Romberg 征：双足并拢直立，观察在睁、闭眼时身体摇摆的情况，又称为"闭目直立检查法"。

单腿直立检查法：受检者单腿直立，观察其睁、闭眼情况下维持平衡的时间长短，最长维持时间为 30 秒。

强化 Romberg 检查法：受检者两足一前一后、足尖接足跟直立，观察其睁、闭眼时身体的摇摆，最长维持时间为 60 秒。

④迈步反应

检查体位：受检者站立位，检查者握住其上肢。

检查方法：检查者向左、右、前、后方向推动受检者身体。

阳性反应：为了保持平衡，受检者脚快速向侧方、前方、后方跨出一步，头部和躯干出现调整。

阴性反应：受检者不能为保持平衡而快速跨步，头部和躯干不出现调整。

⑤活动：评定在活动状态下能否保持平衡。例如：坐位、站立位时移动身体；在不同条件下行走，包括脚跟碰脚趾、足跟行走、足尖行走、走直线、侧方走、倒退走、走圆圈、绕过障碍物行走等。

（2）量表评定 利用量表评定受检者的静态和动态平衡。属于主观评定后的记录方法，优点是不需要专门的设备，结果量化，评分简单，应用方便，临床使用广。信度和效度较好的量表有 Fugl-Meyer 平衡反应测试、Lindmark 平衡反应测试、Berg 平衡量表测试、MAS 平衡测试和 Semans 平衡障碍分级等。

1）Berg 平衡量表 Berg 平衡量表（Berg Balance Scale，BBS）由 Katherine Berg 于 1989 年首先报道，随后国外学者经过大量的信度和效度的研究后，对 BBS 予以充分的肯定。该量表为综合功能评定量表，它通过观察多种功能活动来评价受检者重心主动转移的能力，既可以评定受检者在静态和动态下的平衡功能，也可以用来预测正常情况下摔倒的可能性。Berg 平衡量表作为一个标准化的评定方法，已广泛应用于临床各种疾病，也是评定脑卒中患者平衡功能最常用的评定量表之一。

①评定工具：量表、秒表、尺子、椅子、小板凳和台阶，椅子的高度要适当。

②评定内容及标准：见表 2-36。

表 2-36 Berg 平衡量表评定内容及标准

序号	评定内容	指导语	评分标准	分值
1	从坐位站起	请站起来	不用手扶能够独立地站起并保持稳定	4
			用手扶着能够独立地站	3
			几次尝试后自己用手扶着站起	2
			需要他人小量帮助才能站起或保持稳定	1
			需要他人中等量或最大量的帮助才能站起或保持稳定	0
2	无支持站立	请尽量站稳	能够安全站立 2 分钟。	4
			在监视下能够站立 2 分钟	3
			在无支持的条件下能够站立 30 秒	2
			需要若干次尝试才能无支持站立达 30 秒	1
			无帮助时不能站立 30 秒	0

序号	评定内容	指导语	评分标准	分值
3	无支持坐位（双脚着地或放在凳子上）	请将上肢交叉抱在胸前并尽量坐稳	能够安全地保持坐位2分钟	4
			在监视下能够保持坐位2分钟	3
			能坐30秒	2
			能坐10秒	1
			无靠背支持，不能坐10秒	0
4	从站立位坐下	请坐下	最小量用手帮助安全地坐下	4
			借助于双手能够控制身体的下降	3
			用小腿的后部顶住椅子来控制身体的下降	2
			独立地坐，但不能控制身体的下降	1
			需要他人帮助坐下	0
5	转移	请坐到椅子上，再坐到床上	稍用手扶着就能够安全地转移	4
			绝对需要用手扶着才能够安全地转移	3
			需要口头提示或监视才能够转移	2
			需要一个人的帮助	1
			为了安全，需要两个人的帮助或监视	0
6	闭目站立	请闭上眼睛，尽量站稳	能够安全地站立10秒	4
			监视下能够安全地站立10秒	3
			能站立3秒	2
			闭眼不能达3秒钟，但站立稳定	1
			为了不摔倒而需要两个人的帮助	0
7	双脚并拢站立	请双脚并拢并且尽量站稳	能够独立地将双脚并拢并安全站立1分钟	4
			能够独立地将双脚并拢并在监视下站立1分钟	3
			能够独立地将双脚并拢，但不能保持30秒	2
			需要别人帮助将双脚并拢，但能够双脚并拢站15秒	1
			需要别人帮助将双脚并拢，站立不能保持15秒	0
8	站立位上肢向前伸展并向前移动	将手臂抬高90°，伸直手指并尽力向前伸，请注意双脚不要移动	能够向前伸出>25cm	4
			能够安全地向前伸出>12cm	3
			能够安全地向前伸出>5cm	2
			上肢可以向前伸出，但需要监视	1
			在向前伸展时失去平衡或需要外部支持	0
9	从地面拾起物品	请你把双脚前的书捡起来	能够安全轻易地从地面拾起物品	4
			能够将物品拾起，但需要监视	3
			伸手向下达2~5cm且独立地保持平衡，但不能将物品拾起	2
			试着做伸手向下拾物品的动作时需要监视，但仍不能将物品拾起	1
			不能试着做伸手向下拾物品的动作，或需要帮助免于失去平衡或摔倒	0
10	站立位转身向后看	双脚不要动，先向左侧转身向后看，然后再向右侧转身向后看	从左右侧向后看，重心转移良好	4
			仅能从一侧向后看，另一侧重心转移较差	3
			仅能转向侧面，但身体的平衡可以维持	2
			转身时需要监视	1
			需要帮助以防失去平衡或摔倒	0

续表

序号	评定内容	指导语	评分标准	分值
11	转身360°	请转一圈，停；再向另一个方向转一圈	在≤4秒的时间内，安全地转身360°	4
			在≤4秒的时间内，仅能从一个方向安全地转身360°	3
			能够安全地转身360°但动作缓慢	2
			需要密切监视或口头提示	1
			转身时需要帮助	0
12	站立位将一只脚放在凳子上	请将左右脚交替放到台阶上，直到每只脚都踏过4次台阶	能够安全且独立地站立并将一只脚放在凳子上，在20秒内完成8次	4
			能够独立地站，完成8次＞20秒	3
			在监视下不需要帮助能够完成4次	2
			需要少量帮助能够完成＞2次	1
			需要帮助以防止摔倒或完全不能做	0
13	两脚一前一后站立	将一只脚放到另一只脚的正前方并尽量站稳。如不能站稳就将一只脚放在另一只前面尽量远的地方	能够独立地将双脚一前一后地排列（无距离）并保持30秒	4
			能够独立地将一只脚放在另一只的前方（有距离）并保持30秒	3
			能独立地迈一小步并保持30秒	2
			向前迈步需要帮助，但能够保持15秒	1
			迈步或站立时失去平衡	0
14	单腿站立	请单腿站立尽可能长时间	能够独立抬腿并保持＞10秒	4
			能够独立抬腿并保持5~10秒	3
			能够独立抬腿并保持3秒	2
			试图抬腿，不能保持3秒，但可维持独立站立	1
			不能抬腿或需要帮助以防摔倒	0

*站立位上肢向前伸展并向前移动：上肢向前伸展达水平位，检查者将一把尺子放在指尖末端，手指不要触及尺子。测量的距离是被测试者身体从垂直位到最大前倾位时手指向前移动的距离。

Berg平衡量表包含14个评定项目，根据受检者完成动作的质量，将每个评定项目分为0~4共5个等级予以记分。4分表示能够正常完成所测试的动作，0分表示不能完成或需要中等或大量帮助才能完成。最高分为56分，最低分为0分。需要20分钟完成。

③结果分析：平衡与步行能力关系密切。Berg量表评分结果为：0~20分，提示平衡功能差，患者需乘坐轮椅；21~40分，提示有一定的平衡能力，患者可在辅助下步行；41~56，说明平衡功能较好，患者可独立步行；小于40分，表明有摔倒的危险。

2）"站起-走"计时测试　测试受检者从座椅站起，向前走3米，折返回来的时间并观察患者在行走中的动态平衡。

①测试步骤：评定时患者着平常穿的鞋，坐在有扶手的靠背椅上（椅子座高约45cm，扶手高约20cm），身体靠在椅背上，双手放在扶手上。如果使用助行具，则将助行具握在

手中。在离座椅 3 米远的地面上贴一条彩条或划一条可见的粗线或放一个明显的标记物。当测试者发出"开始"的指令后，患者从靠背椅上站起，站稳后，按照平时走路的步态，向前走 3 米，过粗线或标记物处后转身，然后走回到椅子前，再转身坐下，靠到椅背上。测试过程中不能给予任何躯体的帮助。正式测试前，允许患者练习 1~2 次，以确保患者理解整个测试过程。

②评分标准：除了记录所用的时间外，对测试过程中的步态及可能会摔倒的危险性按以下标准打分：1 分：正常；2 分：非常轻微异常；3 分：轻度异常；4 分：中度异常；5 分：重度异常。

3）功能性前伸试验　在与肩水平的墙面上固定一个直尺，要求受试者站在墙边（不要靠到墙上），前臂抬起，手握拳，标记出掌指关节的位置（起始位）。要求受试者尽可能沿着与直尺平行的方向，向前前伸。发布指令"尽可能向前伸，但不要迈步"，可先尝试 2 次，再进行 3 次测量，取平均值。少于 6 或 7 英寸（1 英寸 =2.54 厘米），表明平衡受限。大多数健康人可达到 10 英寸。

（3）仪器评定　采用平衡测量仪评定受检者的静态和动态平衡功能。平衡测试系统是近来发展起来的定量评定平衡能力的一种测试方法，这类仪器采用高精度的压力传感器和电子计算机技术，整个系统由受力平台（即压力传感器）、显示器、电子计算机和专用软件构成。通过系统控制和分离各种感觉信息的输入，来评定躯体感觉、视觉、前庭系统对于平衡及姿势控制的作用与影响，其结果以数据及图的形式显示，故也称计算机动态姿势图（computerized dynamic posturgraphy，CDP）。平衡测量仪的测试项目主要包括：

1）静态平衡测试　在睁眼、闭眼、外界视动光的刺激下，测定人体重心平衡状态，主要参数包括重心位置、重心移动路径总长度和平均移动速度、左右向（X 轴向）和前后向（Y 轴向）重心移动平均速度、重心摆动功率谱，以及睁眼、闭眼重心参数比值等。静态平衡功能评定的方法包括双腿站立（从双足分开到双足并拢），单腿站立，双脚一前一后站立（前侧足跟对后侧足尖站立），睁眼及闭眼站立。通过下肢各种站立姿势，检查站立支持面大小和形状变化对平衡的影响。根据记录的参数可进行进一步结果分析。

①重心移动轨迹长度：临床上常用总轨迹长和单位时间轨迹长进行定量评定。总轨迹长为一定时间内所经过的路线长，反映身体自发摆动程度；单位时间轨迹长是总轨迹长与重心移动比值。该数值与面积成反比，与总轨迹长成正比，受视觉姿势控制影响较小，并且呈现年龄越小，轨迹越短的特点。

②重心移动轨迹的类型：重心移动或摆动类型主要根据移动的方向、范围及集中趋势来判断。Tokita 将移动类型分为中心型、前后型、左右型、左右型、弥漫型、多中心型。正常人多是中心型为主。

③重心移动面积：通过记录重心移动面积的大小可以从整体判断平衡障碍的程度，面

积越小，平衡的控制性越好。外周面积显示重心移动的实际情况。

④移动中心点偏移距离：重心移动中心点是指左右移动中心和前后移动中心的交叉点。偏移距离反映身体重心偏移方向及程度（图2-128）。偏移距离是指移动中心点与足底中心在X轴或Y轴上的距离，向前或右偏移时记录为"+"，向后或左偏移时记录为"-"。

除此之外，还有Romberg率，指直立位闭眼与睁眼的外周面积比值，用于判断平衡障碍的性质。视觉障碍、迷路障碍及脊髓后索障碍时，Romberg率增加。

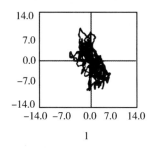 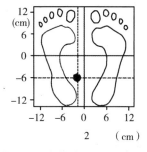

图2-128　重心移动轨迹及移动中心点偏移距离

2）动态平衡测试　被测试者以躯体运动反应跟踪计算机荧光屏上的视觉目标，保持重心平衡；或者，在被测试者无意识的状态下，支持面突然发生移动（如前后水平方向，前上后上倾斜），了解机体感觉和运动器官对外界环境变化的反应时间、反应速度、倾斜角度（图2-129）及大脑感知觉的综合能力。

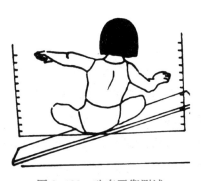

图2-129　动态平衡测试

应该说每一种评定方法都有各自的优点和缺点。临床观察简单易懂，易于操作，但又过于粗略，灵敏性低，缺乏量化，但由于应用简便，可以对具有平衡功能障碍的患者进行粗略的筛选，所以至今在临床上仍广为应用；量表评定通常予以量化，便于对照，却又操作相对烦琐；仪器评定结果直观，数据充分，但是必须依赖昂贵的平衡测试仪才能进行操作。总之，进行平衡功能评定时，应根据评定的对象、评定的目的、所具有的条件及评定者的知识结构等综合因素来选择具体的评定方法。

扫一扫，看课件

项目十二　协调功能评定

【学习目标】

1. 掌握：协调的概念；协调功能评定目的；评定方法；评定记录，结果分析，注意事项。

2. 熟悉：协调功能障碍的表现。

3. 了解：协调障碍的发生机制。

案例导入

刘某，男，51岁，自由职业。8年前，患者无明显诱因下肢行走不稳，发音困难，双下肢僵硬伴麻木感，经一段时间临床治疗及长期服用美多巴，僵硬现象缓解。2个月前，患者不慎摔倒，致病情加重，走路摇晃不定，如似醉酒，现以共济失调收治入院。

问题：①患者存在的问题是什么？②如何对患者进行评定？

一、协调功能概述

协调（Coordination）是指在中枢神经系统控制下，人体产生的平稳、准确及有控制的运动。协调要求有适当的肌力、方向、距离、速度和节奏。

人体的运动是由多个肌群共同参与，若干肌肉共同协作，在神经中枢的调控下而完成的。主动肌收缩时，相关的拮抗肌松弛加上协同肌和固定肌的相互作用，才能准确地完成一个动作，肌肉之间的这种配合就称之为协调运动。

协调运动的产生机制与深感觉、前庭觉、小脑和锥体外系息息相关。小脑在协调运动中发挥的作用尤为重要。当大脑皮质发出随意运动的命令时，小脑便产生制动动作。当大脑和小脑发生病变时，四肢的协调功能便会发生障碍，身体的平衡性也遭到破坏。

二、常见的协调障碍

中枢神经系统参与调控协调功能的部位主要有小脑、基底节和脊髓后索。协调功能的障碍又称共济失调，所以根据病变部位的不同，可分为小脑共济失调，基底节共济失调和脊髓后索共济失调 3 种类型。

（一）小脑共济失调

小脑共济失调是指随意运动的平稳执行和动作的速度、范围、力量及持续时间均出现异常。一般障碍表现为上肢重于下肢，远端重于近端，精细动作较粗糙动作明显。

1. 醉酒步态　患者步行不稳，落脚点不定，身体左摇右晃，似醉酒一般。

2. 震颤（Tremor）　在完成有目的的动作时，主动肌和拮抗肌不协调而产生震颤。表现为静止性震颤、姿势性震颤或意向性震颤。

3. 辨距不良（Dymetra）　产生动作时，对于运动的距离、方向、范围、速度判断失误，从而无法准确达到目标。如患者手拿杯子时，肘过伸，出现手将杯子打翻的现象。

4. 轮替运动障碍（Dysdiadochokinesia）　快速重复动作不良，做左右或前后交替动作时，表现为动作笨拙或迟缓现象。

5. 肌张力低下（Hypotonia）　表现为"滞空现象"的消失，将患者一个肢体抬起，保持在一定的位置，当突然撤销保护时，该肢体出现坠落。

6. 书写障碍（Agraphia）　患者在书写中不能很好地适度停止书写，往往出现过线。笔画不规整，且字体越写越大。

7. ADL 障碍　患者穿衣、系纽扣、端水等完成困难，明显影响患者日常生活能力。

8. 协同运动障碍（Dyssynergia）　起身试验（＋）表现为患者仰卧，双手交叉于胸前，坐起时随着躯干的屈曲，同时一侧或双下肢也屈曲；立位后仰试验（＋）表现为双脚并拢站立，向后弯身时，头不后仰，膝不弯曲，重心后倾。

9. 运动转换障碍　模仿画线异常。

10. 其他　包括眼球震颤（Nystagmus）或构音障碍等。

（二）基底节性共济失调

基底节性共济失调是指姿势保持或运动中出现不自主和无目的的动作，运动不正常和运动时出现无法预测的肌张力变化。

1. 震颤　当肢体维持固定姿势时震颤明显出现，随意运动时震颤可暂时被抑制。但肢体重新固定于新的位置时又出现震颤。精神紧张时震颤加重，睡眠时消失。出现在上肢的震颤呈拇指与其他二指之间交替屈伸、拇指内收外展样的"搓丸样"或"点钞票样"动作，也可见腕关节的屈伸、前臂的旋前和旋后；亦可出现在头部、下颌和下肢。

2. 舞蹈症（Chorea）　为一种无目的、无规则节律性的可突然出现的动作。表现为面、舌、唇、全身或一侧肢体的远端出现无次序、不连续的突然运动，从而影响了随意运动的完成，如出现在手的日常操作、言语、步态上等。

3. 手足徐动（Athetosis）　为一种间歇性的、缓慢的、不规则的手足扭转运动，肌张力忽高忽低，交替出现于相互对抗的肌群。多见于上肢，如影响面部可出现一连串鬼脸。

情绪紧张时加重，睡眠时消失。手足徐动往往伴随痉挛、舞蹈样改变。

4.偏身投掷症（Hemiballismus） 为一侧身体或一个肢体突然出现反射性、痉挛性、有力的、大范围的、无目的的鞭打样动作，捏紧肢体后可暂时停止。见于脑血管意外，病灶不一定在丘脑底核。

5.舞蹈样徐动症（Choreoathetosis） 该运动介于舞蹈样运动和手足徐动之间。

6.肌阵挛（Myoclonus） 指个别肌肉或肌群短暂、快速、闪电样、不规则、幅度不一致的收缩，局限于身体的一部分或数处，同步或不同步出现。轻者不引起关节运动，重者可引起肢体阵挛运动。

（三）脊髓后索共济失调

脊髓后索病变时，本体觉和辨别性触觉信息不能传入大脑皮质，这些感觉将会出现障碍，特别是闭眼时，患者不能确定各关节的位置。

1.跨越步态 高抬腿、落地有声、走路看脚。

2.视觉代偿 睁眼视力代偿后，共济失调减轻或不明显，闭眼会加剧，下肢较重。

3.辨距不良 不能准确摆放四肢位置或不能触及某一物体。不用眼睛看不能说出在其皮肤上写的文字。

三、协调功能的评定及方法

（一）评定目的

1.明确患者有无协调功能障碍。

2.明确患者协调障碍的程度、类型及引起障碍的原因。

3.为制定康复计划提供依据。

4.评估治疗疗效。

5.为进行协调相关技术或仪器的科研提供依据。

（二）评定内容

1.完成动作的时间快慢。

2.运动完成的质量，如精确度、方向、角度等。

3.加速会否影响动作完成的质量。

4.视觉的参与与否是否影响运动完成。

5.患者是否很快感到疲劳。

（三）评定操作程序

1.评定准备

（1）工具，包括评定表、计时器、笔、三把椅子、治疗桌、眼罩。

（2）环境，如温度适宜、安静、光线充足、空间合理。

（3）患者状态良好，无疲劳、认知障碍或意识不清醒。

（4）向患者解释步骤，取得患者配合。

2.评定前了解患者情况

（1）完成动作需不需要辅助器具。

（2）参与运动的关节及运动方向。

（3）有无震颤、晃动或不稳定。

（4）可增加或减少协调异常问题的体位及相关因素。

（5）协调障碍分布情况（近端或远端、上肢或下肢）。

（6）完成一次活动所需的时间。

3.评定方法的选择

（1）非平衡协调性功能评定　评定身体在非直立位时进行的静态或动态的运动成分。

（2）平衡协调性功能评定　评定身体在直立位时进行的静态或动态的运动成分。

（3）手的灵活协调性评定　评定上肢远端协调性和手的灵巧性。

（4）常见疾病特殊检查　如帕金森病或小脑性协调障碍的评定。

（四）主要评定方法

1.非平衡协调性功能试验　主要包括粗大运动和精细运动检查两方面，在评定过程中主要侧重评定轮替运动能力、运动控制能力、维持姿势能力及固定肢体能力。所有测验都应在先睁眼后闭眼下分别测试。当在评定过程中出现逐渐偏离位置和闭眼时对测试反应较差的现象时均为异常反应。根据患者表现，评分不同（表2-37）。

表2-37　非平衡协调性功能试验评分标准

功能障碍程度	功能障碍表现	分值
不能活动	不能活动	1分
重度障碍	仅能发起运动而不能完成，运动无节律性、明显不稳定、摆动、可见无关运动	2分
中度障碍	能完成指定动作，但慢、笨拙、不稳定。在增加运动速度时，完成运动的节律性更差	3分
轻度障碍	能完成指定活动，但较正常速度及技巧稍有差异	4分
正常	正常	5分

（1）指鼻试验　让患者在肩外展90°，同时肘伸展位置时，做示指指尖指向鼻尖动作（图2-130）。

（2）对指试验　让患者用拇指尖连续逐一触及该手的其他指尖，可逐渐加快速度。

（3）指指试验　患者双肩外展90°，双肘伸展后，再让其双示指在中线位相触。

（4）交替指鼻和对指　患者用示指交替指自己的鼻尖和检查者的示指。检查者可变换位置来测验其对变换距离、方向的应变能力。

（5）轮替试验（前臂的旋前/旋后）　让患者上肢紧贴于体侧，屈肘90°，进行手掌向上、向下的交替翻转。患者上肢紧贴于体侧，屈肘90°，进行手掌向上、向下的交替翻转。

（6）粗大抓握　让患者用手从完全屈曲到完全伸直之间进行变换，可逐渐加快速度。如拿起身体前方的杯子。

（7）反弹测验　患者上肢外展、屈肘位。检查者握住其前臂用力向伸肘方向牵拉，让患者屈曲前臂与检查者进行对抗运动，然后检查者突然松手。正常情况下，屈肘的拮抗肌群肱三头肌将收缩对运动进行校准并制止肢体的过度运动。异常的现象是肢体过度回弹，即前臂回收反击身体。常见于小脑损伤患者（图2-131）。

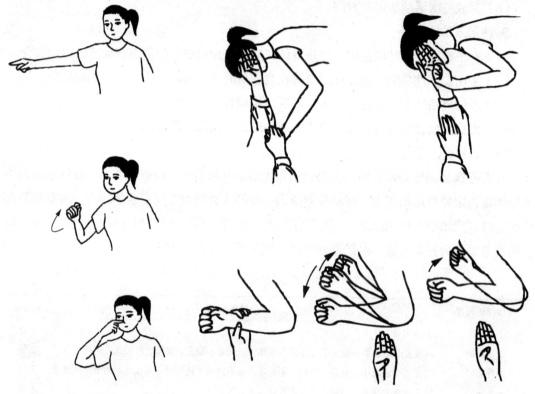

图2-130　指鼻试验　　　　　　　　　　　　　　图2-131　反弹试验

（8）交替足跟至膝、足跟至足趾　患者仰卧位，嘱其用一侧的足跟交替接触对侧的膝和足 踇趾。该测验较易发现测距过远和动作分解等小脑损伤后的体征，有助于早期诊断小脑共济失调。

（9）跟膝胫试验　患者仰卧位，用一侧的足跟自对侧膝向胫骨远端上下滑动。小脑病损者睁眼、闭眼均异常，深感觉障碍者睁眼更不稳定（图2-132）。

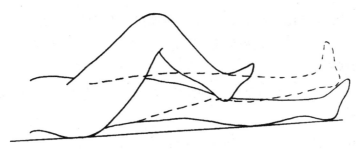

图 2-132　跟膝胫试验

（10）固定或保持肢体位置

①上肢坠落试验：患者取坐位或立位，检查者使其上肢向前保持水平位。突然松手，观察肢体坠落情况。瘫痪肢体迅速坠落而且沉重；无瘫痪肢体则向外倾倒，缓缓坠落。

②下肢坠落试验：患者仰卧位，将双侧下肢向上屈膝，足跟着床，突然松手时瘫痪的肢体不能自动伸直，且向外倾倒；无瘫痪的肢体则呈弹跳式伸直，并能保持足垂直位。

（11）画线试验　在纸上画上相距10cm的两条纵向的平行线。让患者画一条从左侧至右侧的横线使之与两纵线相交成直角。小脑受损害的患者画的线往往超出纵线的界限。

（12）振子试验　令患者双上肢向前方平伸，手掌向下，然后闭上眼睛。嘱其在手部受到冲击时，尽量保持稳定。检查者突然用力叩击患者的腕部，使其上肢上下移动。正常人受试侧上肢迅速回复至初始位。小脑患者则见该上肢做多次重复的上下振子样运动。

2.平衡协调性试验　主要是检查粗大运动。根据患者完成活动及借助情况，评分不同（表2-38）。

表 2-38　平衡协调性功能试验评分标准

功能障碍表现	分值
不能活动	1分
能完成活动，但需要较大帮助	2分
能完成活动，需要较少帮助	3分
能完成活动，不需要帮助	4分

（1）躯体活动检查　身体侧弯；弯腰返回直立位；在保护下出其不意地让评定对象失去平衡；站立位，上肢依次交替放于身旁、头上方、腰部。

（2）站立检查　双足正常舒适位站立，两足并拢站立，一足在前、一足在后站立，单腿站立。

（3）行走检查　原地踏步走、直线走、环形走、侧方走、倒退走、小步走、变换速度走、急停走、足跟走、足尖走等。

（4）Romberg征检查　站立位，两臂前伸，做睁眼和闭眼运动。阳性表现为评定对象睁眼时能保持平衡，而闭眼时不能表现平衡，证明患者本体感觉缺失。

3. **手的灵巧协调性评定**　是利用功能运动对上肢远端协调性和手的灵巧性进行评定，已有相应的标准型测验。

（1）钉盘测验　检查用具有细铁柱、垫圈、项圈和一块模板（上有两列小孔，每列小孔 25 个）。测验步骤如下：

①右手在 30 秒内将细铁柱尽快插入小孔内，记录插入数量；

②左手在 30 秒内将细铁柱尽快插入小孔内，记录插入数量；

③左、右手同时操作，在 30 秒内将细铁柱尽快插入小孔内，记录插入数量；

④再以一个垫圈、一个项圈、再一个垫圈的顺序，依次将其套在铁柱上，记录 1 分钟内装配数量。

（2）Jebsen-Taylor 手功能检查　主要从 7 个方面来检查手的功能情况，分别是写字（写一句话）、翻卡片（模仿翻书）、捡拾小物品、模仿进食、堆积木、拿起大而重的物品、拿起大而轻的物品。评定者对这些项目进行检查时，主要记录评定对象的年龄、性别、操作完成的时间及手的控制情况。这几项检查可在日常生活活动中对手的功能进行评估，以检查粗大运动的协调性。

（3）9 孔插板试验　测试用具主要是带有 9 个孔的木插板、9 根木插棒、一个小而浅的塑料盆。测验时，在木板旁放一小塑料盆，放入 9 根木插棒，插完 9 根后再一次一根地拔出放入盆中，计算所需时间，测试时先测利手再测非利手。

（4）Crawford 灵巧性检查　检查工具为项圈、螺丝钉、细铁柱及能插入这些物品的板面。测试时用镊子把细铁柱插入小孔，然后将项圈套在细铁柱上，螺丝钉需用手指拧在板面上，再用螺丝刀拧紧，记录操作时间。

4. **常见疾病的特殊检查**

（1）帕金森病　一种主要以协调障碍为主的临床疾病。其特殊试验检查有：

1）上肢　检查方法有：①1 分钟从盆中取出玻璃球的个数。②30 秒内按动计数器的次数。③在两线间隔 1cm 的同心圆空隙内打点，每秒一点（评定者击掌掌控节奏），记录落在轨道外的点数（图 2-133）。注意评定对象握铅笔时，要距离台面 10cm，肘关节不可接触台面。④寻迹图：肘关节不离开桌面，以最快的速度在不触及纵线的情况下，检测两手分别用铅笔通过纵线的缺口描绘出曲线的能力。正常时间：右手为 11~16 秒，左手为 14~21 秒；正常触及纵线处，右手 0~2 次，左手 0~2 次（图 2-134）。

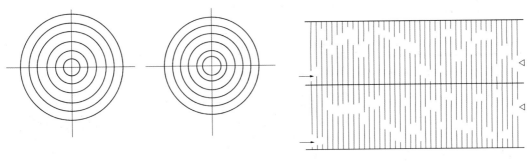

图2-133　画圈点点试验　　　　　　　　　　　图2-134　寻迹图

2）下肢　检查方法有：①闭眼状态下，双足跟与足尖并拢站立的时间；②睁眼状态下，单足站立的时间；③睁眼状态下，前进、后退、横行分别行走10m距离的时间；④闭眼状态下，前进、后退、横行分别行走10m距离的时间；⑤睁眼状态下，在20米宽的两直线内行走，计算检测10秒内步行距离和步出线外的次数。

（2）小脑协调障碍　小脑共济失调主要以醉酒步态为主，可采用星形步迹检查。检查方法为：将评定对象两眼蒙住，头部正直，开始由出发点向前进，再向后退，正常表现为往返5次不见显著倾斜；而左侧小脑病变患者，可见显著向左倾斜（图2-135）。

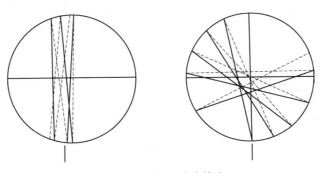

图2-135　星形步迹检查

项目十三　步态分析

扫一扫，看课件

【学习目标】

1. 掌握：步态及步态分析的相关概念；步行周期的分期；常用的步态分析方法；常见异常步态及其特点。

2. 熟悉：步行周期中正常步态的运动学变化。

3. 了解：步行周期中正常步态的动力学变化。

　　某患者，男，62岁，于2014年12月10日突感左半身麻木无力入院，经治疗后病情稳定出院。目前患者左侧上肢Brunnstrom 2级，左下肢Brunnstrom 3级；患侧肩胛骨后撤，肘、腕及手指关节屈曲、内收；下肢髋关节伸展、内收及内旋，膝关节过伸，踝关节跖屈、内翻，迈步时经外侧画一个半圆弧。

　　问题：①患者存在的问题是什么？②如何对患者进行评定？

一、步态概述

　　步态（gait）是指人体步行时的行为特征，它是人体的结构、功能、运动调节系统、行为及心理活动在行走时的外在表现。步态分析（gait analysis）是利用力学的方法和人体解剖、生理学知识对人体的行走功能状态进行系统分析研究的一种方法。

　　正常步态是人体在中枢神经系统控制下通过骨盆、髋、膝、踝和足趾的一系列活动完成的。在康复医师或治疗师分析患者异常步态的时候，首先要对正常步态及其相关知识有所了解。通过正常和异常步态模式的比较分析，找出问题，为制定康复治疗方案提供依据。

（一）正常步态的基本参数

　　1. **步长（step length）**　指行走时，从一侧足跟着地至对侧足跟着地所行进的距离，通常用cm表示，正常人平地行走时步长约为75cm（图2-136 Ⅰ）。

　　2. **步幅（stride length）**　指行走时，从一侧足跟着地到该侧足跟再次着地所行进的距离，又称跨步长，用cm表示，通常是步长的两倍（图2-136 Ⅱ）。

　　3. **步宽（stride width）**　指在行走中双侧足中线间的距离，通常用cm表示，正常人步宽约为（8±3.5）cm（图2-136 Ⅲ）。

　　4. **足偏角（foot angle）**　指足底中心线与人体前进方向所形成的夹角，通常用°表示，正常人足偏角约为6.75°（图2-136 Ⅳ）。

　　5. **步速（walking velocity）**　指单位时间内行走的距离，通常用m/min表示，正常人自然步速为65~95m/min。

　　6. **步频（cadence）**　指单位时间内行走的步数，通常用steps/min表示，正常人步频为95~125steps/min。

　　7. **步行周期（gait cycle）**　指行走时一侧下肢足跟着地至该侧下肢足跟再次着地的时间过程，通常用时间单位秒（s）表示。一般成人的步行周期为1~1.32s。

8. 步行时相（gait phase/period）　行走中每个步行周期都包含着一系列典型姿位的转移，人们通常把这种典型姿位变化划分出一系列时段，称之为步行时相。一个步行周期分为支撑相（stance phase）和摆动相（swing phase），一般用该时相所占步态周期的百分数 (cycle%) 作为单位来表达，有时也用秒（s）表示。

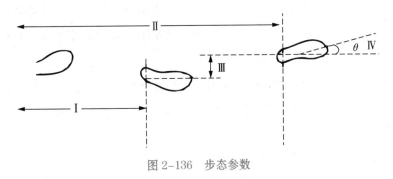

图 2-136　步态参数

（二）步行周期

步行周期是行走步态的基本功能单位，承载着支撑相的承重（包括双支撑相和单支撑相）和摆动相下肢向前挪动的功能（图 2-137）。

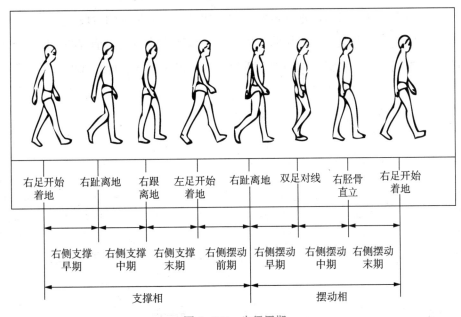

图 2-137　步行周期

1. 支撑相　指在步行中足与地面接触并承受体重的阶段，包括单支撑相和双支撑相，占整个步行周期的 60%。

（1）单支撑相　指一侧足全部着地并支撑全部体重，对侧足腾空的阶段，占整个步行周期的 40%。

（2）双支撑相　指一侧下肢足跟着地至对侧下肢足尖离地前双足与地面接触的时间，占整个步行周期的20%。此阶段的长短与步行速度有关，速度越快，双支撑相就越短。当由走变为跑时双支撑相变为零。

（3）支撑相分期

①支撑早期：指首次着地和承重反应期，正常步速时大约为步行周期的10%，通常为一个步行周期中的第一个双支撑期。首次着地是指足跟接触地面的瞬间。承重反应是指首次着地之后重心由足跟向全足转移的过程。

②支撑中期：通常指一个步行周期中的单支撑相时段。正常步速时大约为步行周期的40%。当下肢的承重力小于体重或身体不稳定时此期缩短，重心迅速向对侧下肢转移，以保持身体平衡。

③支撑末期：指支撑腿主动加速蹬离的阶段，开始于足跟抬起，结束于足尖离地。正常步速时大约为步行周期的10%。此阶段身体重心向对侧下肢转移，又称为摆动前期。此时对侧足处于支撑早期，为一个步行周期中的第二个双支撑期。

2. 摆动相　指从一侧下肢足尖离地到该侧下肢足跟着地的阶段，在此过程中足始终与地面无接触。摆动相占整个步行周期的40%，包括以下3个时期：

（1）摆动早期　从支撑腿离地到该侧膝关节达最大屈曲位置的阶段。

（2）摆动中期　从膝关节最大屈曲位置摆动到该侧小腿与地面垂直的阶段。

（3）摆动末期　从摆动腿小腿与地面垂直到该侧足跟再次着地之前的阶段。

（三）正常步态的运动学变化

1. 下肢各关节在正常步行周期中角度的变化（表2–39、表2–40）

表2-39　支撑相下肢各关节角度变化

部位	首次着地	承重反应	支撑中期	支撑末期	迈步前期
骨盆	旋前5°	旋前5°	中立位	旋后5°	旋后5°
髋关节	屈曲30°	屈曲30°	屈曲30°~0°	过伸10°	中立位
膝关节	完全伸直	屈曲15°	屈曲15°~0°	完全伸直	屈曲35°
踝关节	中立位	跖屈15°	背屈10°	中立位	跖屈20°

表2-40　摆动相下肢各关节角度变化

部位	摆动早期	摆动中期	摆动末期
骨盆	旋后5°	中立位	旋前5°
髋关节	屈曲20°	屈曲20°~30°	屈曲30°
膝关节	屈曲60°	屈曲60°~30°	屈曲30°~0°
踝关节	跖屈10°	中立位	中立位

2. 参与的主要肌肉　步行的动力主要来源于下肢及躯干的肌肉作用。在一个步行周期

中，肌肉活动具有保持平衡、吸收震荡、加速、减速和推动肢体运动的功能。

（1）竖脊肌 竖脊肌为背部深层肌肉，主要作用是使脊柱后伸、头后仰和维持人体直立姿势。在步行周期支撑相初期和末期，竖脊肌活动达到高峰，以确保行走时躯干保持直立。

（2）臀大肌 臀大肌为髋关节伸肌，收缩活动始于摆动相末期，并于支撑相中期即足底全面与地面接触时达到高峰。在摆动相后期臀大肌收缩，目的是使向前摆动的大腿减速，大腿的运动方向改变为向后，为下一个步行周期做准备。在支撑相，臀大肌起稳定骨盆、控制躯干向前、维持髋关节伸展位的作用。

（3）髂腰肌 髂腰肌为髋关节屈肌。髋关节于足跟离地至足趾离地期间伸展角度达到峰值（10°~15°）。为对抗髋关节伸展，从支撑相中期开始至足趾离地前，髂腰肌呈离心性收缩，最终使髋关节从支撑相末期伸展转为屈曲。髂腰肌第二次收缩活动始于摆动相初期，使髋关节屈曲，以保证下肢向前摆动。

（4）股四头肌 股四头肌为全身最大的肌，起伸膝和屈髋的作用。股四头肌收缩活动始于摆动相末期，至支撑相负重期达最大值。在步行周期中，股四头肌的第二个收缩出现于足跟离地后，足趾离地后达峰值。此时它兼具双重作用：第一，作为髋关节屈肌，提拉起下肢进入摆动相；第二，作为膝关节伸肌，限制和控制小腿在摆动相初、中期向后的摆动，从而使下肢向前摆动成为可能。

（5）腘绳肌 腘绳肌包括股二头肌、半腱肌、半膜肌，主要作用为伸髋和屈膝。腘绳肌收缩活动始于摆动相末期，足跟着地时达到活动高峰并持续到支撑相。在摆动相末期，腘绳肌离心性收缩使小腿前摆速度减慢，以配合臀大肌收缩活动，为足跟着地做准备。足跟着地时及着地后，腘绳肌作为伸髋肌，协助臀大肌伸髋，同时通过稳定骨盆，防止躯干前倾。

（6）胫骨前肌 胫骨前肌位于小腿前外侧，其主要作用为背屈踝关节，使足内翻。足跟着地时，胫骨前肌离心性收缩，以控制踝关节跖屈，防止足平放时出现足拍击地面的现象。足趾离地时，其再次收缩，控制或减少踝关节的跖屈度，保证足趾在摆动相能够离开地面，使足顺利离地。

（7）小腿三头肌 小腿三头肌位于小腿后侧，由腓肠肌和比目鱼肌构成，其主要作用为屈踝和屈膝。腓肠肌在行走、跑、跳中提供推动力，而比目鱼肌则与站立时小腿与足的稳定有关。在支撑相，能固定踝关节和膝关节，防止身体前倾。

（四）正常步态的动力学变化

动力学是指专门引起运动的力的参数，常用的主要是地反应力的测定。地反应力是指人在站立、行走及奔跑过程中足底触及地面产生作用于地面的力量时，地面同时产生的一个大小相等、方向相反的力。人体借助于地反应力推动自身前进。地反应力分为垂直分

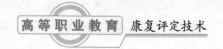
力、前后分力和侧向分力。

1. **垂直分力** 垂直分力反映行走过程中支撑下肢的负重和离地能力。一个步行周期中垂直分力在支撑相达到两个高峰值和一个低谷值。由于足跟着地有一个冲量，增加了垂直力，所以进入支撑中期后，使单足支撑力迅速达到体重的 110%~125%。在对侧足离地的瞬间，身体体重迅速转移到支撑足，重心升高，有向上的加速度，出现第一个垂直分力的高峰值。步速越快冲量越大，峰值越高。随着身体前移，膝关节伸直，身体重心提高至最高点。此时向上的加速度为零，地面的反应力等于体重。然后重心开始降低，有向下的加速度，使地面反应力降低。在足跟离地前，地面反应力达最低值，约为体重的 75%。接着重心虽然继续降低，但向下的加速度没有了，故垂直力开始增加。随着身体前移，支撑腿的足跟离地及前足蹬地，重心提高，向上加速，出现垂直分力的第二高峰值。蹬地力越大，峰值越高。

2. **前后分力** 前后分力在步行周期中亦有显著变化。当足跟着地的瞬间，足的向前运动被地面的摩擦力阻止，产生了向后的分力。但迅速转变为向前的分力，这是由于对侧腿的足跟离地及蹬地使身体前移，而此时支撑腿虽然不动，但由于重心是在支撑腿的后方向前移动，故使支撑腿被动的受到向前的摩擦力而产生向前的剪切力。其峰值在步行周期中出现的时间与垂直力第一峰值出现的时间相近。随着体重转移到支撑足并继续前移，前后分力逐渐减少，直至支撑腿的足跟离地瞬间，分力变为零。此时支撑腿开始蹬地，变被动腿为主动腿，使向后的摩擦力产生向后的分力。当支撑腿蹬地到出现垂直力的第二高峰值时，其向后的分力也达到最大值，然后逐渐减少，至足趾离地时变为零。

3. **侧向分力** 当足跟外侧着地瞬间后，立即足外翻，受到向内的摩擦力产生向内的分力。当前足着地后，由于对侧腿的蹬地，使重心向前和向外移动，而支撑腿不动，致使支撑腿受到向前和向外的摩擦力，产生向前和向外的分力，直至支撑腿离地。

4. **扭矩** 当足跟外侧着地瞬间后，立即足外翻且胫骨内旋，直至前足着地达到峰值。接着足跟离地，身体重心超过支撑腿后，胫骨外旋以保持身体能直线前进。

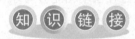

步行的能量消耗

步行过程中的能量消耗除与身体重心的转移幅度有关外，还与心肺功能、患者的心情、温度、气候等诸多因素有关。通常，步行中的能量消耗用每分钟消耗的千焦耳（KJ）表示，最直接的计算方法是测量步行过程中的耗氧量。但步行的同时进行气血分析比较麻烦，且在次级量运动水平上耗氧与心律有线性关系，而测心率远较气血分析简单、方便，故 Burdett 等建议用生理能耗指数（physiological cost index, PCI）为指标估计耗能。步行效率的高低常用每千克体重每行走 1m 所耗的焦耳数，即 J/（m.kg）来表示。据测定，正常舒适步行时，此值在 3.347J/（m.kg）左右，如数值高于此值，则表明步行效率明显降低。

二、步态分析方法

行走是人类重要的日常生活活动能力之一，评估患者有无步态异常及步态异常的性质和程度，将为分析异常步态的原因、纠正异常步态、制定治疗方案提供必要的依据，同时也可用作检测康复治疗的效果。步态分析的方法可分为定性分析和定量分析。

（一）定性分析

1. 观察法　又名目测分析法，是指检查者用肉眼观察受试者的行走过程，然后根据所得印象或按照一定的观察项目逐项评定，对步态进行分析，得出结论。该方法不需要特殊的仪器和设备，操作简便，故临床常用。但其缺点是主要依靠检查者的观察技能，主观性强。临床评估中，观察法多与定量分析相结合，使步态分析更完善。

（1）病史回顾　详细地了解病史是正确进行步态分析的前提。步态分析前必须仔细询问现病史、既往史、手术史、康复治疗措施等相关情况，同时要弄清异常步态发生的原因及改善步态的相关因素。

（2）体格检查　体格检查是判断步态异常的基础，有助于诊断和鉴别诊断。体检时除了要全面检查患者的身体状况外，又要重点检查与行走有关部位的关节活动度、肌力、肌张力、肢体长度和周径及身体的协调与平衡能力等。对怀疑有神经系统疾患的患者，还应评定其关节位置觉。

（3）步态观察　嘱患者以自然、习惯的姿势和速度在测试场地来回步行数次，检查者从前方、后方和侧方反复观察，并应注意身体双侧的对比。观察内容大体包含步行节律、稳定性、流畅性、对称性、重心偏移、手臂摆动、各关节在运动中的活动度、患者的神态与表情、辅助器具的使用情况等（表 2-41）。

表 2-41　步态临床观察要点

观察内容	观察要点
步行周期	时相是否合理，左右是否对称，行进是否稳定和流畅
步行节律	节奏是否均匀，速率是否合理，时相是否流畅
疼痛	是否干扰步行，部位、性质、程度与步行障碍的关系，发作时间与步行障碍的关系
肩、臂	塌陷或抬高，前后退缩，肩活动过度或不足
躯干	前屈或侧屈，扭转，摆动过度或不足

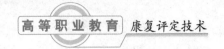

观察内容	观察要点
骨盆	前、后倾斜，左、右抬高，旋转或扭转
膝关节	摆动相是否可屈曲，支撑相是否可伸直，关节是否稳定
踝关节	摆动相是否可背屈或跖屈，是否足下垂、足内翻或足外翻，关节是否稳定
足	是否为足跟着地，是否为足趾离地，是否稳定
足接触面	足是否全部着地，两足间距是否合理，是否稳定

（二）定量分析

1.**足印分析法**　它是一种简便、定量、客观而实用的临床研究方法。

（1）所需设备和器械　绘画颜料、1100cm×45cm硬纸或地板胶、秒表、剪刀、直尺、量角器。

（2）步态采集　选用走廊、操场等可留下足印的地面作为步道，宽45cm，长1100cm，在距离两端各250cm处画一横线，中间600cm作为测量正式步态用。被检查者赤脚，让足底粘上颜料，先在步道旁试走2~3次，然后两眼平视前方，以自然行走方式走过准备好的步道。当受试者走过起始端横线处时按动秒表，直到走到终端的横线外停止秒表，记录走过的步道中间600cm所需的时间。要求在上述600cm步道中至少包括连续6个脚印，以供测量使用。

（3）记录与分析　参照正常步态参数进行。

2.**步态分析系统**　通常由以下4部分组成：①摄像系统：在同一空间内分布在不同位置的一组带红外线发射源的红外摄像机，以及能粘贴在待测部位的红外反光标记点；②测力台：用以测量行走时地面支撑反应力；③肌电遥测系统：用以观察动态肌电图；④计算机处理系统：调控以上3组装置同步运行，并对观察结果进行分析处理的计算机及其外围设备。这种三维步态分析系统可以提供多方面的参数和图形进行深入细致的分析，从而做出全面的结论，特别适用于科研工作，但因价格高昂，目前难以普及应用。

3.**足底压力系统**　足底压力步态分析仪是计算机化测量人站立或行走中足底接触面压力分布的系统。它以直观、形象的二维、三维彩色图像实时显示压力分布的轮廓和各种数据。与以往传统测量方法相比，它是一种经济、高效、精确、快速、直观、方便的足底压力分布测量工具。足底压力步态分析仪由硬件和软件组成。硬件包括PC接口板、压力转换器、线缆、尼龙护套和平板式传感器；软件为基于MS Windows（95/98/2000/XP，NT）的压力显示和分析软件。该分析仪除可进行步态分析外，还可用于神经系统疾病的诊断与康复评定、高危足病的诊断与预防、足踝矫形器疗效的监测及手术效果的评定等。

4.**表面肌电图**　它是通过贴在皮肤上的表面电极测量肌肉的活动。表面肌电图使用可处理的胶粘电极记录来自表面电极或针电极的放大前的EMG信号，由电缆或无线遥控器传送到与计算机系统相连的接收器上，通过显示的信号鉴别和分析步态相关因素。

（三）步行能力的评定

1. 步行能力的分类

（1）功能性步行 有功能的行走要符合以下标准：①安全：独立行走时稳定，没有跌倒的忧虑，不需要他人的帮助；②质量：行走姿势基本正常，站立时双手能游离做其他活动，不用步行框架等笨重的助行器；③心血管功能：心脏有足够的能力，表现为步行效率（步行速度/步行3分钟后的心率）大于30%；④速度与耐力：有一定的速度和耐力，即能连续走5分钟，并走过575m左右。

根据患者行走的具体情况，功能性步行又可分为社区性步行和家庭性步行。前者主要表现为有能力在家庭周围地区采购、散步、上公园、到附近医疗机构就诊等，具体标准为：①终日穿戴支具并能耐受；②能一口气走900m左右；③能上、下楼梯；④能独立地进行日常生活活动。若除②外均能够达到，可视为家庭功能性步行，即在家中步行，并能完成一定的活动。

（2）治疗性步行 行走安全与质量均不符合功能性步行的要求，但有支具或辅助器具的帮助能短暂步行者，称为治疗性步行。其作用主要有：①给患者能站能走的感觉，形成巨大的心理支持；②减少对坐骨结节等处的压力，减少压疮发生的机会；③肢体负重可防止或减轻骨质疏松；④下肢活动可改善血液淋巴循环；⑤可减缓肌肉萎缩；⑥促进二便排出；⑦减少对他人的依赖。因此，对没有功能性步行的患者，应尽可能创造条件，鼓励和帮助其实现治疗性步行。

2. 步行能力的评定方法

（1）Hoffer 步行能力分级（表2-42）

表2-42 Hoffer 步行能力分级

分级	分级标准
Ⅰ 不能步行	完全不能步行
Ⅱ 非功能性步行	用膝-踝-足矫形器（KAFO）或肘拐等辅助器具能在治疗室内行走，故又称治疗性步行。训练时耗能大、速度慢、距离短，无功能性价值，但有预防压疮、血液循环障碍、骨质疏松等治疗意义
Ⅲ 家庭性步行	用踝-足矫形器（AFO）、手杖等可在室内行走自如，但不能在室外长时间行走
Ⅳ 社区性步行	用或不用踝-足矫形器（AFO）、手杖等可在室外和所在社区内步行，并可进行散步及去公园、诊所、购物等活动，但时间不能长，如果活动超出社区范围，仍需乘坐轮椅

（2）Holdden 步行功能分级（表2-43）

表2-43 Holdden 步行功能分级

级别	表现
0 级：无功能	患者不能走，需要轮椅或两人协助才能走

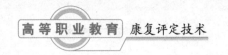
级别	表现
Ⅰ级：需大量持续性帮助	需使用双拐或需要一个人连续不断地搀扶才能行走以保持平衡
Ⅱ级：需少量帮助	能行走但平衡不佳，不安全，需一人在旁给予持续或间断地接触身体的帮助，或需要使用膝–踝–足矫形器（KAFO）、踝–足矫形器（AFO）、单拐、手杖等以保持平衡和保证安全
Ⅲ级：需监护或言语指导	能行走，但不正常或不安全，需一人监护或用言语指导，但不接触身体
Ⅳ级：平地上独立	在平地上能独立行走，但在上、下斜坡或不平的地面上行走或上下楼梯时仍有困难，需他人帮助或监护
Ⅴ级：完全独立	在任何地方都能独立行走

（3）功能独立性测量（functional independence measurement, FIM） 以患者行走独立的程度、对辅助器具的需求及他人给予帮助的量为依据，根据行走的距离和辅助量两个方面，按照 7 分制的原则进行评分。

7 分：完全独立，即不用辅助设备和用具，在合理的时间内至少能安全地步行 50m。

6 分：有条件的独立，即步行者可独立步行 50m，但需要使用辅助器具，如下肢矫形器、假肢、特殊改制的鞋、手杖、步行器等，行走时需要比正常时间长，并考虑安全因素。若不能步行，应能独立操作手动或电动轮椅前进 50m，能转弯、能驱动轮椅到餐桌、床边或厕所；可上行 30° 的斜坡，能在地毯上操作轮椅，能通过门槛。

5 分：监护、规劝或准备，即可以步行 50m，但需要他人的监护、提示及做行走前的准备工作。患者不能独立步行 50m，但在没有他人帮助的情况下，不管是否使用辅助器具，均能至少步行 17m 到达室内生活功能区。

4 分：最小量帮助，即步行时需要他人轻轻地用手接触或偶尔帮助，患者至少独立完成行走距离 37.5m。

3 分：中等量帮助，即步行时需要他人轻轻地上提患者身体，患者至少独立完成行走距离 25~39m。

2 分：最大量帮助，即患者至少独立完成行走距离 12.5~24.5m，仅需要 1 人帮助。

1 分：完全帮助，即患者仅完成不足 12.5m 的步行距离，需要 2 人的帮助。

（4）Nelson 步行功能评定 通过对患者静态负重能力、动态重量转移和基本的步行效率 3 个方面进行分析，判断患者的步行能力。它是一种半定量性质的评定方法，适用于轻度至中度步行功能障碍的患者。

1）静态负重能力 为安全起见，一般在平行杠内进行。①双足站：先观察患者在平行杠内能否正常站立，再看其能否维持 30 秒（这是稳定所必需的时间），如有必要，可让患者扶杠，但扶杠只能用来保持稳定而不能用来负重，且扶杠要在记录中注明；②健足站：记录单足站立的时间，因为步行需要至少能站 6 秒；③患足站：同前，记录单足站立的时间。

2）动态重量转移 检查患者能否迅速地将体重从一侧肢体转移到另一侧肢体。检查者先在平行杠内示范，如迅速地走8步，完成4个完整的双侧往返的体重转移，然后让患者尽可能照着做，用秒表测第1次提足到第8次提足的时间。为证明提足充分，提足时事先放于足下的纸能自由地抽出。一般不能扶杠，如扶了，要在记录中注明。

3）基本的步行效率 先让患者在平行杠内尽快地行走6m，记录时间和步数，来回各一次，取平均值。如有必要，可扶杠，但要注明。然后让患者在杠外用或不用手杖走6m，来回各一次，记录两次的总时间取平均值。步数也是如此。

三、常见的异常步态

（一）中枢神经系统疾患所致的异常步态

1. 偏瘫步态 上肢屈肌张力增高，下肢伸肌张力增高是偏瘫患者典型的病理状态，表现为患侧肩、肘、腕及手指关节屈曲、内收；下肢由于股四头肌痉挛导致膝关节屈曲困难，小腿三头肌痉挛导致足下垂，胫骨后肌痉挛导致足内翻。行走时，患者摆动相骨盆代偿性抬高，髋关节外展外旋，患侧下肢经外侧划弧向前迈步，故又称划圈步态。同时，由于患侧下肢支撑力降低，患者往往缩短患肢支撑相，将重心快速转移至健肢。

2. 脑瘫步态 痉挛型脑瘫患者由于髋内收肌张力过高，双膝内侧常呈并拢状，行走时双足尖点地，交叉前行，呈剪刀状，故又称为剪刀步态。此类患者在行走过程中摆动相缺乏屈膝、屈髋动作，支撑相足尖着地，支撑面小，故能量消耗大，稳定性差。

3. 截瘫步态 截瘫患者如果损伤平面在L$_3$以下，有可能独立步行。但由于小腿三头肌和胫骨前肌的瘫痪，摆动相患者有明显的足下垂，只有增加屈髋跨步来克服地面廓清的障碍，故称之为跨槛步态。足落实时，由于缺乏踝关节控制，故稳定性降低，患者通常采用膝过伸的姿态，以增加膝关节和踝关节的稳定性。L$_3$以上平面损伤步态变化较大，与损伤程度有关。

4. 帕金森步态 帕金森病患者步行时启动困难，躯干前倾，双上肢缺乏摆动，下肢髋膝关节轻度屈曲，步幅短小，步频加快，呈前冲、慌张状，故又称为前冲步态或慌张步态。

5. 蹒跚步态 小脑病变者，由于共济失调，行走时步宽加大，步幅长短不一，速度快慢不等，东倒西歪，状如醉汉，故又称为酩酊步态。

（二）外周神经受损所致的异常步态

1. 臀大肌步态 臀大肌是主要的伸髋及脊柱稳定肌，在足触地时控制重心向前。由于伸髋肌无力，行走时躯干用力后仰，重力线通过髋关节后方，以维持被动伸髋，并控制躯干的惯性向前，形成仰胸凸肚的姿态。臀大肌步态表现出支撑相躯干前后摆动显著增加，类似鹅行走的姿态，又称为鹅步。

2. **臀中肌步态** 由于髋外展肌无力，不能维持髋的侧向稳定性。行走时上身向患者弯曲，重力线通过髋关节的外侧，依靠内收肌来保持侧方稳定，并防止对侧髋下沉，带动对侧下肢摆动。如果双侧臀中肌均无力，步行时上身左右摇摆，形如鸭子行走的姿态，又称为鸭步。

3. **股四头肌步态** 股神经损伤时，髋关节屈曲及膝关节伸展受限。行走时由于股四头肌无力，不能维持膝关节的稳定性，导致支撑相膝后伸，躯干前倾，重力线落在膝前。如果伸膝过度，有发生膝后关节囊和韧带损伤的危险。

4. **胫前肌步态** 腓深神经损伤时，足背屈、内翻受限，表现为早期足跟着地后不久出现"拍地"现象。这是由于在正常足跟着地之后，踝背屈肌不能进行有效的离心收缩来控制踝跖屈的速率。行走时，由于胫前肌无力，使足下垂。摆动相足不能背屈，以过度屈髋、屈膝抬起患肢，完成摆动，又称为跨栏步。

5. **腓肠肌步态** 胫神经损伤时，足跖屈受限。行走时由于腓肠肌无力，故蹬离动作的爆发性减弱，身体前移力量减小，运动减慢。整个行走过程重心在水平面左右方向的移位要大于在垂直面内的移位。故行走速度和稳定性均受到影响。

（三）骨关节疾患所致的异常步态

1. **疼痛步态** 当各种原因引起患腿负重疼痛时，患者会尽量缩短患肢的支撑相，使对侧下肢跳跃式摆动前行，步长缩短，又称为短促步。

2. **关节挛缩或强直步态**

（1）髋关节 髋关节屈曲挛缩者，行走时骨盆前倾，腰椎过伸，足尖点地，步幅短小；髋关节伸直挛缩者，行走时骨盆上提，过度屈膝，躯干旋转，完成摆动。

（2）膝关节 膝关节屈曲挛缩20°以上者，可出现斜肩步态；膝关节伸直挛缩者，行走时摆动相躯干向健侧倾斜，患侧骨盆上提，髋外展，以提起患腿完成摆动。

（3）踝关节 踝跖屈挛缩15°以上者，行走时支撑相足跟不能着地；摆动相过度屈髋、屈膝，足尖点地，呈跨栏步态。踝背屈挛缩15°以上者，行走时足尖不能着地，患侧支撑相缩短，健侧摆动加快，亦呈踮脚步态。

3. **短腿步态** 患肢缩短达2.5cm以上者，该腿着地时同侧骨盆下降，导致同侧肩倾斜下沉，对侧摆动腿髋、膝过度屈曲，踝背屈加大，出现斜肩步。如缩短超过4cm，则步态特点可改变为患肢用足尖着地以代偿。

4. **平足** 又称扁平足。在站立或行走过久后，感到足部疲乏，酸痛不适。足呈外翻、外展及背伸位，活动明显受限。内侧距舟部因内纵弓下陷内倾，呈突出畸形，步态沉重无弹性，不能吸收震荡力，故膝、髋及腰等负重关节易发生创伤性关节炎。

项目十四　心血管功能评定

扫一扫，看课件

【学习目标】

1. 掌握：心血管功能、心电运动试验的目的、类型、方法、终止指征、结果分析与注意事项。

2. 熟悉：心脏功能分级。

3. 了解：心脏负荷试验的类型。

案例导入

某患者，女，55 岁。发现高血压病 10 年，近 5 年来一般体力活动容易出现心悸、心前区痛，步行上 4 层楼梯有气促、疲劳感，中途需要休息。

问题：①患者存在的功能障碍是什么？②如何对患者进行评定？

一、心血管功能概述

心脏和血管是人体的重要器官。心血管在机体的神经和体液调节下，协调各器官组织之间的血流分配，以满足各器官组织对血流量的需要。心血管功能评定对心脏病的诊断、了解心脏功能储备和适应能力、制定康复处方及判断预后具有重要的价值。心血管评估方法分为主观评估和客观评估，包括生物学病史评估、危险因素评估、心血管功能和运动风险评估。

心血管功能和运动风险评估是康复评定中最重要的内容，主要包括：对体力活动的主观感觉分级，如心脏功能分级、自觉用力程度分级；心脏负荷试验，如心电运动试验、超声心电图运动实验、6 分钟步行试验等，心脏负荷试验中最常用的是心电运动试验。

（一）心脏功能分级

心脏功能分级可用于评价心脏疾病患者的心功能，并指导患者的日常生活活动和康复治疗（表 2-44）。

表 2-44　心脏功能分级及治疗分级（美国心脏学会）

分级	级别	临床情况	持续－间歇活动的能量消耗（千卡/分）	最大代谢当量（METs）
功能分级	I	患有心脏疾病，其体力活动不受限制。一般体力活动不引起疲劳、心悸、呼吸困难或心绞痛	4.0~6.0	6.5
	II	患有心脏疾病，其体力活动稍受限制，休息时感到舒适。一般体力活动时，引起疲劳、心悸、呼吸困难或心绞痛	3.0~4.0	4.5
	III	患有心脏疾病，其体力活动大受限制，休息时感到舒适，较一般体力活动为轻时，即可引起疲劳、心悸、呼吸困难或心绞痛	2.0~3.0	3.0
	IV	患有心脏疾病，不能从事任何体力活动，在休息时也有心功能不全或心绞痛症状，任何体力活动均可使症状加重	1.0~2.0	1.5
治疗分级	A	患有心脏疾病，其体力活动不受任何限制		
	B	患有心脏疾病，其一般体力活动不应受限，但应避免重度或竞赛性用力		
	C	患有心脏疾病，其一般体力活动应中度受限，较为费力的活动应予中止		
	D	患有心脏疾病，其一般体力活动应严格受到限制		
	E	患有心脏疾病，必须完全休息，限于卧床或坐椅子		

（二）自觉用力程度分级

自觉用力程度分级（Rating of Perceived Exertion，RPE）由瑞典科学家 Borg 于 1962 年提出，故又称为 Borg 量表（表 2-45），经过大量实验证明其是科学、简易、实用的方法。它是利用运动中的自我感觉来判断运动强度，在 6~20 级中每一单数级各有不同的运动感觉特征。RPE 与心率和耗氧量具有高度相关性。各级乘以 10 常与达到该点的心率大体上一致（应用影响心率药物的除外）。一般运动锻炼的 RPE 分级在 12~15 之间，说明运动强度是合理的，中老年人也应达到 11~13。确定合理运动强度的最好方法是靶心率和 RPE 两种方法结合。先按适宜的心率范围进行活动，然后在运动中结合 RPE 来掌握运动强度。其优点是锻炼中不用停下来测心率也可以判断患者自己的运动强度是否合理。

表 2-45　自觉用力程度分级（RPE）

RPE	主观运动感觉特征	相应心率（次/分）
6	（安静）	60
7	非常轻松	70
8		80
9	很轻松	90
10		100
11	轻松	110
12		120
13	稍费力（稍累）	130

续表

RPE	主观运动感觉特征	相应心率（次/分）
14		140
15	费力（累）	150
16		160
17	很费力（很累）	170
18		180
19	非常费力（非常累）	190
20		200

二、心电运动试验

（一）试验目的

通过心电运动试验评估了解患者的心血管功能和运动过程中存在的心血管风险（运动中的心功能、心肌缺血、恶性心律失常）、心肺运动耐力、肌力和肌肉耐力、柔韧性、平衡性。掌握患者的心功能和运动中的心血管风险，可以为疾病诊断、指导治疗和日常生活活动、判定预后及治疗效果，尤其是为制定安全有效的运动处方提供依据。

1. **为制定运动处方提供依据** 心功能和体力活动能力与运动试验时可耐受的运动负荷呈正相关，故通过了解受试者可耐受的运动负荷，可判断其心功能，指导日常生活活动和工作强度，并制定运动处方，以确保康复训练的有效性和安全性。

2. **冠心病的早期诊断** 以往运动试验曾是冠心病早期诊断最有效和最常用的方法，有较高的灵敏性和特异性。近年来尽管有了冠状动脉造影和心脏核素运动试验等更准确的诊断方法，但由于后者的价格昂贵、是创伤性的，所以心电运动试验对冠心病的早期诊断仍然具有重要的价值。其主要是通过运动增加心脏工作和心肌耗氧量，据心电图 ST 段偏移情况诊断冠心病。

3. **判定冠状动脉病变的严重程度及预后** 运动中发生心肌缺血的运动负荷越低，心肌耗氧水平越低（即心率、血压越低）、ST 段下降的程度越大，冠心病的严重程度就越重，预后也越差。

4. **发现潜在的心律失常和鉴别良性及其器质性心律失常** 如运动诱发或加剧心律失常，则提示为器质性心脏病，应该避免运动或调整运动量；如运动使心律失常减轻甚至消失，多提示为良性心律失常，日常生活活动和运动不必限制。

5. **确定患者进行运动的危险性** 低水平运动试验中诱发心肌缺血、心绞痛、严重心律失常、心力衰竭等症状，均提示患者进行运动的危险性大。

6. **评定运动锻炼和康复治疗的效果** 重复进行运动试验，可根据其对运动耐受程度的变化，评定运动锻炼和康复治疗的效果。

7.其他 根据运动试验的反应，选择手术适应证，判断窦房结功能等。

（二）试验类型

心电运动试验所需要的设备包括心电、血压检测设备，通气量、呼出气中的 O_2 和 CO_2 浓度的测量分析装置及运动计量设备。根据所需设备、终止试验的运动强度等的不同，心电运动试验可分为不同的种类。

1. 按所用设备分类

（1）活动平板（treadmill）试验 又称跑台试验，其是让受试者按预先设计的运动方案，在能自动调节坡度和速度的活动平板上，随着活动平板坡度和速度（运动强度）的提高进行走 – 跑的运动，以逐渐增加心率和心脏负荷，最后达到预期运动目标。活动平板试验的运动强度以 METs 值表示，METs 值的大小取决于活动平板运动速度和坡度的组合。其是一种运动方式自然、符合生理要求的全身运动方式，适用于任何可较正常行走者（如安装了下肢假肢的患者、步行能力接近正常的偏瘫患者），运动速度和坡度可根据需要灵活调整，容易达到预期最高心率，可在较短时间内完成运动试验。

活动平板试验因其很好的标准化，诊断的特异性和敏感性高，易于提高运动强度，更适于年纪较轻、身体较好的患者和运动员；其缺点是价格昂贵，对超重及有神经系统疾患、下肢关节炎、疼痛者可能达不到预期运动水平。

（2）踏车（cycle ergometer）试验 坐位和卧位踏车试验等为下肢用力的试验，用于下肢运动障碍者的手摇功率计（臂功率计）试验为上肢试验。

踏车试验是让受试者如同骑自行车一样骑在自行车功率计上进行踏车运动，采用机械的或电动的方式逐渐增加踏车的阻力，以逐步加大受试者的运动负荷，直至达到预期的运动目标。如受试者不能取坐位，可用卧位踏车功率计进行。运动强度以功率表示，单位为瓦特（W）或（千克·米）/ 分（kg·m/min）。$1W = 6.12kg·m/min$（kg 为运动阻力单位；m/min 表示每分钟功率自行车转动距离，每分钟的转动周数 × 每转一周的距离）。

与活动平板相比，其优点是价格较便宜、噪音小、占用空间少，由于运动中躯干及上肢相对固定使血压测定比较容易，心电图记录不易受运动动作干扰，因而伪差少、无恐惧心理。但对于某些体力较好的人（如运动员）往往不能达到最大心脏负荷，因下肢易疲劳等原因运动时有的人易因意志力差而提前中止运动，不会骑车者下肢易疲劳。另外，踏车运动耗氧量受体重影响，同级运动每千克体重耗氧随体重增加而减少。

踏车试验用于评定冠心病患者心功能水平的价值与跑台相似。

手摇功率计（臂功率计）试验的原理与自行车功率计试验相似，只是把用力的部位由下肢改为上肢，适用于有下肢功能障碍而双上肢运动功能基本正常者。因为上肢力量明显低于下肢，故运动试验时的最高负荷及耗氧量明显低于下肢运动，但所能达到的心血管反应（心率、血压变化）却相似。最大耗氧量只有跑台运动的 70% ±15%。功率的计算方法同自行车功率计运动试验。

（3）台阶试验（step test） 如 Master 二级梯试验是个根据受试者的性别、年龄、体重计算出 90 秒内登台阶的次数，让其按节拍反复上下每级梯高 23cm 的二阶梯，最后根据运动前后的心电图判断结果，目前已经很少应用。

2. 按终止试验的运动强度分类

（1）极量运动试验 运动强度逐级递增直至受试者感到筋疲力尽，或心率、摄氧量继续运动时不再增加为止，即达到生理极限。由于极量运动试验有一定的危险性，适用于运动员及健康的青年人，以测定个体最大做功能力、最大心率和最大摄氧量。极量运动试验可按性别和年龄推算预计最大心率（220- 年龄）作为终止试验的标准。

（2）亚（次）极量运动试验 运动至心率达到亚极量心率，即按年龄预算最大心率（220- 年龄）的 85% 或达到（195- 年龄）时结束试验。亚极量运动试验比较安全方便，但由于预计最大心率个体变异较大，每分钟可达 12 次 / 分以上（约为预计亚极量心率的 10%），故其可靠性受到影响。另外，由于某些药物如 β 肾上腺素能受体阻滞剂及抗高血压药物会影响安静心率和运动心率，所以这些患者不宜采用预计的亚极量心率作为终止试验的标准。此试验可用于测定非心脏病患者的心功能和体力活动能力。

（3）症状限制运动试验 运动进行至出现必须停止运动的指征（症状、体征、心率、血压或心电图改变等）为止。停止运动的指征包括：①出现呼吸急促或困难、胸闷、胸痛、心绞痛、极度疲劳、下肢痉挛、严重跛行、身体摇晃、步态不稳、头晕、耳鸣、恶心、意识不清、面部有痛苦表情、面色苍白、发绀、出冷汗等症状和体征。②运动负荷增加时收缩压不升高反而下降，低于安静时收缩压 1.33kPa 以上（> 10mmHg）；运动负荷增加时收缩压上升，超过 29.33~33.33kPa（> 220~250mmHg）；运动负荷增加时舒张压上升，超过 14.7~16.0kPa（> 110~120mmHg）；或舒张压上升，超过安静时 2.00~2.67kPa（> 15~20mmHg）。③运动负荷不变或增加时，心率不增加，甚至下降超过 10 次 / 分。④心电图显示 ST 段下降或上升 ≥ 1mm；出现严重心律失常，如异位心动过速、频发、多源或成对出现的期前收缩、房颤、房扑、室扑、室颤、Ⅱ度以上房室传导阻滞或窦房阻滞、完全性束支传导阻滞等。⑤患者要求停止运动。

症状限制性运动试验是临床上最常用的方法，用于冠心病诊断，评定正常人和病情稳定的心脏病患者的心功能和体力活动能力，为制定运动处方提供依据。

（4）低水平运动试验 运动至特定的、低水平的靶心率、血压和运动强度为止。终止试验的标准为：运动中最高心率达到 130~140 次 / 分，或与安静时比增加 20 次 / 分；最高血压达 160mmHg，或与安静时比增加 20~40mmHg；运动强化度达 3~4METs。作此法的目的在于检测从事轻度活动及日常生活活动的耐受能力。低水平运动试验是临床上常用的方法，适用于急性心肌梗死后或心脏术后早期康复病例及其他病情较重者，作为出院评价、决定运动处方、预告危险及用药的参考。

3. 按试验方案分类

（1）单极运动试验　指运动试验过程中运动强度始终保持不变的运动试验，如台阶试验。

（2）多极运动试验　指运动试验过程中运动强度逐渐增加的运动实验，如活动平板试验、踏车试验，又称为分级运动试验、递增负荷运动试验（graded exercise testing, GXT）。

（三）试验禁忌证

1. 绝对禁忌证

（1）急性心肌梗死（2天内）。

（2）药物未控制的不稳定型心绞痛。

（3）引起症状和血流动力学障碍的未控制心律失常。

（4）严重动脉狭窄。

（5）未控制的症状明显的心力衰竭。

（6）急性肺动脉栓塞和肺梗死。

（7）急性心肌炎或心包炎。

（8）急性主动脉夹层。

2. 相对禁忌证

（1）左右冠状动脉主干狭窄和同等病变。

（2）中度瓣膜狭窄性心脏病。

（3）明显的心动过速或过缓。

（4）肥厚性心肌病或其他原因所致的流出道梗阻性病变。

（5）电解质紊乱。

（6）高度房室传导阻滞及高度窦房传导阻滞。

（7）严重动脉压升高。

（8）精神障碍或肢体活动障碍，不能配合进行活动。

（四）试验方法

根据受试者的个体情况及试验目的不同，选择不同的方案。心电运动试验的起始负荷必须低于受试者的最大承受能力，方案难易适度，每级运动负荷最好持续2~3分钟，运动试验总时间在8~12分钟为宜。

1. 平板运动试验方案　根据运动负荷量的递增方式（变速变斜率、恒速变斜率、恒斜率变速等）不同设计了不同的试验方案，如 Bruce 方案、Naughton 方案、Balke 方案等。国内最常用的是 Bruce 方案。

（1）Bruce 方案　Bruce 方案应用最早，也最广泛（表 2-46）。因为其是通过同时增加速度和坡度（变速变斜率）来增加负荷，所以每级之间耗氧量和运动负荷增量也较大（一般在 2.5~3METs），易于达到预定心率。最高级别负荷量最大，一般人均不会超过其最大级别。该方案的主要缺点是运动负荷增加不规则，起始负荷较大（4~5METs），运动增量较大，老年人和体力差者往往不能耐受第一级负荷或负荷增量，难以完成试验，因为每级之间运动负荷增量较大，不易精确确定缺血阈值。此外，该方案是一种走-跑试验，在试验中开始是走，以后逐渐增加负荷，并达到跑的速度。在走-跑速度临界时，受试者往往难以控制自己的节奏，心电图记录质量也难以得到保证。

表 2-46　Bruce 平板运动试验方案

级别	速度		坡度（%）	持续时间（min）	耗氧量 mL/（kg·min）	METs
	mph	km/h				
0	1.7	2.7	0	3	5.0	1.7
1/2	1.7	2.7	5	3	10.2	2.9
1	1.7	2.7	10	3	16.5	4.7
2	2.5	4.0	12	3	24.8	7.1
3	3.4	5.5	14	3	35.7	10.2
4	4.2	6.8	16	3	47.3	13.5
5	5.0	8.0	18	3	60.5	17.3
6	5.5	8.8	20	3	71.4	20.4
7	6.0	9.7	22	3	83.3	23.8

（2）Balke 方案　Balke 方案系恒速变斜率方案，即运动速度保持不变，仅依靠增加坡度来增加运动负荷（表 2-47）。因为运动负荷递增较均匀、缓慢，受试者比较容易适应。其速度固定在 3.2mph（5.47km/h）。本方案适用于心肌梗死后的早期、心力衰竭或体力活动能力较差的患者检查。

表 2-47　Balke 平板运动试验方案

级别	速度（mph）	坡度（%）	持续时间（min）	耗氧量 mL/（kg·min）	METs
1	3.2	2.5	2	15.1	4.3
2	3.2	5.0	2	19.0	5.4
3	3.2	7.5	2	22.4	6.4
4	3.2	10.0	2	26.0	7.4
5	3.2	12.5	2	29.7	8.5
6	3.2	15.0	2	33.3	9.5
7	3.2	17.5	2	36.7	10.5

（3）Naughton 方案　Naughton 方案的主要特点是运动的起始负荷低，每级运动时间为2min，耗氧能增加1METs。它的总做功量较小，对健康人或可疑冠心病患者显得运动量较轻，需较长时间才能达到预期心率。当中患者较易耐受，也能较精确的判定缺血阈值。

2. 踏车运动试验方案　最常用的是WHO推荐方案。每级3分钟，蹬车的速度一般选择50~60周/分（表2-48）。

表2-48　踏车运动试验方案（WHO推荐方案）

分级	运动负荷（kg·m/min）		运动时间（min）
	男	女	
1	300	200	3
2	600	400	3
3	900	600	3
4	1200	800	3
5	1500	1000	3
6	1800	1200	3
7	2100	1400	3

3. 手摇功率计试验方案　根据患者情况选择不变的手摇速度，一般可选择40~70转/分；运动起始负荷一般为12.5W，每级负荷增量为12.5W，每级持续时间为2分钟，直至疲劳至极。

4. 心电运动试验终止指征

（1）出现与本病有关的症状　如明显的疲劳、眩晕、晕厥、呼吸困难、心绞痛、发绀、面色苍白、血压过高或过低、ECG出现ST段偏移＞1mm等。

（2）运动达到预定的极限运动水平　如达到了根据年龄预计的极限心率值（220-年龄）。

（3）达到预计亚极限运动水平　如75%的根据年龄调整的最大心率；或者是任意设定的工作负荷水平，即6METss；1~20Borg刻度表中的17或0~10Borg刻度表中的7等。

极量运动试验的终点为达到生理极限或预计最大心率；亚极量运动试验的终点为达到亚极量心率；症状限制运动试验的终点为出现必须停止的指征；低水平运动试验的终点为达到特定的靶心率、血压和运动强度。

5. 心电运动试验注意事项　心电运动试验结果的解释均应以良好的生理、病理生理、运动学和临床知识为基础，且应考虑患者的年龄、性别、症状和危险因素；要考虑试验的特异性和敏感性，注意排除假阳性和假阴性；患者在运动试验中达到的最大运动量并不表示其可在这一运动量下安全地进行运动。

心电运动试验前应禁食和禁烟3小时，12小时内需避免剧烈体力活动等。尽可能在试验前停用可能影响试验结果的药物，但应注意 β 受体阻滞剂骤停后的反弹现象。

（1）试验开始前　测基础心率和血压，并检查 12 导联心电图和 3 通道监测导联心电图。测量体位应与试验体位一致；测量血压时为了避免干扰，被测手臂应暂时离开车把或扶手；为了减少运动时的干扰、避免伪差，12 导联心电图的肢体导联均移至胸部，并避开肌肉和关节活动部位，监测导联多采用双极导联，常用的双极导联为 CM5 和 CC5。CM5 导联的正极置于 V5 位置，负极置于胸骨柄处，这一导联对检出缺血性 ST 段下降最为敏感，且记录到的 QRS 波幅最高。CC5 导联的正极置于 V5 位置，负极置于 V5R 的位置（右胸相当于 V5 的位置），其对检测体型肥胖、横位心患者的心肌缺血最为恰当。放置电极之前，应用酒精擦拭局部皮肤以减少皮肤和电极界面之间的电阻，改善信噪比。应配备除颤器和必要的抢救药品，以便出现严重问题时能给予及时的处理。

（2）试验过程中　在试验中应密切观察和详细记录心率、血压、心电图及受试者的各种症状和体征。每级运动结束前 30 秒测量并记录血压，试验过程中除用心电示波器连续监测心电图变化外，每级运动结束前 15 秒记录心电图。系统在试验过程中收集并自动分析、打印各种生理指标和气体代谢指标，如通气量、呼吸频率、最大耗氧量、氧脉搏、心率、呼吸交换率、代谢当量等。如果没有终止试验的指征，在被试者同意继续增加运动强度的前提下，将负荷加大至下一级，直至达到运动终点。如果出现终止试验的指征，应及时终止试验，并密切观察和处置。

3.试验终止后　达到预定的运动终点或出现终止试验的指征时，应逐渐降低跑台或功率自行车速度，被试者继续行走或蹬车。异常情况常常会发生在运动终止后的恢复过程中，因此终止运动后，要于坐位或卧位描记即刻（30 秒以内）、2 分钟、4 分钟、6 分钟的心电图并同时测量血压。以后每 5 分钟测定 1 次，直至各项指标接近试验前的水平，或患者的症状或其他严重异常表现消失为止。

（五）试验结果分析

1.心电图 ST 段改变　在排除了心室肥大、药物、束支阻滞或其他器质性心脏病的情况下，ST 段下降出现在胸前导联最有意义，尤其 V5 导联是诊断冠心病的可靠导联，Ⅱ导联较易出现假阳性，诊断价值有限。不同 ST 段形态阳性诊断标准不一致，一般认为下斜型、水平型和上斜型 ST 段阳性标准分别为 J 点后 60mm 处下移 ≥ 1mm、≥ 1.5mm 及 ≥ 2mm。ST 段改变持续时间长、涉及导联多及伴有血压下降是反映病变严重的可靠指标。ST 段抬高的意义则依是否出现于病理 Q 波导联而不同。运动诱发 ST 段抬高若出现于既往有心肌梗死的区域是左室室壁运动异常的标志，提示心肌无活动或室壁瘤存在，预后不佳。也有学者认为存在 Q 波的导联，若出现运动诱发的 ST 段抬高，强烈提示有存活心肌，并可能从血管重建术中获益。如果静息心电图无 Q 波，运动诱发 ST 段抬高，应考虑有可能存在因冠状动脉痉挛或高度狭窄所致的透壁性心肌缺血。

最大 ST 段 /HR 斜率：ST 段压低时的心率调节可提高运动试验的敏感性，ST 段 /HR 斜率 ≥ 2.4μV/bpm 为异常，若该指标 ≥ 6μV/bpm 则提示冠状动脉三支病变。ST/HR 斜率预测冠心病的敏感性为 88%，特异性为 86%，并且不受药物及检测影响，但由于计算繁琐，不易被临床接受。

2. 运动中发作典型心绞痛 运动中发作典型心绞痛也是运动试验阳性的标准之一。

3. 运动试验中血压未能相应升高 正常心电运动试验的血压反应为收缩压随运动量增加而进行性增加，舒张压改变相对较小。如运动负荷逐渐加大的过程中收缩压不升高（收缩压峰值 < 120mmHg 或收缩压上升 < 20mmHg），或较运动前或前一级运动时持续降低 ≥ 10mmHg，或低于静息水平，提示冠状动脉多支病变。以上情况与 ST 段等其他指标同时出现时，常提示严重心肌缺血引起左室功能障碍及心脏收缩储备功能差，可以作为冠心病的重要诊断根据。出现异常低血压反应的工作荷量越低，反映病情越重。

4. 运动诱发心律失常 心电运动试验若出现频发、多源、连发性期前收缩或阵发性室速伴缺血型 ST 段改变者，则提示有多支冠脉病变，发生猝死的危险性大；但若不伴缺血型 ST 段改变者，则不能作为判断预后不良的独立指标。

5. 心脏变时功能不全 当人体运动或者受到各种生理或病理因素作用时，心率可以随着机体代谢需要的增加而适当增加的功能称为变时性功能；当心率不能随着机体代谢需要的增加而增加并达到一定程度或者不能满足机体代谢需求时称为心脏变时功能不全。运动试验是检测变时性功能最重要的方法，其判定标准为：

（1）**最大心率** 当受试者极量运动时最大心率达到最大预测心率（220- 年龄）的 85% 时，则认为心脏变时性正常。如运动时的最高心率小于最大预测心率值的 75% 时，为明显的变时性功能不全。最大预测心率受年龄、静息心率及身体状况等因素影响。

（2）**变时性指数** 变时性指数等于心率储备与代谢储备的比值。其中，心率储备 =（运动时最大心率 − 静息心率）(220 − 年龄 − 静息心率)，代谢储备 =（运动时代谢值 − 1）/（极量运动的代谢值 − 1）。正常值大约为 1，正常值范围为 0.8~1.3。当变时性指数 < 0.8 时为变时功能不全，当变时性指数 > 1.3 时为变时性功能过度。变时性是心脏重要的功能之一，不仅与受检者可能存在的多种疾病有关，也和受试者的运动耐量、心功能密切相关。变时性不良不仅是冠心病独立的相关因素，也是其重要的预后判定指标。运动试验中变时性不全可能是诊断冠脉病变的一个独立而敏感的阳性指标。

当心率在 110~170 次 / 分范围内时心率与运动强度之间呈直线相关，在极限下强度运动时心率与摄氧量也呈直线相关，故心率可作为指导运动强度的指标。不过，要注意药物和疾病对心率的影响。

6. 心率收缩压乘积 是反映心肌耗氧量和运动强度的重要指标。心绞痛发病原因就是因为心肌耗氧量超过了冠状动脉的供血、供氧量，故可以用心肌耗氧量的大小来评价心脏功能。

项目十五　呼吸功能评定

扫一扫，看课件

【学习目标】

1. 掌握：呼吸功能评定的方法。

2. 熟悉：呼吸困难分级。

3. 了解：人体各种活动的代谢当量（MET）。

案例导入

某患者，男，56岁。慢性支气管炎病史，平日平路步行1km无气短，但不能与同年龄健康者保持同样速度，平路快步行走呈现气短，登山或快速上楼时呼吸困难感明显。

问题：①患者存在的功能障碍是什么？②如何对患者进行评定？

一、呼吸功能概述

呼吸的生理功能是进行气体交换，从外环境中摄取氧，并排出二氧化碳。肺循环和肺泡之间的气体交换称为外呼吸，其包括肺与外环境之间进行气体交换的通气功能和肺泡内的气体与肺毛细血管之间进行气体交换的换气功能。体循环和组织细胞之间的气体交换称为内呼吸。细胞代谢所需的氧和所产生的二氧化碳靠心脏的驱动、经血管由血液携带在体循环毛细血管和肺循环毛细血管之间运输。

二、呼吸困难分级

呼吸困难分级（表2-49）可用于评价呼吸系统疾病患者的肺功能，并指导患者日常生活活动的康复治疗。此方法已应用数十年，目前仍有其应用价值。

表2-49　呼吸困难分级

分级	名称	标准
1	正常	
2 -	轻度	能上楼梯从第1层到第5层
2		能上楼梯从第1层到第4层
2+		能上楼梯从第1层到第3层

分级	名称	标准
3 –		如按自己的速度不休息能走 1km
3	中度	如按自己的速度不休息能走 500m
3+		如按自己的速度不休息能走 200m
4 –		如走走歇歇能走 200m
4	重度	如走走歇歇能走 100m
4+		如走走歇歇能走 50m
5 –		起床、做身边的事就感到呼吸困难
5	极重度	卧床、做身边的事就感到呼吸困难
5+		卧床、说话也感觉呼吸困难

三、肺呼吸功能评定

肺功能检查对临床康复具有重要的价值。在此，仅就康复医学常用的评定项目进行简要介绍。

（一）肺容积

肺容积是指安静状态下，测定一次呼吸所出现的容积变化，其组成包括 8 项，其中潮气量、补吸气量、补呼气量和残气量称为基础肺容积，深吸气量、功能残气量、肺活量和肺总量称为基础肺活量。除残气量和肺总量需先测定功能残气量后求得外，其余指标可用肺量计直接测定。

1. **潮气量（TC）** 潮气量为 1 次平静呼吸进出肺内的气量。正常成人约 500mL。

2. **深吸气量（IC）** 深吸气量为平静呼气末尽力吸气所吸入的最大气量，即潮气容积加补吸气容积。正常人深吸气量应占肺活量的 2/3，约为补呼气容积的 2 倍，是肺活量的主要组成部分。正常男性约 2600mL，女性约 1900mL。

3. **补呼气量（ERV）** 补呼气量为平静呼气末再用力呼气所呼出的气量。正常男性约 910mL，女性约为 560mL。

4. **肺活量（VC）** 肺活量为潮气量、补吸气量和补呼气量之和。有两种测定方法：①一期肺活量：为深吸气末尽力呼出的全部气量。正常男性约 3470mL，女性约 2440mL；②分期肺活量：慢性阻塞性肺病患者做一期肺活量测定时，常由于胸内压增高使小气道陷闭，致肺泡呼气不尽而使 ERV 减少，故欲准确测定，应测分期肺活量，即将相隔若干次平静呼吸所分别测得的深吸气量加补呼气量。

5. **功能残气量（FRC）及残气量（RV）** 功能残气量及残气量分别是平静呼气后和最大深呼气后残留于肺内的气量。均不能用肺量计直接测得，而需应用气体分析方法间接测算，要求测定气体不能与肺进行气体交换，一般常用氦气、氮气。正常 FRC 在男性约（2270 ± 809）mL，女性约（1858 ± 552）mL；RV 在男性约（1380 ± 631）mL，女性约

（1301±486）mL。增加见于肺气肿，减少见于弥漫性肺间质纤维化等病。

（二）通气功能

通气功能是指在单位时间内随呼吸运动进出肺的气量和流速，又称动态肺容积。凡能影响呼吸频率和呼吸幅度的生理、病理因素，均可影响通气量。进入肺的气量，部分存留在气道内不参与气体交换，称无效腔气即死腔气（VD）；部分进入肺泡参与气体交换，称为肺泡通气量（VA）。

1.**每分钟通气量（VE）** 每分钟通气量是指每分钟出入肺的气量，等于潮气容积×呼吸频率(次/分)。正常男性每分钟静息通气量约（6663±200）mL，女性约（4217±160）mL。

2.**最大通气量（MVV）** 最大通气量是以最快呼吸频率和最大呼吸幅度呼吸1分钟的通气量。实际测定时，测定时间一般取15秒，将测得的通气量乘以4即为MVV。正常男性约（104±2.71）L，女性约（82.5±2.17）L，实测值占预计值的百分比低于70%为异常。最大通气量是临床上常用的通气功能障碍判定指标，受呼吸肌肌力和体力强弱，以及胸廓、气道及肺组织病变的影响。判定通气功能储备能力多以通气储量百分比表示，正常值应大于95%，低于86%提示通气功能储备不佳。其可用于胸部手术前肺功能评价及职业病劳动能力鉴定等。

3.**用力肺活量（FVC）** 又称时间肺活量，是深吸气后以最大用力、最快速度所能呼出的气量。正常人FVC约等于VC，有通气阻塞时FVC＞VC。根据用力呼气肺活量描记曲线可计算出第1、2、3秒所呼出的气量及其各占FVC的百分率。正常值分别为83%、96%、99%，正常人在3秒内可将肺活量几乎全部呼出。阻塞性通气障碍者每秒呼出气量及其占FVC百分率减少，限制性通气障碍者百分率增加。临床也常采用1秒率（FEV1%）作为判定指标，其正常值应大于80%。

4.**肺泡通气量（VA）** 肺泡通气量是指单位时间每分钟进入呼吸性细支气管及肺泡的气量，只有这部分气量才能参与气体交换。正常人潮气量为500mL，其中在呼吸性细支气管以上气道中的气量不参与气体交换，称解剖无效腔即死腔气，约150mL。进入肺泡中的气体，若无相应肺泡毛细血管血流与其进行气体交换，也会产生死腔效应，称为肺泡死腔，其与解剖死腔合称生理无效腔。呼吸越浅，无效腔占潮气量的比率越大，故浅快呼吸的通气效率较深慢呼吸差。

临床上主要根据VC或MVV实测值占预计值的百分比和FEV1%判断肺功能情况（表2-50）和通气功能障碍类型（表2-51）。

表 2-50 肺功能不全分级

	（VC 或 MVV）实 / 预 %	FEV1%
基本正常	> 80	> 70
轻度减退	80~71	70~61
显著减退	70~51	60~41
严重减退	50~21	≤ 40
呼吸衰竭	≥ 20	

表 2-51 肺通气功能障碍分型

	阻塞性	限制性	混合性
FEV1%	↓↓	正常 / ↑	↓
VC	正常 / ↑	↓↓	↓
MVV	↓↓	正常 / ↑	↓

四、运动气体代谢测定

运动气体代谢测定是通过呼吸气分析，推算体内气体代谢情况的一种检测方法，因为无创、可反复、动态观察，在康复医学功能评定中应用价值较大。

1. 摄氧量（oxygen uptake，VO_2） 又称耗氧量、吸氧量，是指机体所摄取或消耗的氧量，是反映机体能量消耗和运动强度的指标，也反映机体摄取、利用氧的能力。摄氧量为 20~30mL/（kg·min）者可从事重体力劳动，15mL/（kg·min）者可从事中等体力劳动，而 5~7mL/（kg·min）者仅能从事轻体力劳动。

2. 最大摄氧量（maximal oxygen uptake，VO_2max） 最大摄氧量又称最大耗氧量、最大吸氧量或最大有氧能力，是指运动强度达到最大时机体所摄取并供组织细胞消耗的最大氧量，是综合反映心肺功能状况和最大有氧运动能力的最好生理指标。正常人最大摄氧量取决于心输出量和动静脉氧分压差，即 VO_2 = 心输出量 ×（动脉氧分压－静脉氧分压），受心肺功能、血管功能、血液携氧能力和肌肉细胞有氧代谢能力的影响，如果氧的摄入、弥散、运输和利用能力下降则最大摄氧量降低，反之则提高。运动训练（尤其是耐力训练）可通过中心效应（心肺功能改善）和外周效应（骨骼肌代谢能力改善）提高最大摄氧量。按每公斤体重计算的最大摄氧量（相对最大摄氧量）有明显的性别和年龄差异，女性为男性的 70%~80%，男性在 13~16 岁最高，女性在 12 岁左右最高。

最大摄氧量可通过极量运动试验（以平板运动试验最为准确）直接测定，运动达到极量时呼吸气分析仪所测定的摄氧量即最大摄氧量。判定达到最大摄氧量的标准为：①分级运动中两级负荷的摄氧量差值小于 5% 或小于每分钟每公斤体重 2mL；②呼吸商大于 11（成人）或 1.0（儿童）；③继续运动时摄氧量开始降低；④受试者精疲力竭或出现其他停止运动试验的指征。

由于极量运动试验有一定的危险性，不易为一般受试者所接受，有些学者试图通过亚极量运动试验下的生理指标来推测最大摄氧量。例如，Fox1973 年提出在自行车测功仪上以 150W 功率骑 5 分钟，测其亚极量心率来推测最大摄氧量，即 $VO_2max = 6300 - 19.26 \times$ 亚级量心率（次 / 分）。间接推算法虽然简单，但个体误差较大。不能进行极量运动试验的严重心肺疾病患者可以其运动终点时的摄氧量作为制定运动处方和评价疗效的指标。

无经常锻炼习惯的正常人的最大摄氧量参考值见表 2-52。最大摄氧量可作为确定运动强度的参考指标，其与其他运动强度的对应关系见表 2-53。也可根据运动时的心率推测该运动强度相当的最大摄氧量的百分比，即 $VO_2max\% = $（实测心率－安静心率）/（最大心率－安静心率）$\times 100\%$。

表 2-52　正常人的最大摄氧量

年龄（岁）	最大摄氧量	
	L/min（男性 / 女性）	mL/（kg·min）（男性 / 女性）
20~29	3.10~3.69/2.00~2.49	44~51/35~43
30~39	2.80~3.39/1.90~2.39	40~47/34~41
40~49	2.50~3.09/1.80~2.29	36~43/32~40
50~59	2.20~2.79/1.60~2.09	32~39/29~36

表 2-53　不同运动强度指标的对应关系

VO₂max	最大心率	RPE	强度分类
< 20%	< 35%	< 10	很轻松
20%~39%	35%~54%	10~11	轻松
40%~59%	55%~69%	12~13	稍费力
60%~84%	70%~89%	14~16	费力
> 85%	> 90%	17~18	很费力
100%	100%	19	最费力

3. 代谢当量（metablic equivalent，MET）　代谢当量是一种表示相对能量代谢水平和运动强度的重要指标。健康成年人坐位安静状态下耗氧量为 3.5mL/（kg·min），将此定为 1MET，根据其他活动时的耗氧量 /（kg·min）可推算出其相应的 MET 值。尽管不同个体在从事相同的活动时其实际的耗氧量可能不同，但不同的人在从事相同的活动时其 METs 值基本相等。故 METs 值可用于表示运动强度、制订个体化运动处方、指导日常生活和职业活动、判定最大运动能力和心功能水平等。可参考表 2-54 中各种体力活动的 MET 值指导患者的各种活动和康复训练。

表 2-54　各种身体活动的代谢当量

METs	平板运动实验	踏车运动试验	自理活动	家务活动	娱乐活动	职业活动
1~2	–	–	卧床休息，坐位、立位进餐，说话，更衣洗脸，1.7km/h 的步行，坐位乘车、乘飞机、驱动轮椅	用手缝纫，扫地，织毛衣，擦拭家具	看电视，听广播，下棋，坐位绘画	事务性工作，修表，打字，计算机操作
2~3	2.5km/h 0%	–	稍慢的平地步行（3.2km/h），骑自行车（8km/h），床边坐马桶，立位乘车	削土豆皮，揉面团，洗小件衣服，扫床，擦玻璃，收拾庭院，机器缝纫，洗餐具	开汽车，划船（4km/h），骑马慢行，弹钢琴（弦乐器）	修车（电器、鞋），裁缝，门卫，保姆，印刷工，售货员，饭店服务员
3~4	–	25w	普通平地步行（4km/h），骑自行车（10km/h），淋浴	整理床铺，拖地，用手拧干衣服，挂衣服，做饭	广播操，钓鱼，拉手风琴	出租车司机，瓦工，锁匠，焊工，拖拉机耕地，组装机器
4~5	2.5km/h 10%	50w	稍快的平地步行（5km/h），骑自行车（13km/h），下楼，洗澡	购物（轻东西），铲除草	跳舞，园艺，打乒乓球，游泳（18.3km/h）	轻农活，贴壁纸，建筑工人（室外），木工（轻活），油漆工
5~6	3.5km/h 10%	75w	快速平地步行（5.5km/h），骑自行车（17.5km/h）	掘松土，育儿	骑快马，滑冰（14.5km/h）	农活，木工，养路工，采煤工
6~7	4.5km/h 10%	100w	慢跑（4~5km/h）骑自行车（17.5km/h）	劈柴，扫雪，压水	网球（单打），轻滑雪	修路工程，水泥工，伐木工
7~8	5.5km/h 10%	125w	慢跑（8km/h），骑自行车（19km/h）	用铁锹挖沟，搬运（＜36kg 的重物）	登山，骑马飞奔，游泳，滑雪，打篮球	放牧，刨工
8~	5.5km/h 14%	150w	连续上 10 层楼梯，慢跑（8.9km/h）	–	各种体育比赛	炉前工（用铁锹铲煤＞16kg/min）

4. 无氧阈（anaerobic threshold，AT）　无氧阈是指人体在逐级递增负荷运动中，有氧代谢已不能满足运动肌肉的能量需求，开始大量动用无氧代谢供能的临界点。此时，血乳酸含量、肺通气量、二氧化碳排出量急剧增加。无氧阈是测定有氧代谢能力的重要指标，无氧阈值越高，机体的有氧供能能力越强。无氧阈相当于一般人心率在 140~150 次／分或最大摄氧量的 50%~60% 时的运动强度。如主要训练有氧耐力，则运动强度应在 AT 以下，此时内环境稳定，循环系统负荷较轻，对中老年人及心血管疾病患者较安全；如主要训练机体的无氧耐力，则运动强度应在 AT 以上。无氧阈测定通常采用有创的乳酸无氧阈（乳酸阈）和无创的通气无氧阈（通气阈）测定法。

（1）乳酸无氧阈（LAT）测定法　就是通过测定递增负荷运动中血乳酸的变化，即在运动中每间隔一定时间取一次受试者的静脉血，将血乳酸浓度变化与运动强度或做功能力变化的关系绘制成乳酸动力学曲线。血乳酸值从平稳值转为明显增加值的拐点，即机体供能方式由有氧供能为主转为无氧供能为主的临界点，即为乳酸无氧阈。个体乳酸无氧阈的变化范围很大，一般人的乳酸阈平均值约为4mmol/L。乳酸无氧阈测定法准确性较高、应用最为广泛，但因其是有创的，应用受到一定的限制。

（2）通气无氧阈（VAT）测定法　就是通过测试气体代谢指标的变化来反映供能代谢的变化。在递增负荷运动过程中，随着运动负荷的增加，无氧供能比例也增加，乳酸的积累也不断增加，而乳酸的增加需要靠血液中的碱储备来缓冲，因此产生的二氧化碳大量增加，这会刺激呼吸中枢使肺通气量增多，使气体代谢指标发生变化。在运动强度未达到无氧阈时肺通气量的增加与机体的需求成比例，而到无氧阈以后，通气量不成比例增加，远远超过机体正常代谢需要，其主要作用为清除体内多余的二氧化碳和乳酸。通气无氧阈的测定需要使用气体分析仪，通常测定的气体代谢指标有：肺通气量（VE）、摄氧量（VO_2）、二氧化碳的排出量（VCO_2）、呼吸商（R）等。用通气无氧阈测试无氧阈的判定标准为：逐级递增负荷运动时，VE/VCO_2出现非线性增加的拐点，或运动负荷达到一定功率后，$VEVO_2$出现陡峭升高点，同时VE/VCO_2未见降低。一般人通气阈平均值约为40L/min。用通气无氧阈测定无氧阈，最大优点是无创，有较高的重复性，且测定结果与运动时间的长短无关。

5. 氧脉搏（O_2Pulse）　氧摄取量和心率的比值称为氧脉搏，其代表体内氧运输效率，即每次心搏所能输送的氧量，在一定意义上反映了每搏心输出量的大小，氧脉搏减小表明心脏储备功能下降，心输出量的增加主要靠心率代偿。

6. 氧通气当量（VE/VO_2）　又称氧通气比量，是指消耗摄氧量所需要的通气量，是确定无氧阈的最敏感指标。

7. 呼吸储备（BR）　为最大通气量与最大运动通气量差（MVV-VEmax）的绝对值或以最大运动通气量占最大通气量的百分比表示。正常的呼吸储备功能值＞15/min。阻塞性肺疾病患者的BR减小。

8. 呼吸商（RQ）　为每分钟二氧化碳排出量（VCO_2）与每分钟耗氧量（VO_2）之比，其反映体内能量产生的来源（有氧供能或无氧供能）和酸碱平衡状况，有氧供能为主转为无氧供能为主时及代谢性酸中毒时RQ明显增高。

✎ **考纲摘要**

1. 脊髓水平、脑干水平、中脑水平、大脑皮层水平反射的定义。

2. 神经反射检查的目的、注意事项。

3. 人体形态学评估的主要内容、测量时的注意事项。

4. 不同肢体部位长度和围度的测量方法。

5. 常见的异常姿势。

6. 截肢后断端指标的测量方法。

7. 关节的分类、结构、运动类型。

8. 关节活动范围评定的定义、评定目的、评定方法、注意事项、结果分析。

9. 主要关节的具体评定方法和正常值。

10. 肌力、肌力评定的定义。

11. 决定肌力大小的因素、肌肉收缩的生理类型。

12. 肌力评定的目的、适应证与禁忌证、评定的分类。

13. 徒手肌力评定、简单仪器肌力评定、等速肌力测试仪器评定。

14. 肌张力的定义、正常特征，正常肌张力的分类。

15. 临床常见的肌张力异常表现（包括痉挛、僵硬、 肌张力障碍）的定义、原因和特征。

16. 痉挛的临床意义（益处和弊端）。

17. 影响肌张力的因素。

18. 肌张力评定的目的、适应证和禁忌证、评定方法及注意事项。

19. 痉挛的常用评定方法。

20. 肌张力低下的评定标准及其评定方法。

21. 颈椎功能障碍的康复评定内容和方法。

22. 腰椎功能障碍的康复评定内容和方法。

23. 髋关节功能障碍的康复评定内容和方法。

24. 膝关节功能障碍的康复评定内容和方法。

25. 偏瘫恢复6阶段理论。

26. 偏瘫、脑瘫的功能评定。

27. Brunnstrom技术、Bobath技术、运动再学习技术。

28. 浅感觉检查、深感觉检查、复合感觉检查。

29. 感觉功能评定的注意事项。

3.. 疼痛的定义及分类。

31. 常用的疼痛评定方法。

32. 疼痛评定的目的及注意事项。

33. 平衡、支持面、稳定极限的定义。

34. 维持平衡的生理机制。

35. 平衡功能评定的目的、适应证与禁忌证。

36. 平衡功能的定性评定、定量评定及注意事项。

37. 协调的定义，常见的协调障碍。

38. 协调评定的适应证和禁忌证。

39. 正常步态的基本参数。

40. 步行周期及在步行周期中的时空参数、运动学参数、动力学参数的特征。

41. 步态分析的方法。

42. 常见的异常步态。

43. 心电运动试验的基本原理。

44. 心电运动试验的应用范畴、适应证、禁忌证。

45. 主观呼吸功能障碍程度评定。

46. 气体代谢测定方法、运动方案及临床应用。

47. 代谢当量。

复习思考

一、选择题

（一）单项选择题

1. 紧张性迷路反射属于以下哪个水平的神经反射（　　　）

   A. 脊髓水平   B. 脑干水平   C. 中脑水平

   D. 大脑皮层水平   E. 其他

2. 阳性支持反射属于以下哪个水平的神经反射（　　　）

   A. 脊髓水平   B. 脑干水平   C. 中脑水平

   D. 大脑皮层水平   E. 其他

3. 以下哪项不属于反射评估的目的（　　　）

   A. 评估被检查者中枢神经系统的发育水平

   B. 中枢神经系统受损时，可以评估受损的状况

   C. 反射的评估可以给具体治疗方法提供依据

   D. 评估脑卒中患者对外界的反应灵敏度

   E. 以上都不正确

4. 以下哪项不属于浅反射（　　　）

   A. 角膜反射   B. 咽反射   C. 呕吐反应

   D. 肱二头肌发射   E. 跖（足底）反射

5. 保护性伸展反应一般出生后（   ）个月出现阳性，并保留终生

    A. 2   B. 4   C. 6   D. 10   E. 12

6. 下述不属于头部的测量标志点的是（   ）

    A. 头顶点   B. 眉弓   C. 颧弓   D. 乳突   E. 剑突

7. 人体形态学评估最常用的静态姿势是（   ）

    A. 仰卧位   B. 俯卧位   C. 坐位   D. 站位   E. 行走位

8. 不属于侧面观常见异常体态的是（   ）

    A. 头过度前伸   B. 胸脊柱后凸   C. 平背

    D. 腰椎前突   E 脊柱侧弯

9. 以下对测量下肢长度的描述正确的是（   ）

    A. 测量体位：患者侧卧位，髋关节中立位

    B. 测量方法：从髂前上棘到外踝尖的最短距离

    C. 测量方法：从髂前上棘到内踝尖的最短距离

    D. 测量方法：从股骨大转子到内踝尖的最短距离

    E. 测量方法：从股骨大转子到小足指尖的距离

10. 以下对测量小腿长度的方法表述正确的是（   ）

    A. 测量体位：患者侧卧位，下肢伸展，髋关节中立位

    B. 测量方法：膝关节外侧关节间隙到外踝尖距离

    C. 测量方法：髌骨到外踝尖的距离

    D. 测量体位：患者侧卧位，下肢伸展，髋关节内收位

    E. 测量体位：患者仰卧位，下肢屈曲，踝关节背屈

11. 使用量角器测量关节活动范围时，量角器移动臂的正确放置方法为（   ）

    A. 与构成关节的远端骨长轴平行   B. 与构成关节的近端骨长轴平行

    C. 与构成关节的远端骨长轴垂直   D. 与构成关节的近端骨长轴垂直

    E. 与关节轴心垂直

12. 下列属于关节基本结构的是（   ）

    A. 关节唇   B. 关节盘   C. 关节面   D. 关节结节   E. 滑液囊

13. 髋关节外旋的正常参考值是（   ）

    A. 0°~30°   B. 0°~45°   C. 0°~60°   D. 0°~75°   E. 0°~90°

14. 关节被动活动正常，但关节主动活动受限可能为（   ）

    A. 神经麻痹   B. 关节内粘连   C. 皮肤瘢痕挛缩

    D. 肌肉痉挛   E. 关节强直

15.肩关节屈曲或伸展活动度测量时，轴心是（ ）

  A.尺骨鹰嘴   B.肱骨外上髁   C.肩峰

  D.肩胛骨   E.肱骨大结节

16.在减重状态下能做全范围的关节活动，抗重力做关节全运动范围50%以下的关节活动，肌力为（ ）

  A.2$^-$级   B.2级   C.2$^+$级   D.3$^-$级   E.3级

17.下列哪个不是影响肌力的因素（ ）

  A.肌肉生理横断面   B.肌肉募集率   C.肌肉收缩形式

  D.智力因素   E.肌肉初长度

18.仰卧位，下肢被固定，双手置于体侧，让被检查者试图仰卧起坐，仅头部离开床面，腹直肌肌力达几级（ ）

  A.1级   B.2级   C.3级   D.4级   E.5级

19.有关徒手肌力检查中的注意事项，不正确的是（ ）

  A.给患者示范，让患者主动去完成

  B.减少因疼痛、疲劳等因素对肌力检查的干扰

  C.充分固定肌肉附着处的远端关节

  D.检查前详细了解肌肉、肌腱的解剖位置

  E.检查时所加阻力必须为同一强度，并且始终以平稳的速度持续给予阻力

20.以下对3级肌力的描述正确的是（ ）

  A.无可测知的肌肉收缩

  B.有轻微的收缩，不能引起关节活动

  C.在减重状态下能做全范围的关节活动

  D.能抗重力做全范围的关节活动，不能抗阻力

  E.能抗重力和充分的阻力的关节活动

21.下列哪项不属于等长肌力测量（ ）

  A.握力测试   B.捏力测试   C.关节全幅运动

  D.背拉力测试   E.腹、背肌等长耐力实验

22.无关节运动，仅可扪及肌肉收缩，肌力可评为（ ）

  A.1级   B.2级   C.3级   D.4级   E.5级

23.在肌力评定中，用拉力计测定背拉力，以拉力指数评定，正常标准男性为（ ）

  A.100~150   B.150~200   C.200~250   D.250~300   E.50~100

24.斜方肌肌力达2级时表现为（ ）

  A.侧卧，托住头部时可仰头   B.俯卧，抬头时触及斜方肌活动

C. 俯卧，能抬头但不能抗阻　　　　D. 俯卧，能抬头抗中等阻力

E. 俯卧，抬头时能抗加于枕部的较大阻力

25. 下列不属于肌力测试的注意事项是（　　　）

A. 严格按照测试的操作规范进行

B. 肌力测试，年老体弱与心血管系统疾病患者慎用

C. 对受检者做好必需的动员

D. 不宜在受测者疲劳、饱餐或易被干扰的环境内进行

E. 耐力测定检查者不需要对受检查者做必要的动员

26. 帕金森病最主要的运动障碍是指（　　　）

A. 肌肉强直　　　　　　　B. 运动缓慢和运动困难　　　　C. 静止性震颤

D. 意向性震颤　　　　　　E. 姿势异常

27. 下列哪项不是肌痉挛的评定方法（　　　）

A. Penn 痉挛频率评定　　　　　B. Oswestry 等级评定

C. 修订 Ashworth 分级法　　　　D. 手法快速 PROM 评定　　　E.lovett 实验评定

28. 脊髓损伤后常出现肌肉痉挛，首要的措施是（　　　）

A. 寻找并去除诱因　　　　　　B. 牵张运动及放松训练

C. 抗痉挛药物　　　　　　　　D. 神经阻滞治疗　　　　E. 手术治疗

29. 修订 Ashworth 分级法中"肌张力严重增高，进行 PROM 检查有困难"属于（　　　）

A. 0 级　　　　B. Ⅰ级　　　　C. Ⅱ级　　　　D. Ⅲ级　　　　E. Ⅳ级

30. 在确定受损神经根的部位时，最有意义的体征是（　　　）

A. 活动范围　　　　　　　B. 压痛区　　　　　　C. 无力的分布

D. 深腱反射　　　　　　　E. 感觉减退的分布

31. 颈椎病时的体征不包括（　　　）

A. 颈神经根病体征　　　　B. 颈部范围减小　　　　C. 颈肌痉挛压痛

D. 颈部姿势异常　　　　　E. 头部震颤

32. 在确定受损神经根的部位时，最有意义的症状是（　　　）

A. 颈痛　　　　　　　　　B. 肩胛间痛　　　　　　C. 枕下区头痛

D. 手感觉异常　　　　　　E. 臂痛

33. 与坐骨神经受压无关的特殊检查是（　　　）

A. 屈颈试验　　　　　　　B. 鞠躬试验　　　　　　C. "4"字试验

D. 直腿抬高加强试验　　　E. 拉塞格试验

34. 强直性脊柱炎的发病，最早一般出现于（　　　）

   A. 骶髂关节   B. 腰骶关节   C. 腰椎

   D. 胸椎   E. 下段颈椎

35. 腰椎间盘突出症的试验检查方法有（　　　）

   A. 椎间孔压迫试验   B. 臂丛牵拉试验   C. "4"字试验

   D. 直腿抬高加强试验   E. 跟臀试验

36. 梨状肌综合征的试验检查方法是（　　　）

   A. 椎间孔压迫试验   B. 臂丛牵拉试验   C. "4"字试验

   D. 直腿抬高加强试验   E. 梨状肌紧张试验

37. 膝侧副韧带损伤所用的试验检查方法是（　　　）

   A. 膝关节分离试验   B. 前后交叉韧带的检查

   C. "4"字试验   D. 直腿抬高加强试验   E. 拉塞格试验

38. 中枢神经系统损伤引起的运动功能障碍，不包括：

   A. 肌张力增高   B. 异常运动模式   C. 偏身感觉障碍

   D. 病理反射阳性   E. 联合反应

39. 中枢神经损伤后患者会出现以下何种共同运动（　　　）

   A. 肩关节内收内旋，肘关节伸展   B. 肩关节外展外旋，肘关节伸展

   C. 髋关节屈曲，踝关节跖屈   D. 肘关节伸展，前臂旋后

   E. 膝关节屈曲，踝关节跖屈

40. Fugl-Meyer 评定法（　　　）

   A. 不能评分，只评级   B. 进行评分

   C. 既进行评分又评级   D. 既不评分也不分级，靠主观判断

   E. 都不是

41. 异常运动模式评定方法不包括（　　　）

   A. Brunnstrom 评定法   B. Ashworth 评定法

   C. Fugl-Meyer 评定法   D. Carr-Shepherd 评定法

   E. Bobath 评定法

42. Brunnstrom 偏瘫恢复 6 阶段理论的第 2 阶段（　　　）

   A. 肌张力降低   B. 开始出现联带运动特点的不随意运动

   C. 出现联带运动特点的随意运动   D. 痉挛减轻

   E. 出现有功能的分离运动

  43. 某患者，男，66 岁。因脑梗死 1 个月余进入康复科，现神清，右侧偏瘫及偏身感觉障碍、偏盲，右上肢屈肌张力增高，右下肢伸肌张力增高。

（1）按照Brunnstrom偏瘫恢复6阶段理论，患者至少应评定为（　　　）

    A. 第1阶段　　　　　　　　　B. 第2阶段　　　　　　　C. 第3阶段

    D. 第4阶段　　　　　　　　　E. 第5阶段

（2）以下何种检查不能反映该患者运动控制障碍情况（　　　）

    A. 反射检查　　　　　　　　　B. 平衡、协调功能检查

    C. 肌张力分级　　　　　　　　D. 运动模式检查　　　　E. 感觉检查

（3）患者入院两周后采用Fugl-Meyer评定法评定得分60分，该患者是（　　　）

    A. Ⅰ级，患肢严重运动障碍　　　B. Ⅱ级，患肢明显运动障碍

    C. Ⅲ级，患肢中等度运动障碍　　D. Ⅳ级，患肢轻度运动障碍

    E. 无运动障碍

44. 轻微刺激引起强烈的感觉，属于以下哪种感觉障碍（　　　）

    A 感觉倒错　　B. 感觉过度　　　C. 感觉过敏　　　D. 感觉缺失　　　E. 感觉减退

45. 让患者闭目，用每秒震动256次的音叉柄端置于患者骨骼突出部位上，请患者指出音叉有无震动，属于以下哪个感觉功能检查（　　　）

    A. 温度觉　　B. 位置觉　　　C. 震动觉　　　D. 图形觉　　　E. 定位觉

46. 浅感觉评定包括哪些评定（　　　）

    A. 重量识别觉　　B. 质地识别觉　　C. 位置觉　　　D. 运动觉　　　E. 痛觉

47. 嘱患者闭目，用铅笔或火柴棒在患者皮肤上写数字或画图形（如圆形、方形、三角形等），询问患者能否感觉并辨认，属于以下哪种感觉检查（　　　）

    A. 图形觉　　B. 位置觉　　　C. 定位觉　　　D. 痛觉　　　E. 实体觉

48. 以下关于感觉功能评定的检查，说法错误的是（　　　）

    A. 评定环境应安静、温度要适宜

    B. 检查时可以对患者进行暗示性提问

    C. 评定者需介绍检查的目的、方法、要求

    D. 在浅深感觉均正常时，方可进行复合感觉检查

    E. 患者必须意识清楚，认知良好

49. 急性疼痛的时间标准通常小于（　　　）天

    A. 12　　　　　B. 30　　　　　C. 40　　　　　D. 20　　　　　E. 50

50. 疼痛是一种与组织损伤或潜在组织损伤相关的不愉快的（　　　）感觉

    A. 主观　　　　B. 客观　　　　C. 自我　　　　D. 不良　　　　E. 负面

51. 临床中最常用的疼痛评分方法是（　　　）

    A. NRS　　　　B. VRS　　　　C. FLACC　　　D. VAS　　　　E. BRS

52. 以下对疼痛的描述哪项正确（　　　）

　　A. 疼痛是患者的客观感受，缺少客观体征

　　B. 疼痛不受精神和心理因素影响

　　C. 用药期间的疼痛程度评估有助于及时调整止痛药物的用药剂量

　　D. 评估者应以自我观点对疼痛患者进行个体化评估。

　　E. 疼痛评定不需要一对一进行，可由一名检查者同时评定多名患者。

53. 下列哪种评定方法适用于婴幼儿（　　　）

　　A. VAS　　　　　B. NRS　　　　　C. FLACC　　　　D. VRS　　　　　E. PDS

54. 下述人体系统中，除了哪项均与平衡功能相关（　　　）

　　A. 躯体感觉系统　　　　　　　　B. 视觉系统

　　C. 前庭系统　　　　　　　　　　D. 自主神经系统　　　　　　　E. 运动系统

55. 医学范畴内的动态平衡是指（　　　）

　　A. 机体恢复原有平衡或建立新平衡的过程

　　B. 人体所处的一种姿势或稳定状态

　　C. 能支撑身体并能运动的能力

　　D. 使人体能保持身体某些部位的稳定，同时有选择地运动身体的其他部位

　　E. 身体所处的一种姿势在运动或受到外力作用时，能自动调整并维持姿势的一种能力

56. 影响人体平衡的外界因素不包括（　　　）

　　A. 人体重心的高低　　　　　　B. 前庭功能是否受损　　　　　C. 支持面大小

　　D. 支持面质地　　　　　　　　E. 有无外力作用

57. 平衡评定的内容主要是评定个体能否做到以下几点，除哪项外（　　　）

　　A. 静止状态下不同体位均能保持平衡

　　B. 运动状态下能精确地完成运动并能保持新的平衡

　　C. 对外界的变化能迅速做出反应

　　D. 姿势反射

　　E. 当支撑面发生移动时能保持平衡

58. 简易平衡评估的方法不包括（　　　）

　　A. 睁眼站立　　　　　　　　B. 闭眼站立　　　　　　　　C. 双脚并拢站立

　　D. 单脚站立　　　　　　　　E. 跳跃

59. 根据中枢神经病变部位的不同，协调功能障碍可分为（　　　）

　　A. 小脑性共济失调、脊髓后索共济失调、基底节共济失调

　　B. 小脑性共济失调、脊髓侧束共济失调、基底节共济失调

　　C. 脊髓后索共济失调、基底节共济失调、脊髓侧束共济失调

D. 脊髓侧束共济失调、锥体束共济失调、基底节共济失调

E. 小脑性共济失调、脊髓后索共济失调、锥体束共济失调

60. 下列哪项不属于小脑的功能（　　　）

A. 运动协调　　　　　　　　B. 姿势平衡　　　　　　　　C. 维持肌肉张力

D. 本体感觉的传入　　　　　E. 以上都属于

61. 下列哪项不是协调评定检查（　　　）

A. 指鼻试验　　　　　　　　B. 握拳试验　　　　　　　　C. 拇指对指试验

D. 反弹试验　　　　　　　　E. 钟摆试验

62. 感觉性共济失调发生于（　　　）

A. 帕金森病　　　　　　　　B. 小脑损伤　　　　　　　　C. 脊髓后索病变

D. 脊髓侧索病变　　　　　　E. 基底节病变

63. 关于协调，除外哪项（　　　）

A. 人体产生的平滑、准确、有控制的运动能力

B. 包括按照一定的方向和节奏

C. 以笨拙的、不平衡的和不准确的运动为特点

D. 适当的力量和速度

E. 达到准确的目标

64. 下列哪项不是非平衡协调检查（　　　）

A. 指指试验　　　　　　　　B. 指鼻试验　　　　　　　　C. 单足站立

D. 拍膝试验　　　　　　　　E. 握拳试验

65. 下列哪项是平衡协调检查（　　　）

A. 指鼻试验　　　　　　　　B. 指指试验　　　　　　　　C. 单足站立

D. 拍膝试验　　　　　　　　E. 握拳试验

66. 下列常见的协调障碍，不属于共济失调的是（　　　）

A. 手足徐动　　　　　　　　B. 震颤　　　　　　　　　　C. 轮替运动

D. 辨距不良　　　　　　　　E. 运动分律

67. 步行与跑步的区别是（　　　）

A. 有支撑相　　　　　　　　B. 有摆动相　　　　　　　　C. 有双支撑相

D. 无双支撑相　　　　　　　E. 无摆动相

68.. 痉挛型脑瘫步态又称为（　　　）

A. 前冲步态　　　　　　　　B. 跨越步态　　　　　　　　C. 慌张步态

D. 剪刀步态　　　　　　　　E. 划圈步态

69. 臀大肌步态的特点是（　　　）

　　A. 摇摆步态　　　　　　　　B. 仰胸挺腹步态　　　　C. 扶膝步态

　　D. 剪刀步态　　　　　　　　E. 跨越步态

70. 下列哪项不是步态观察的内容（　　　）

　　A. 行进是否稳定和流畅　　　　B. 是否足下垂、足内翻

　　C. 足是否全部着地　　　　　　D. 躯干摆动过度或不足

　　E. 是否有双支撑期

71. 小脑病变的步态特点是（　　　）

　　A. 醉汉步态　　　　　　　　B. 摇摆步态　　　　　　C. 剪刀步态

　　D. 扶膝步态　　　　　　　　E. 短腿步态

72. 心电运动试验的相对禁忌证不包括（　　　）

　　A. 严重的高血压（高于 200/120mmHg）和肺动脉高压

　　B. 中度瓣膜病变和心肌病

　　C. 明显行动过速或过缓

　　D. 中至重度主动脉瓣狭窄

　　E. 急性肺动脉栓塞或梗死

73. 有关心电运动试验，下列叙述错误的是（　　　）

　　A. 可以协助临床诊断　　　　B. 确定功能状态　　　　C. 评定康复治疗效果

　　D. 指导康复训练　　　　　　E. 为制定运动处方提供定性依据

74. 心电运动试验的绝对禁忌证不包括（　　　）

　　A. 未控制的心力衰竭或急性心力衰竭

　　B. 严重的左心功能障碍

　　C. 血流动力学不稳的严重心律失常

　　D. 稳定型心绞痛

　　E. 剧增型心绞痛

75. 目前用于评定冠心病患者心脏功能最有价值的无创检查是（　　　）

　　A. 运动试验　　　　　　　　B. 应激试验　　　　　　C. 心脏彩超

　　D. 动态心电图　　　　　　　E. 心脏 MRI

76. 某患者，女，46 岁。诊为"缺血性心脏病"，现体力活动明显受限。休息时正常，但轻度体力活动可引起疲劳、心悸、呼吸困难或心绞痛。患者 NYHA 心功能临床分级为（　　　）

　　A. 心功能 Ⅰ 级　　　　　　B. 心功能 Ⅱ 级　　　　C. 心功能 Ⅲ 级

　　D. 心功能 Ⅳ 级　　　　　　E. 心功能 Ⅴ 级

77. 主观呼吸功能障碍程度评定，下列哪项叙述是错的（　　　）

　　A. 通常采用六级制

　　B. 0级：有不同程度肺气肿，但日常生活无影响、无气短

　　C. 2级：较剧烈劳动或运动时出现气短

　　D. 3级：慢走即有气短

　　E. 4级：讲话或穿衣轻微动作时气短

78. 下列除外哪项都是基础肺活量（　　　）

　　A. 潮气量　　　　　　　　　B. 深吸气量　　　　　　　C. 功能残气量

　　D. 肺活量　　　　　　　　　E. 肺总量

（二）多项选择题

1. 以下属于大脑皮质水平反射的是（　　　）

　　A. 倾斜反应　　　　　　　　B. 姿势固定　　　　　　　C. 迈步反应

　　D. 紧张性颈反射　　　　　　E. 紧张性迷路反射

2. 以下属于脑干水平反射的有（　　　）

　　A. 对称性紧张性颈反射　　　B. 紧张性迷路反射　　　　C. 阳性支持反射

　　D. 非对称性紧张性颈反射　　E. 以上都不是

3. 以下对测量上臂残端长度的描述正确的是（　　　）

　　A. 测量体位：坐位或站位，上臂残肢自然下垂

　　B. 测量方法：腋窝前缘到残肢末端

　　C. 测量体位：坐位或站位，上臂残肢抱在胸前

　　D. 测量方法：腋中线下缘到残肢末端

　　E. 测量方法：肩缝到残肢末端

4. 对扁平足的描述正确的是（　　　）

　　A. 又称平足，足内侧纵弓变低

　　B. 距骨向前、内和下方移位，跟骨向下和旋前

　　C. 平足可以分为僵硬的平足和可屈性平足两类

　　D. 行走时蹬地动作和弹性差，行走动作比较僵硬

　　E. 不适宜跑步运动

5. 髋关节属于（　　　）

　　A. 多轴关节　　　　　　　　B. 双轴关节　　　　　　　C. 椭圆关节

　　D. 鞍状关节　　　　　　　　E. 球窝关节

6.关于关节活动范围的测量以下描述正确的是（　　　）

　　A.量角器的轴心对准关节运动的轴心

　　B.测量过程中量角器的位置始终保持不变

　　C.测量时应充分暴露待测关节，避免误差

　　D.通常量角器的固定臂与构成关节的近端骨平行

　　E.测量时量角器起始的角度均为0°

7.MMT 三级标准为（　　　）

　　A.有轻微肌肉收缩

　　B.能抗重力做关节全范围运动，但不能抗阻力

　　C.在减重状态下能做关节全范围运动

　　D.相当于正常肌力的50%

　　E.相当于正常肌力的75%

8.徒手肌力检查的注意事项包括（　　　）

　　A.采取正确的测试姿势

　　B.选择适当的测试时机

　　C.肌力达4级以上时，所做抗阻力须连续施加，并保持与运动方向相反

　　D.测试时应左右比较

　　E.中枢神经系统病损所致痉挛患者应做 MMT

9.肌力测定的禁忌证包括（　　　）

　　A.严重疼痛　　　　　　　　　　B.关节活动极度受限

　　C.严重关节积液或滑膜炎　　　　D.软组织损伤后愈合较长时间

　　E.骨关节不稳定

10.肌力的大小与下列哪项有关（　　　）

　　A.与肌张力有关　　　　　　　　B.与肌纤维的数量成正比

　　C.与肌纤维的排列形式有关　　　D.与肌纤维的长度有关

　　E.与肌的生理横断面积成正比

11.徒手肌力评级是依据（　　　）

　　A.关节活动范围　　　　B.抗重力的能力　　　　C.抗阻力的能力

　　D.疲劳程度　　　　　　E.肌肉的收缩

12.痉挛对患者的不利影响主要包括（　　　）

　　A.随意运动难以完成　　　　　　B.运动迟缓，控制不良

　　C.动作协调困难　　　　　　　　D.易发生压疮等并发症

　　E.影响步态和日常生活活动

13. 下列关于帕金森病患者肌肉强直的叙述，正确的是（　　　　）

　　A. 仅见于躯干肌肉　　　　　　　　B. 仅见于四肢肌肉

　　C. 可见于躯干和四肢肌肉　　　　　D. 仅见于屈肌　　　　E. 屈肌、伸肌均有

14. 外周神经损伤后可表现为（　　　　）

　　A. 肌张力增高　　　　　　　　B. 肌张力降低　　　　　　C. 肌肉萎缩

　　D. 痉挛性瘫痪　　　　　　　　E. 腱反射减弱或消失

15. 一般程度的痉挛产生的有益作用包括（　　　　）

　　A. 避免肌萎缩　　　　　　　　B. 预防深静脉血栓　　　　C. 预防骨质疏松

　　D. 预防肢体水肿　　　　　　　E. 维持坐姿、转移、站立和行走

16. 以下属于浅感觉的是（　　　　）

　　A. 触觉　　　　　　　　　　　B. 痛觉　　　　　　　　　C. 温（度）觉

　　D. 压觉　　　　　　　　　　　E. 两点辨别觉

17. 感觉功能评定的适应证有（　　　　）

　　A. 中枢神经系统病变　　　　　B. 周围神经病变　　　　　C. 外伤

　　D. 精神不能控制者　　　　　　E. 缺血或营养代谢障碍

18. 以下哪些是常用的疼痛评估方法（　　　　）

　　A. 压力测痛法　　　　　　　　B. 视觉模拟评分法　　　　C. Oswestry 功能障碍指数

　　D. 口述分级评分法　　　　　　E. 45 区体表面积评分法

19. 以下对疼痛的描述哪些是正确的（　　　　）

　　A. 疼痛的影响因素较多，个体差异也较大

　　B. 疼痛会受精神、心理因素影响

　　C. 检查者应以整体的观点对疼痛患者进行个体化评估

　　D. 检查者应全面了解疼痛，除患者一般情况外，应重点评估疼痛发生的时间、部位、性质、程度及伴随症状。

　　E. 疼痛是患者的一种主观情绪体验，至今为止国际上并无统一的定义

20. 人体平衡的维持需要（　　　　）的参与

　　A. 运动系统　　　　　　　　　B. 前庭系统　　　　　　　C. 躯体感觉系统

　　D. 内分泌系统　　　　　　　　E. 视觉系统

21. 平衡功能障碍时以下描述正确的是（　　　　）

　　A. 对外来干扰不能做出安全有效的反应　　　　B. 不能在随意运动中调整姿势

　　C. 能够保持正常体位　　　　　　　　　　　　D. 不能保持正常体位

　　E. 自主神经系统正常

22. 协调评定检查有（　　　）

　　A. 旋转试验　　　　　　　　　B. 握拳试验　　　　　　　C. 拇指对指试验

　　D. 指鼻试验　　　　　　　　　E. 拍膝试验

23. 根据中枢神经病变部位的不同，协调功能障碍可分为（　　　）

　　A. 小脑共济失调　　　　　　　B. 脊髓后索共济失调　　　C. 基底节共济失调

　　D. 锥体束共济失调　　　　　　E. 脊髓侧束共济失调

24. 协调是指（　　　）

　　A. 人体产生平滑、准确、有控制的运动能力　　　　　　B. 运动质量

　　C. 包括按照一定的方向和节奏

　　D. 适当的力量和速度

　　E. 达到准确的目标

25. 偏瘫步态的特点有哪些（　　　）

　　A. 踝关节跖屈内翻　　　　　　B. 剪刀步态　　　　　　　C. 鸭子步态

　　D. 醉汉步态　　　　　　　　　E. 划圈步态

26. 摆动相中期下列哪几项是错误的（　　　）

　　A. 髋关节屈曲 30° 左右　　　　B. 膝关节屈曲 60° 左右

　　C. 踝关节跖屈 15° 左右　　　　D. 膝关节屈曲 30° 左右

　　E. 髋关节屈曲 60° 左右

27. 心电运动试验的目的包括（　　　）

　　A. 制定运动处方提供依据　　　B. 冠心病的早期诊断

　　C. 确定患者定下运动的危险性　D. 判定冠状动脉病变的严重程度及预后

　　E. 评定运动锻炼和康复治疗的效果

28. 心脏负荷试验包括下列哪些（　　　）

　　A. 心电运动试验　　　　　　　B. 超声心动图运动试验

　　C. 核素运动试验　　　　　　　D. 6 分钟步行试验　　　E. 超声心动图

二、简答题

1. 简述物理治疗评定的目的、流程及方法。

2. 神经反射的发育顺序是什么？

3. 中脑水平神经反射包括哪些反射？

4. 人体测量时的注意事项有哪些？

5. 简述姿势的定义。

6. 简述使用量角器进行关节活动度测量的基本步骤。

7. 影响关节活动度的因素有哪些？

8. 简述徒手肌力评定的特点、分级标准。

9. 简述影响肌力的因素。

10. 简述肌力评定的目的及应用范围。

11. 简述肌力评定的禁忌证。

12. 简述肌力评定的注意事项。

13. 简述肌张力评定的注意事项。

14. 简述痉挛发生的生理机制。

15. 简述直腿抬高试验和加强试验的操作方法和意义。

16. 简述腰部压痛点及其临床意义。

17. 简述中枢神经系统损伤后运动控制障碍的表现特点。

18. 简述 Brunnstrom 评定法的肢体功能恢复 6 阶段理论。

19. 简述 Fugl-Meyer 和 Carr-Shepherd 运动功能评定的特点。

20. 简述感觉检查的内容。

21. 简述感觉功能评定的适应证及禁忌证。

22. 简述疼痛的定义及发生机制。

23. 简述疼痛评定常用的方法。

24. 简述维持平衡的生理机制。

25. 简述平衡功能评定的常用方法。

26. 目测法步态分析包括哪几方面内容？

27. 简述神经系统疾患所致的异常步态及其特点。

28. 常用的心电运动试验种类有哪些？

29. 简述心电运动试验的结果和意义。

扫一扫，知答案

模块三

作业治疗评定技术

项目一　作业治疗评定基础

扫一扫，看课件

> 【学习目标】
>
> 掌握：作业治疗的概念、分类、影响作业活动的因素；作业治疗评定的目的与分类；作业治疗评定的流程、步骤与方法。

一、基本概念

（一）作业

在治疗学中，作业（occupation）是指人们为了生存所需要进行的诸多方面的活动，是作业活动的总称。作业的英文名称由 occupy 变化而来，occupy 一词的意思是占有时间、占有地点、占有物品、捕捉心灵等，也就是用时间、空间、物品来填满时空及人们的身心。作业意指工作、职业、娱乐、日常事务，是指与时间、能量、关心与注意的目标指向性有关的活动，也指为达到某一目的而进行的系列身体活动。换言之，作业也就是人们利用自己的时间所做的一切事情，包括照顾自己、工作、娱乐、休闲活动等。

作业是人们生活的重要组成部分，作业活动者进行身体与精神方面的一切作业活动，从而在其物理、生理、心理、社会适应及文化方面产生相应的结果。

（二）活动

1.活动（activity）　活动在作业治疗中指活跃、活动性、行动、行为。根据人类的活动理论，活动是指一个人为达到预定目标，利用自己的身心能力、时间、精力、兴趣及注意力的过程，是提高人的适应能力和参与社会必不可少的条件，贯穿于人的一生中，主要在生活、工作、娱乐、学习等各方面。在作业治疗学中，活动指占有或填充患者的时间与空间，使其参与到其中。

2. **作业活动**（occupational activity） 在治疗学中，作业活动是指作业疗法中所使用的活动。随着作业治疗实践活动的不断开展，作业活动的含义也随着作业科学的发展不断被赋予许多新的内涵。例如，经济方面的含义，行为、雇用、期望等方面的含义，文化方面的含义。目前，作业疗法所使用的活动包括现实生活中所必需的日常生活技能、工作、职业、家务劳动、教育、社会活动等，其中还包括一些创造性技能（如陶艺、木工、金工、手工艺、纺织）和社会性活动（如游戏、体育运动、园艺）等。

3. **作业治疗**（occupational therapy，OT） 作业治疗又称作业疗法，其目的是协助残疾者或患者选择、参与、应用有目的性和有意义的活动，去预防或减少与生活有关的功能障碍（自理、工作、游戏/休闲）及促进最大程度的功能改善，达到最大限度地恢复躯体、心理和社会方面的适应及功能，增进健康，预防能力的丧失及残疾的发生，使人可以在生活环境中得以发展，鼓励他们参与并为社会做贡献。作业治疗的定义随着社会和环境的变化进行了相应修改，以往 OT 可被定义为利用有意义的活动作为治疗媒介，提高残疾人在自理、工作及休闲活动上的独立能力。OT 也非常注重利用环境改良方法减轻残疾及残障，以求达到增进患者的生存质量的目的。

二、作业活动分类

作业活动是一个人在其特定的发育阶段和生活环境中每天必须完成的活动或承担一定角色所从事的各种活动。每一个人都要通过参加各种活动来建立个人形象和自信心，理解生活的意义和价值。因此，无论健康人还是残疾人，参与活动是提高生活质量、体现生命价值的根本途径。从作业疗法的角度将作业活动分为三大类，即自理活动、工作或生产性活动及休闲活动。

（一）日常生活活动

日常生活活动是指为了生存与健康，人们每天常规都要进行的活动。日常生活活动分为基本日常生活活动和器具性日常生活活动。日常生活活动具体分类包括如下：

1. **自我照料** 吃饭、洗脸、刷牙、剃须、化妆、如厕、洗澡、梳头、更衣、基本的起居移位等。

2. **家务活动** 可以分为室内及室外活动，室内再细分为轻巧的家务操作和辛苦的家务操作。

（1）轻巧的家务操作 烹调、烹饪的准备、烹饪后的清洁打扫、杂事项的活动整理、家庭财政、理财行为等。

（2）辛苦的家务操作 打扫活动、清洁家具、洗涤、熨衣、晾晒等，也包括照顾子女类的活动、哺乳、换尿布、照看幼儿、辅导类活动，以及照顾老年人及患者、照顾宠物等。

（3）室外家务活动　包括：购物类的活动，例如购买生活基本用品的活动；交通方面的活动，包括往返学校或工作地点等；去银行、政府机构打理有关的事项，以及同子女外出进行活动等。

（二）工作/生产性活动

工作或生产性活动是指通过提供物质与服务，能够对社会、对家庭做出贡献或对自己有益的那些活动，是体现个人价值的活动，如有报酬的工作、志愿者服务、学习接受教育、家务管理、抚养子女、照顾他人等。工作/生产性活动可以分为以下几类：

1. **付薪工作**　是人为了生活的需要而进行的，目的在于获得经济收入。如全日制及部分时间制的工作、业余打工等。

2. **没有付薪的工作**　一般是人在福利机构内做志愿形式的工作，如当义工，或参加小区集会、宗教活动、婚礼、丧礼、公益活动等社会活动。

3. **学业活动**　可以分成校内活动和校外活动。校内活动有上课、打扫卫生、运动会及其他学校活动；校外活动包括完成家庭作业、家中自学或温习、去补习班补习等。

（三）休闲活动

休闲活动通常指那些有趣的，能给人们带来轻松、愉悦或惬意感的娱乐消遣活动。参加休闲娱乐活动的目的是为了使自己在精神上放松、缓解压力、满足兴趣、保持身体健康、和家人或友人增进感情及增加自我表现的机会。参与休闲活动有助于扩展个人的知识与技能，有助于发展正常的生理与心理空间。休闲活动分类如下：

1. **主动式休闲**　有打太极、气功、茶道等养生活动，也包括体操、球类、跑步、游泳、游戏比赛等运动，也可以有逛街、散步、钓鱼类、下棋、打麻将等放松活动。

2. **被动式休闲**　看电视、听广播、读书、看报刊等，也可以是听音乐及看录像及影碟等欣赏活动。

3. **交际活动**　与家人、朋友、亲属等的交际活动，也有约会、闲聊、打电话、聚会等活动。

4. **艺术活动**　包括乐器演奏、绘画及摄影等内容。

以上是目前经常应用的一些分类方法，实际应用时即使是同样的作业活动也会有不同的分类，主要是根据个人的需要、当时进行这些作业活动的环境及特殊的生活情境等，来决定归属于不同的类型中。

三、影响作业活动的因素

能否完成作业活动或在作业活动中能否有良好表现，有赖于身心和环境两方面的支持。任何一个方面出现问题都会对作业活动的质与量产生影响。

（一）影响作业活动的个人因素

自身的因素包括一个人的躯体、精神心理、社会文化素质及信仰或信念等，它们从不同的角度，在不同的时期或阶段起着积极、促进或消极、妨碍的作用。

1. 躯体功能因素　包括运动功能、协调功能、平衡功能、言语功能、吞咽功能、感觉功能状况等。

2. 精神心理因素　包括注意、记忆、思维、逻辑、推理、执行能力，识别、运用能力，情绪、社会行为、应对和适应能力及动机等。

3. 社会文化因素　社会文化因素指一个人在家庭或社会文化环境中发展形成的心理素质，包括价值观、兴趣的选择及角色的领悟能力等。

4. 信念及信仰因素　指一个人所具有的生活目的感、对于生命的理解及生命赋予各种活动的含义，它并不仅仅局限于宗教信仰。

（二）影响作业活动的环境因素

人们将影响作业活动实施的所有外界因素称之为环境。环境是一个人从事并完成有目的的作业活动的外在条件，存在环境障碍会阻碍残疾人最佳作业活动能力的发挥，而提供环境支持则有利于并促进和帮助其发挥最佳的作业活动能力。可将环境分为物质环境、文化环境、社会环境及政治环境等。物质的、文化的、社会的及政治的环境都可能从不同角度起着阻碍或支持作用。

1. 物质环境　是指各种建筑（家居、社区以及公共建筑）、交通工具、各种可利用空间和设备及物品等。

2. 社会环境　包括居住方式（独居或与家人同住）、社会支持、社区支持（邻居、朋友）、公众的态度与偏见，与种族、宗教信仰、社会经济地位及语言有关的机会与限制。

3. 文化环境　包括家庭结构与状况、受教育背景、工作与闲暇时的活动方式及期望、自身文化与周围文化的相关性，受到文化环境的熏陶或影响所表现出的、对待疾病与健康、治疗与处理残疾的态度。

4. 政治环境　包括政府对保健及健康服务的支持，政府对残疾人的支持，用于残疾人、残疾人家属及社区服务的政府基金，残疾人选举和被选举的权利等。

四、人类作业活动模式

（一）作业表现模式

作业能力模式于 20 世纪 60 年代初提出，美国作业治疗协会于 1994 年提出统一术语（uniform terminology）作为作业治疗的世界蓝本，正式命名为作业治疗实践框架，即现在描述的作业表现模式。此模式基本内容包括作业范围（日常生活活动、工作及生产活动、休闲活动）、作业技能（感觉运动、神经肌肉骨骼、运动、认知技能）、作业情景（时间范畴、环境范畴）。

（二）人类作业模式

人类作业模式（MOHO）于 20 世纪 80 年代提出，它是一种以服务对象为中心的理论模式，提供了一个人类的作业适应和治疗的过程。此模式考虑到推动作业的动机，保持作业的日常习惯，熟练技巧能力的性质，以及环境对作业的影响。人类作业模式强调所有的作业活动是由人的内部特征（意志、习惯及履行能力）与身体和社会环境（个体进行作业活动时所使用的物体、活动空间，特定情况下可用、预期或要求的作业活动的形式或任务，构成个体背景的社会团体及周边的文化、政治、经济力量）的特征相互作用而产生的。

（三）人、环境与作业模式

人、环境与作业模式是加拿大的 Law 博士等人于 1994 年提出，此模式阐明作业表现就是人、环境及作业的相互结果。人具有探索、控制及改变自己及环境的天性，在日常生活中的"生活"被视为是人与环境的互动，这互动过程是通过日常作业而进行。此过程是动态的及不断因应情况而改变，而且三者又互相影响。

五、作业治疗评定概述

（一）评定目的

1. 确定功能障碍，明确作业治疗"诊断"　找出患者存在哪些活动障碍和功能障碍，了解损伤的程度如障碍的部位、性质和程度，以及患者功能丧失的情况。

2. 确定代偿潜力，推断治疗潜力　了解患者的机能代偿情况和预测治疗后能达到的情况，判断患者的治疗前景是完全恢复、部分恢复或者难于恢复。

3. 制定治疗目标　根据评估结果，有效地利用人力和物力，正确地制定治疗目标。

4. 确定治疗方案　在已确定损伤程度、掌握障碍原因的前提下，可以确立治疗方案。

5. 判断治疗效果　评估是判断治疗结果的依据。经治疗后，只有通过科学的评估，才能得出客观的结果。可以给患者、家属及医疗单位展示治疗效果，以利于进一步的治疗，或者进行预后总结。

6. 比较治疗方案优劣　根据当时、当地及康复机构的条件，为患者可以制定多个治疗方案，或者针对多个医院、同一疾病分别设立不同的治疗方案，分析比较每个方案的疗效及投入效益比例，从而筛选出花费小而效果好的治疗方案以便今后推广实施。

7. 留下医疗文书依据　评估的数据和结论内容除了可以指导临床的治疗外，还是具有法律效力的医疗证据文件。

（二）评定分类

作业治疗评定是临床康复评估的一部分，除了通常康复功能评估的基本内容外，作业治疗评估更强调患者整体活动的独立性。作业治疗过程自评估开始，以评估结束。

临床上，按照康复评估方法使用的范围，可以分为以下两大类：

1. 康复医学通用评估方法　是指康复治疗人员均采用的方法。如徒手肌力评估、关节活动度评定、肌张力评定、姿势评定、心理评估、心肺功能评估和电诊断等。

2. 作业治疗专用评估方法　是指主要被作业治疗师采用，而其他治疗人员较少采用的方法。其内容较多，主要的有任务分析、活动分析、加拿大作业活动行为评估、职业评估等。其他如环境评估、手功能评估和认知知觉评估，具体的评估模式、评估量表及评估方法参照本模块的相关项目内容。

康复诊疗过程中，作业治疗师必须根据患者的主诉进行任务分析，针对分析过程中发现的问题，可以采取分项的功能评估。按照功能评估结果，确定康复目标，制订治疗方案，正确地选择有利于提高患者功能的作业治疗性活动，在治疗开始、治疗中和治疗结束后进行活动分析，以确定治疗活动是否能达到治疗目的，是否需要调整治疗方案。

（三）评定工作流程

作业治疗评定的基本流程包括以下几个方面：

1. 确定活动障碍的性质、部位和损害的程度。

2. 判断机体功能障碍的状态。

3. 根据评估结果得出作业治疗"诊断"，推断治疗潜力。

4. 制定出合适的治疗方案，选择正确的治疗手段。

5. 定期进行评估，了解患者情况，随时调整治疗方案以求最佳疗效。

6. 疗程结束时，应对患者进行活动和功能改善程度评估，从而确定疗效。

7. 治疗结束时，评估患者情况，为患者今后的社区康复、回归家庭和社会提出指导性建议和方案。

作业治疗评定在治疗过程中至关重要，临床上按照评定进行的时间可以分为初期评估、中期评估和末期评估3个阶段。

（四）评定方法

作业治疗评定，可以采用询问、观察、填量表、测验、信访、电话询问、复诊等方法，各种方法都有各自的优点，常用的分为以下几类：

1. 直接观察法　包括直接观察、现场评分填表和测验等。是评估者亲自观察和检测患者的功能活动，评估其实际活动能力。评估时，患者根据治疗师发出指令实际操作。

2. 间接评定法　是指对不能直接观察的项目，通过询问交谈的方式进行了解和评定、包括面谈、信访或电话询问患者及家属等。

3. 专用评定室　专用评定室是指根据评测的生活、工作和娱乐能力设立专门的评测地点，让患者在模拟实际环境中进行操作。它既可以用来做评估的场所，又是功能训练的场所。它能为患者创造尽可能真实的环境，使治疗师观察到患者的实际活动情况。

项目二 作业活动的评定

扫一扫，看课件

【学习目标】

掌握：作业活动评定的方法：手功能评定、日常生活活动能力评定、生产性活动评定、休闲活动评定。

一、作业活动障碍的自评

作业活动的评估通常采用由加拿大作业治疗师学会推广实施的加拿大作业活动测量表（the Canada occupational performance measures，COPM）。

COPM 是一种以患者为中心，以服务对象的意愿确立主要治疗目标的评估方法，体现了以服务对象为中心的作业实践特点。其中心思想是服务对象作为被治疗的主体，应该参与治疗决策的整个过程，而不是以治疗师为中心的作业治疗模式。COPM 可用于任何疾病和年龄的患者。

通过该量表的测量，可以找出患者作业活动中存在的问题，为确定治疗方向、制定治疗计划提供依据。

（一）评价内容

COPM 评价表由自理活动、生产性活动及休闲活动 3 部分组成。它要求患者自己评定及描述作业活动方面存在的问题，包括：自己找出需要解决的问题，即自己不能独立完成的活动；自己评估所述问题的重要性并进行排序；自己评估作业活动状况的水平及满意度。患者对重要性的先后顺序的排列实际上确定了作业治疗的重点。COPM 得出两个评分结果，即作业活动状况评分和满意度评分。通过对原有问题再次评分，可以从患者的角度观察和评价作业活动的变化和评价疗效。

COPM 用于测量随着时间的推移，服务对象对自己作业表现方面的问题自我评价的变化。评估过程以服务对象自我发现问题为起点，通过访谈，帮助服务对象了解其在自理、生产及休闲活动中的表现及自己的满意程度，找出其自认为最重要和亟待解决的问题，并作为治疗的目标，让其主动地参与作业治疗。

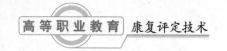

（二）评定及评分方法

COPM 采用作业治疗师与患者面谈的方式进行。评价包含确认问题、评估重要性、评分及再评价等 4 个步骤（表 3-1）。

表 3-1　COPM 评估表

评估时间 评估内容	初评		复评	
活动项目 1. 2. 3. 4. 5.	活动表现评分 1 1. 2. 3. 4. 5.	满意度评分 1 1. 2. 3. 4. 5.	活动表现评分 2 1. 2. 3. 4. 5.	满意度评分 2 1. 2. 3. 4. 5.
评分： 总分＝现状或满意度总 分÷问题总数	现状 1 得分 （　）÷（　）＝（　）	满意度 1 得分 （　）÷（　）＝（　）	现状 2 得分 （　）÷（　）＝（　）	满意度 2 得分 （　）÷（　）＝（　）

作业活动表现的变化＝现状 2 得分－现状 1 得分（　）－（　）＝（　）
满意度的变化＝满意度 2 得分－满意度 1 得分（　）－（　）＝（　）

1. 确认问题　通过与服务对象或其照顾者面谈，鼓励其想象生活中具有代表性的一天，询问关于自理、生产和休闲活动方面的问题，让服务对象确定想做、需要做或期待去做的活动，然后要求他们确定哪些活动的完成情况难以令人满意，即为服务对象的作业表现问题。

患者确认的问题应当是日常生活中他 / 她想要做、需要做，或者是被期望做的事情与活动。需要强调的是，COPM 是要获得患者的想法，而不是治疗师的想法，治疗师不要将自己的认识强加于患者，即便治疗师认为患者所指的问题不确切，或者患者不认为是问题而治疗师却认为问题存在，也不要继续追究，而是放在之后的治疗过程中讨论。

如果治疗师判断患者确实不能够认识、理解或回答问题，可由亲属或其他相关人员（陪护、老师、护士）代之，但答案是他们的看法，而不是患者自己的看法。

2. 确认问题的重要程度　在确认并列出具体存在的问题后，要求患者就每一个问题在其生活中的重要性做出评估与判断。给患者出示如下评分卡（图 3-1），同时问患者"能从事这项活动或做这件事对你来说有多重要？"重要性的程度分 10 个等级，分别评为1~10 分，1 分说明完全不重要，10 分则表示非常重要。患者根据自己的需要从中做出选择。

1	2	3	4	5	6	7	8	9	10
完全不重要									非常重要

图 3-1　重要性评分卡

将每一项活动的重要性评估的得分结果分别填于相应的评分表中，重要性评估是评价过程中的关键步骤，它使患者自己从一开始就确定了障碍治疗的先后顺序，也使治疗师更好地理解了患者的需求，因而有助于治疗计划的制定。

3. 作业活动和满意度评分　治疗师请患者选择出 5 个自己认为亟待解决的重要问题。治疗师可以从患者完成的“重要性评分”中挑出得分最高的 5 个问题，让患者确认这些问题是否为最需要治疗的问题。也可让患者从已确认但未评分的问题中选择自己认为最重要的问题。治疗师将这些被挑出的问题填入 COPM 评估表中。这 5 个问题将成为确定治疗目标的基础依据。

对挑出的问题，治疗师仍然采用 10 分等级评分卡对自己活动现状和满意度进行评估。并将评分记录到相应评估表中（图 3–2、图 3–3）。

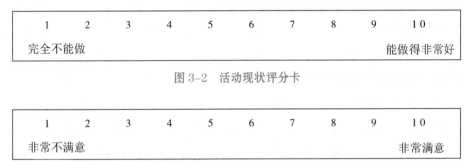

1	2	3	4	5	6	7	8	9	10
完全不能做									能做得非常好

图 3–2　活动现状评分卡

1	2	3	4	5	6	7	8	9	10
非常不满意									非常满意

图 3–3　满意度评分卡

当患者确定了问题的所在后，治疗师则需要进一步评价与其有关的运动、感觉、精神及心理等功能情况及环境状况，从而决定治疗目标及方案。

4. 再评估　经过治疗后，进行第二次评价。首次评估中列出的问题，要求患者重新进行活动现状和满意度的评价并填入复评栏中。现状总分和满意度总分的计算方法同前。最后，计算现状和满意度前后两次得分的变化值。也可将治疗后得分与治疗前得分进行单项比较。治疗师应当决定再次评价的适当时机。一项新的治疗开始之前、一项治疗终止时、患者已出现很大进步、患者自己感觉问题已得到解决或治疗师需要检验治疗计划时都是再次评价的时机。

二、手功能评定

（一）手的功能

手的功能非常复杂，它基本的功能形式包括：悬垂、托举、触摸、推压等支持和固定作用；击打等重复性操作；球形掌握、柱状抓握、勾拉等力量性抓握；指腹捏、指尖捏、三指捏和侧捏等精细抓握；还有尺侧三个手指固定、拇指和示指进行操作的复合式抓握，如调节扳手等动作。手高度精细的功能与其精细的解剖结构和复杂的运动生物力学密切相关。

手是日常生活和工作中最常用的一个器官，由于手部在多数情况下没有太好的保护，而又需要不断地接触各种工具和物件，且在发生意外时（如摔倒或撞击），人们会反射性地使用手来扶持、支撑，从而致使手部成为人类全身最易受伤的器官。手部损伤常见原因有挤压伤、切割伤、砸伤、撕脱伤、烧伤、烫伤、刃器损伤、枪伤、爆炸、咬伤等。手部损伤后常因组织缺损、伤口愈合缓慢、肿胀、粘连、瘢痕挛缩、肌肉萎缩、关节僵硬等，造成手部运动和感觉功能障碍，日常生活活动能力下降，工作及休闲娱乐活动受限等。

（二）临床表现及功能障碍

手外伤包括开放性损伤和闭合性损伤两种临床表现。前者常合并出血、疼痛、肿胀、畸形和（或）功能障碍；后者由于皮肤完整，而皮下组织在损伤后严重肿胀，容易导致皮肤将肿胀的软组织紧紧地勒住，出现局部的血液循环障碍，部分患者可导致远端肢体或软组织的坏死。手损伤后常见的功能障碍包括以下几方面：

1. 肿胀　肿胀是手外伤最常见的临床表现之一。创伤或炎症均会导致血管通透性增强，引起组织水肿。皮下组织、筋膜间隙、肌肉间筋膜和腱鞘、关节囊等为常见水肿部位，上述组织被浸于浆液性渗出液内，如渗出液不及时被清除，将会造成肌肉和结缔组织的粘连、僵硬。此外，持续肿胀会诱发纤维蛋白沉积，导致韧带、关节囊等纤维组织的挛缩，加重关节活动障碍。

2. 疼痛与营养障碍　疼痛也是手损伤最常见的表现，手部表面的神经末梢非常丰富，所以痛觉较显著。此外，滑膜、腱鞘和骨膜也都有神经末梢，损伤后会产生剧烈疼痛。损伤后特别是外伤后还可发生神经的营养功能下降，出现手部血管运动紊乱、骨质疏松、肌肉萎缩、关节僵硬等症状，严重者导致反射性交感神经营养不良综合征。

3. 运动功能障碍　运动功能障碍包括肌力与耐力减退、关节活动度受限、灵活性与协调性下降等。组织损伤、长期制动、疼痛、瘢痕增生、水肿、关节僵硬等均是造成运动功能障碍的主要原因。

4. 感觉功能障碍　手部感觉较为丰富，损伤后容易造成感觉功能障碍，可表现为感觉减退、感觉异常、感觉过敏等。手部感觉障碍是影响手实用性功能的重要原因之一，因此感觉再教育应在康复治疗过程中予以重视。

5. 关节僵硬　手损伤后持续的肿胀会诱发纤维蛋白沉积，这是关节挛缩、僵硬的首要因素；长期制动会进一步加重关节活动受限，致使关节僵硬。

6. 增生性瘢痕　瘢痕不仅会引起疼痛、瘙痒、感觉障碍，关节活动受限，关节挛缩、畸形，而且会加重患者的心理负担，影响其社会交往能力。

7. 生活、工作能力障碍　人的绝大部分日常生活活动和工作活动依赖手的参与，因此手损伤后常出现日常生活活动、工作活动、娱乐休闲活动能力受限。

8.其他　除了上述临床表现及功能障碍之外，患者还会出现心理障碍和社会功能障碍，表现为自卑、抑郁、焦虑、不合群、回避社会交往等。

（三）手功能评定

为了制定合理的作业治疗计划，必须对患者的上肢和手功能进行全面评估。在初诊和治疗结束时应进行全面而系统的评估，在治疗过程中则可根据病情变化进行适时而恰当的单项评估，这对指导和调整治疗方案、评判治疗效果非常重要。手功能评定分为功能评估及定量评估。

1.功能评估

（1）主观资料收集　问诊是收集病史资料的主要手段，询问对象包括患者和照顾者，参考相关的病历资料也有助于全面了解病情。

①症状和现病史：受伤或患病的时间、原因，疼痛的部位、性质、强度和频率，有无感觉异常或麻木？有无关节僵硬或无力？症状的来源是什么？症状间的相互关系如何？症状是否因运动和姿势改变而加重？是否因牵拉腕关节或颈部姿势改变而减轻？颈椎、胸椎、肩、肘等是否僵硬？是否影响睡眠？睡姿如何？是否影响日常生活和职业活动？阅读各种相关的检验结果。曾接受过什么治疗？如果接受过手术治疗，应明确手术名称（手术方法）、手术时间及术后处理，供制订治疗方案时参考。记录重要的生化及影像学检查结果。

②过去史：以前得过什么病？以前是否出现同样的症状？诱因是什么？持续多久？用药情况。

③职业和生活史：是否需要重复性手部、腕部动作和承受较大的压力？生活方式是否改变？有何爱好？

④社会/家族史：家族中是否有同样的问题？是否有遗传病？

（2）客观资料收集　包括观察及临床检查。观察手、腕、肘是否对称，有无缺失、肿胀或萎缩；皮肤的色泽、营养状况，有无伤口、瘢痕或变薄等。水肿、汗毛和指甲生长的情况有助于判断是否有神经损伤、外周血管病、复杂性局部疼痛综合征、肩手综合征等。观察患者是否垂腕、爪形手、天鹅颈畸形、纽扣眼畸形、锤状指、杵状指等畸形，手指关节处是否有结节。观察的内容不仅包括受累的上肢，还包括全身整体的情况，比如患者的坐姿、站姿，特别是颈、胸及肩等部位的姿势，患者是否有情绪方面的问题等。

2.定量评估

（1）肌肉功能评估　对于肌肉的测量包括肌肉体积、肌肉长度、肌力等检查。

（2）关节活动度评估　手部关节活动度的测量用关节量角器。

（3）感觉功能评估　感觉检查包括痛觉、触觉、温度觉、两点辨别觉和振动觉等检查。

（4）握力检查　握力通常用握力计测量。测试时上肢在体侧自然下垂，调整好握力计，测试 3 次，然后取平均值。握力的大小以握力指数衡量。握力指数 > 50 为正常。

握力指数＝握力（kg）/ 体重（kg）× 100%

捏力使用捏力计测量。测试时用拇指和另外一或两个手指捏压捏力计的两臂并直接从捏力计上获得测量结果。正常值约为握力的 30%。

（5）水肿与肌肉萎缩的检查　手的体积测量可用以评价手的大小变化，包括肿胀、水肿及萎缩等。采用排水法测量较准确、简便，可及时观察病情的发展和疾病的恢复。由 Brand 和 Wood 设计的体积测量器是根据阿基米德定律，测量排出水的体积从而算出肢体体积。其误差只有 10mL，且无禁忌证。量器包括一个有排水口的大容器和测量体积的量杯。测量时，将手浸入容器中，容器中有水平停止杆使手进入容器中的一定位置。排出的水从排水口流出。用量杯测出排出水的体积，此即为手的体积。

（6）手操作功能评估　手操作功能包括粗大和精细的运动，可以在标准环境下观察患者用电脑和书写、扣纽扣、系鞋带、用钥匙开门等动作，并观察钩状抓握、柱状抓握、球状抓握和指腹捏、指尖捏、侧捏、三指捏等动作。常用的有 Jebsen 手功能试验（Jebsen hand function test）、普度钉板试验（Purdue pegboard test）、明尼苏达操作等级试验（Minnesota rate of manipulation test，MRMT）、九孔插板试验和 Carroll 手功能评估法等。

①七项手功能测试：又称 Jebsen 手功能试验。该试验由 7 个分测验组成：写字（写一句话）；翻卡片（模仿翻书）；拾起常用的小物品；模仿进餐；堆放棋子；拿起大而轻的物品；拿起大而重的物品。通过比较患者完成 7 种日常生活动作所用的时间来判断手功能的情况。此测试主要用来检查粗大运动的协调性。测试前必须保证受试者完全清楚测试的内容及要求，测试的过程中必须严格遵从标准化的程序及要求。测试均从利手开始，将最后的测试结果进行左右对比。

②普度钉板试验：该试验主要用于评估手部精细动作的灵活性与协调性。检查用品包括一块木板，木板上方有 4 个小槽分别摆放有钢针、项圈、垫圈、钢针，配有 50 根钢针、40 个垫圈和 120 个项圈；木板下方有两列小孔，每列 25 个孔。

受试者采取坐位进行评定，该试验由 4 个测试任务组成：右手操作，即右手从右侧小槽内每次取出一根钢针，并把它依次插入右侧列的小孔内；左手操作，即左手从左侧小槽内每次取出一根钢针，并把它依次插入左侧列的小孔内；双手操作，即双手同时取出钢针并插入相对应一列的小孔内；装配任务，即左右手同时进行，将 1 根钢针、1 个项圈和 2 个垫圈组装成一个完整的组件。计分是以规定的时间内受试者插入钢针或完成组件的个数来计算。

③明尼苏达操作等级测试：此测验主要评估手部及上肢粗大活动的协调与灵活性。测

试内容由 5 个部分组成，包括上肢和手前伸放置物件、翻转物件、拿起物件、单手翻转和放置物件、双手翻转和放置物件。测试结果以操作速度和放置物件的准确性表示。记录结束时间和开始时间并计算差值，由此计算出的数目则为受试者的测验成绩。

④九孔插板试验：九孔插板为一块 13cm×13cm 的木板，上面有 9 个孔，孔深 1.3cm，孔与孔之间间隔 3.2cm，孔的直径为 0.71cm，插棒为长 3.2cm、直径为 0.64cm 的圆柱形木棒，共 9 根。在板旁测试手的一侧放一浅皿，将 9 根插棒放入其中，让受试者用测试手一次一根地将木棒插入孔内，插完 9 根后再每次一根地拔出木棒并放回浅皿中，检查者记录其总共所需的时间，测定时先利手后非利手。

⑤Carroll 手功能评估：又称上肢功能测试（upper extremity function test，UEFT），是由美国巴尔的大学康复医学部 D.carroll 研究制订。该测试将与日常生活活动有关的上肢动作分成 6 大类，共 33 项。包括抓握功能检查和上肢功能及协调性检查。其中抓握功能检查包括抓握方形木块、握圆柱体铁管、侧捏石板条、捏玻璃球或钢球等；上肢功能及协调性检查包括放置、旋前和旋后，放置是把一个钢垫圈套在钉子上，旋前及旋后是将熨斗放在架子上、把壶里的水倒进一个杯子里、把杯子里的水倒进另一个杯子里、再把杯子里的水倒进前一个杯子里，还有将手依次放在后脑勺、头顶及嘴上，写自己的名字等。

（7）ADL 评价　包括系解纽扣、使用筷子、刷牙、写字、织毛衣及系鞋带等。常用 Sollerman 手 ADL 能力测试进行评定。

Sollerman 手 ADL 能力测试是 20 世纪 80 年代由瑞典的 Sollerman 提出的，主要测试手完成 20 种 ADL 能力，包括：钥匙开锁、硬币放入/取出钱包、拉链使用、拿起木块或熨斗、用螺丝刀上螺丝、螺栓上套上螺母、在水平放置的广口瓶上取下瓶盖、扣扣子、切模拟的肉卷、戴上半截露指的连指手套、用笔写字、将信纸折好放入信封内、夹上纸夹子、拿起电话听筒、转动门把手、将无把手的罐里的水倒入杯中、将有把手的罐里的水倒入杯中、将杯中的水带入罐中。评定指标是患者完成 20 项活动所需要的时间，操作中应用何种捏握的方式。左右手分别测试。

随着科技的发展，出现了不少测试手功能的电子仪器和计算机化的仪器。通过安装不同的配件可以测试手的握力和模拟表现各种日常生活动作。在"模拟"表现各种动作的同时记录动作者的握力或捏力及关节活动度范围等情况，并即时将数据存入计算机中，便于提取和比较，测试结果也更为客观。

三、日常生活活动能力评定

狭义的日常生活活动（activities of daily living，ADL）是指人们每天在家居环境中和户外环境里自我照料的活动，分为基础性日常生活活动（basic activities of daily living，BADL）和工具性日常生活活动（instrumental activities of daily living，IADL）。前者是指患者在家中或医院里每日所需的基本运动和自理活动；其评定结果反映了个体较粗大的运动功能，适用于较重的残疾，一般在医疗机构内使用。后者通常是指人们在社区中独立生活所需的高级技能，比如交流和家务劳动等，常需要使用各种工具，所以称为工具性 ADL；其评定结果反映了较精细的运动功能，适用于较轻的残疾，常用于调查，也会应用于社区人群。

日常生活活动能力也就是指人们为了维持生存及适应生存环境而每天必须反复进行的、最基本的活动；其包括个体在家庭、工作机构、社区里自己管理自己的能力，还包括与他人交往的能力，以及在经济上、社会上和职业上合理安排自己生活方式的能力。

日常生活活动能力对于健全人来说，没有任何困难；而对于病、伤、残疾者来说，简单的穿衣、如厕、刷牙、洗脸、起床等活动变得有不同程度的困难。患者为了完成任何 ADL 功能都需要艰苦的反复训练，逐步通过自身功能、代偿或辅助用具实现 ADL 功能的自我照料等活动。当患者能够最大限度地自理 ADL 功能时，他也就能重新找回在家庭或社会的角色与地位，获得更多的尊重和成功感。

日常生活活动能力评定的内容大致包括运动自理、交流家务活动和娱乐活动 5 个方面，不同的评定对象和采用的量表不同，具体内容上略有不同。

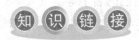

BADL 和 IADL 评价项目

1.BADL

（1）自理活动

①进食：从碗里取食物；用杯子、吸管喝水；刀切食物；使用餐具；咬和咀嚼；吞咽。

②卫生：刷牙；梳头；剃须、化妆；修剪指甲。

③洗澡：上身；下身。

④穿衣：上身（内衣、前开襟、套头衫）；助听器／眼镜；下身（内裤、长裤、裙子、袜子、鞋、矫形器／假肢）。

⑤如厕：穿脱衣；清洁；冲洗厕所；控制排尿、排便。

⑥交流：理解口语；理解书面语；手语；表达基本需要（说、写、手势）。

（2）功能移动性活动

①床上移动：移动体位；翻身；坐起。

②转移：床；椅；浴盆；淋浴室；小汽车。

③坐。

④站。

⑤行走：平地；斜坡；台阶。

⑥社区活动：进出公寓；过马路；去车站。

2.IADL

①做饭：使用器皿餐具；使用炉灶。

②打扫卫生。

③理财：找零；存/取款；记账。

④购物：购买食品、衣物、日常用品

⑤打电话：找电话号码；拨号；留言；记录留言。

⑥服药：开瓶盖；按医嘱服药。

⑦洗衣：洗衣服；熨衣服。

⑧安排时间：计划；组织；准时赴约。

⑨交通：开车；乘坐公共交通工具。

（一）评定方法

1.直接观察法　　　是指检查者直接观察患者的实际操作能力进行评定。该方法的优点是能够比较客观地反映患者的实际功能情况；但缺点是费时费力，有时患者不配合，难以得到准确的结果。

2.间接评定法　是指通过询问的方式进行评定，询问的对象可以是患者本人，也可以是其家人和照顾者。此评定方法简单、快捷，但信度较差，所以在日常评定中通常是与直接观察法结合起来应用。

3.量表检查法　是指采用经过标准化设计，具有统一内容、统一评价标准的检查表评价 ADL。检查表中设计了 ADL 检查项目并进行系统分类，每一项活动的完成情况被量化并以分数表示。量表经过信度、效度及灵敏度检验，其统一和标准化的检查与评分方法使得评价结果可以在不同患者、不同疗法及不同的医疗机构之间进行比较。

（二）常用的评定量表

1.常用的 BADL 评定量表　有改良 PULSES 评定量表、Barthel 指数、Katz 指数评定、修订的 Kenny 自理评定和功能独立性评定。

（1）改良 PULSES 评定量表　此量表于 1957 年由 Moskowitz 和 Mccann 参考美国和加拿大征兵体检法修订而成，是一种总体的功能评定量表。目前使用较多的是 1975 年 Granger 对原评定表进行修订改良后的版本。该评定表共 6 项 4 级评分，主要是按照患者的依赖程度作为评分标准，常和其他评定方法一起运用，评定患者的康复潜能、治疗过程及帮助修订制订康复治疗计划。其内容包括：躯体情况（Physical condition，P）、上肢功能（Upper limb functions，U）、下肢功能（Lower limb functions，L）、感官功能（Sensory components，S）、排泄功能（Excretory functions，E）、精神及情感状况（Mental and emotional status，S），简称为 PULSES。

每一项分为 4 个功能等级：1 级为无功能障碍，计 1 分；2 级为轻度功能障碍，记 2 分；3 级为中度功能障碍，记 3 分；4 级为重度功能障碍，计 4 分。总分少于 6 分者为功能良好，大于 12 分表示独立自理生活严重受限，大于 16 分表示有严重残疾，24 分者为功能最差。

（2）Barthel 指数评定　Barthel 指数（表 3-2）评定简单，可信度高，灵敏度高。它既可以用来评价治疗前后的功能状况，又可以预测治疗效果、住院时间及预后，是医疗机构内运用较广的一种 ADL 评价方法。

Barthel 指数根据是否需要帮助及其帮助程度分为 0、5、10、15 分四个功能等级，总分为 100 分。得分越高，独立性越强，依赖性越小。若达到 100 分，这并不意味着患者能完全独立生活，他也许不能烹饪、料理家务和与他人接触，但他的 BADL 不需要照顾，可以自理。若不能达到项目中规定的最低分标准时给 0 分。60 分以上提示被检查者 BADL 基本可以自理，40~60 分者 BADL 需要帮助，20~40 分者需要很大帮助，20 分以下者生活完全需要帮助。

表 3-2　Barthel 指数评价项目及评价标准

序号	项目	得分	评分标准
1	进食	10	在合理的时间内独立地完成进食活动，必要时能使用辅助具
		5	需要部分帮助（如切割食物）
2	洗澡	5	独立
3	修饰	5	独立地洗脸、洗手、梳头、刷牙、剃须（包括安装刀片，如需用电动剃须刀则应会用插头）、女性独立化妆
4	穿衣	10	独立地穿脱衣裤、系鞋、扣扣子、穿脱支具
		5	需要帮助，但在合理的时间内至少完成一半的工作
5	大便	10	无失禁，如果需要，能使用灌肠剂和栓剂
		5	偶尔失禁（每周＜1 次），或需要器具帮助
6	小便	10	无失禁，如果需要，能使用集尿器
		5	偶尔失禁（＜1 次 /24 小时，＞1 次 / 周），或需要器具帮助
7	上厕所	10	独立用厕所和便盆、穿脱衣裤、使用卫生纸，或清洗便盆
		5	在穿脱衣裤或使用卫生纸时需要帮助
8	床椅转移	15	独立、安全地从轮椅到床，再从床回到轮椅，包括从床上坐起，刹住轮椅，抬起脚踏板
		10	最小量帮助和监督
		5	能坐起，但需要大量帮助才能转移
9	行走	15	能在水平路面独立行走 45m，可以用辅助装置，但不包括带轮的助行器
		15	在小量帮助下，能独立平地行走 45m
		10	在 1 人帮助（体力帮助或语言指导）下，能平地行走 45m
		5	如果不能行走，能独立操纵轮椅到桌前、床旁、厕所，能拐弯，能至少行进 45m
10	上下楼梯	10	独立完成，可以用辅助具
		5	需要帮助或监督

改良 Barthel 指数评定见表 3-3。

表 3-3 改良 Barthel 指数评定表

序号	项目	评分标准 / 年 / 月 / 日
1	大便	0 ＝失禁或昏迷 5 ＝偶尔失禁（每周＜ 1 次） 10 ＝能控制
2	小便	0 ＝失禁或昏迷或需由他人导尿 5 ＝偶尔失禁（＜ 1 次 /24 小时，＞ 1 次 / 周） 10 ＝能控制
3	修饰	0 ＝需帮助 5 ＝独立洗脸、梳头、刷牙、剃须
4	如厕	0 ＝依赖别人 5 ＝需部分帮助 10 ＝自理
5	进食	0 ＝依赖别人 5 ＝需部分帮助（夹菜、盛饭、切面包） 10 ＝全面自理
6	转移 （床、椅）	0 ＝完全依赖别人，不能坐 5 ＝需大量帮助（2 人），能坐 10 ＝需少量帮助（1 人）或指导 15 ＝自理
7	活动（步行） （在病房及其周围，不包括 走远路）	0 ＝不能动 5 ＝在轮椅上独立行动 10 ＝需 1 人帮助步行（体力或语言指导） 15 ＝独立步行（可用辅助器）
8	穿衣	0 ＝依赖 5 ＝需一半帮助 10 ＝自理（系上纽扣，关、开拉链和穿鞋）
9	上楼梯 （上下一段楼梯，用手杖也 算独立）	0 ＝不能 5 ＝需帮助（体力或语言指导） 10 ＝自理
10	洗澡	0 ＝依赖 5 ＝自理

总分
评分者

注：参照 Barthel 指数详细评分标准，各类中凡完全不能完成者评为 0 分，其余则按照以下评分：

Ⅰ.进食

10 分：食物放在盘子或桌上，在正常时间内能独立完成进食；5 分：需要帮助或较长时间才能完成。

Ⅱ.床、轮椅转移

15 分：独立完成床、轮椅转移的全过程；10 分：需要提醒、监督或给予一定的帮助才能安全完成整个过程；5 分：能在床上坐起，但转移到轮椅或在使用轮椅时要较多的帮助。

Ⅲ．修饰

10分：独立完成各项。

Ⅳ．如厕

10分：独立进出厕所，脱、穿裤子，使用卫生纸，如用便盆，用后能自己倒掉并清洗；5分：在脱、穿裤子，保持平衡，便后清洁时需要帮助。

Ⅴ．洗澡（在浴池、盆池或用淋浴）

5分：独立完成所有步骤。

Ⅵ．平地行走

15分：独立走至少50m；可以穿戴假肢或用矫形器、腋杖、手杖，但不能用带轮的助行器；如用矫形器，在站立或坐下时能锁住或打开。10分：在较少帮助下走至少50m，或在监督或帮助下完成上述活动。5分：只能使用轮椅，但必须能向各个方向移动及进出厕所。

Ⅶ．上、下楼梯

10分：独立上、下一层楼，可握扶手或用手杖、腋杖；5分：在帮助或监督下上、下一层楼。

Ⅷ．穿、脱衣服

10分：独自穿、脱所有衣服，系鞋带；当戴矫形器或围腰时，能独自穿、脱。5分：需要帮助，但能在正常时间内独自完成至少一半的过程

Ⅸ．大便控制

10分：能控制，没有失禁；5分：需要在帮助下用栓剂或灌肠，偶有大便失禁。

Ⅹ．小便控制

10分：能控制；脊髓损伤患者用尿袋或其他用具时应能使用并清洗。5分：偶尔尿失禁。

（3）功能独立性评定量表（functional independence measure，FIM）　该量表是由美国医疗康复系统为照护机构、二级医疗机构、长期照护医院、退伍军人照顾单位、国际康复医院和其他相关机构研制的一个结局管理系统。FIM为医疗服务人员提供记录患者残疾的程度和医疗康复的记录，是可用于比较康复结局的常用测量量表。其在反映残疾水平或需要帮助的量的方式上比Barthel指数更详细、精确、敏感，是分析判断康复疗效的一个有力指标。它不但评价由于运动功能损伤而致的ADL能力障碍，而且也评价认知功能障碍对于日常生活的影响。

各康复专业人员均可使用FIM进行评价，必要时可根据专业特点，将FIM分为几个部分由不同专业的人员分别进行测量。FIM应用范围广，可用于各种疾病或创伤者日常生活能力的评价。

FIM包括6个方面，共18项，其中包括13项运动性ADL和5项认知性ADL（表3-4）。评分采用7分制，即每一项最高分为7分，最低为1分。总分最高为126分

（运动功能评分 91 分，认知功能评分 35 分），最低为 18 分。126 分 = 完全独立；108~126 分 = 基本独立；90~107 分 = 有条件的独立或极轻度依赖；72~89 分 = 轻度依赖；54~71 分 = 中度依赖；36~54 分 = 重度依赖；19~35 分 = 极重度依赖；18 分 = 完全依赖。

表 3-4 功能独立性评定（FIM）量表

项目			评估日期		
运动功能	自理能力	1 进食			
		2 梳洗修饰			
		3 洗澡			
		4 穿裤子			
		5 穿上衣			
		6 上厕所			
	括约肌控制	7 膀胱管理			
		8 直肠管理			
	转移	9 床、椅、轮椅间			
		10 如厕			
		11 盆浴或淋浴			
	行走	12 步行/轮椅			
		13 上下楼梯			
	运动功能评分				
认知功能	交流	14 理解			
		15 表达			
	社会认知	16 社会交往			
		17 解决问题			
		18 记忆			
	认知功能评分				
FIM 总分					
评估人					

注：功能水平和评分标准

根据患者进行日常生活活动时独立或依赖的程度，将结果分为 7 个等级。

1. 独立　活动中不需要他人帮助。

（1）完全独立（7分）：构成活动的所有作业均能规范、完全地完成，不需修改和辅助设备或用品，并在合理的时间内完成。

（2）有条件的独立（6分）：具有下列一项或几项条件：活动中需要辅助设备；活动需要比正常长的时间；或有安全方面的考虑。

2.依赖　为了进行活动，患者需要另一个人予以监护或身体的接触性帮助，或者不进行活动。

（1）有条件的依赖：患者付出50%或更多的努力，其所需的辅助水平如下：

①监护和准备（5分）：患者所需的帮助只限于备用、提示和劝告，帮助者和患者之间没有身体的接触或帮助者仅需要帮助准备必须用品；或帮助带上矫形器。

②少量身体接触的帮助（4分）：患者所需的帮助只限于轻轻接触，自己能付出75%或以上的努力。

③大量身体接触的帮助（2分）：患者付出的努力小于50%，但大于25%。

（2）完全依赖（1分）：患者付出的努力小于25%。

2.常用IADL标准化量表　常用的IADL标准化量表有快速残疾评定量表–2、Frenchay活动指数、工具性日常生活活动能力量表。

（1）快速残疾评定量表–2（rapid disability rating scale–2，RDRS–2）　快速残疾评定量表–2可用于住院或社区中生活的患者，较适用于老年患者人群。量表共18个项目，各项目最高分为4分，最低分为1分，总分最高为72分，分数越高表示残疾越严重，完全正常为18分。

（2）Frenchay活动指数　Frenchay活动指数共有15个项目，各项目直接列举，并未按照一定领域进行分类。每一项活动均为0~3分，0分表示最差的程度，3分表示最好的程度。主要用于社区脑卒中患者的IADL评定。

（3）工具性日常生活活动能力量表　工具性日常生活活动能力量表是Lawton等人1969年开发的一个量表。量表主要有8个维度，分别是上街购物、外出活动、食物烹饪、家务维持、洗衣服、使用电话的能力、服用药物、处理财务能力。该量表为自评量表，操作方便，容易掌控，不受年龄、性别、经济状况等因素影响。若被测试者并不能回答，则由家属及照顾者通过观察评定。

四、生产性活动评定

生产性活动又称为创造性活动或工作性活动，指通过提供物质或服务，能对社会、家庭做出贡献或对自己有益的、体现个人价值的活动。生产性活动评定是作业活动评定中的一个重要组成部分。评定目的在于了解评定对象进行生产性活动的现实能力和潜在能力，判定其是否具有回归家庭和社会的能力，及是否具有对家庭和社会做出一定贡献的潜力，从而拟定合适的治疗目标，制订适当的治疗方案，最大限度地发挥其就业潜能。

（一）工具性日常生活活动评定

工具性日常生活活动（IADL）虽属于日常生活活动范围，但反映了大部分料理家务的能力，所以常作为生产性活动评定的内容之一。工具性日常生活活动反映比较精细的功能。与环境条件和文化背景关系密切，对体力和智力的要求也较高。适用于程度较轻残疾者的评定，评定对象主要是生活在社区中的伤残人员及老人。

1.评定内容

（1）简单备餐　如准备一杯热饮料、切面包、给面包涂果酱等。

（2）烹饪活动　准备1~2人的午餐，包括削切果蔬、炒菜、摆放餐具、饭后收拾清洗餐具等。

（3）户外活动　在居住区步行或使用轮椅达300m，如去停车场、超市、车站等。

（4）使用公共交通工具　如居住区附近的公共汽车、轮渡、火车。包括往返车站、上下车船、买票、找座位及车船内的转移。

（5）外出采购　在当地的商店购物。包括与购物相关的活动，如进出商场、挑选商品、将物品集中、付款、把物品带回家。

（6）洗衣　包括洗衣服的全过程。用自己的洗衣设备或在洗衣房洗衣服，包括衣服分类、操作洗衣机，放入和取出衣服、晒干、折叠、整理衣服。

（7）打扫卫生　日常清洁、收拾床铺、擦窗户、使用吸尘器、倒垃圾等。

（8）理财　计划开支，支付账单，去银行存款、取款等。

（9）房屋保养　整理庭院、修整花园、维修房屋及雇用帮工等。

（10）安全防范　使用紧急救护设备，维护环境安全，避免损伤。

2.评定方法

（1）功能活动问卷（the functionalquestionnaire，FAQ）　功能活动问卷根据完成各项活动的难易程度进行评分。每项评分标准为：3分，完全依赖他人；2分，需要帮助；1分，困难，但可单独完成或从未做；0分，正常或从未做过，但能做。各项分数相加为总分。分数越高障碍越重。低于5分为正常，5分及以上为异常（表3-5）。

表3-5　功能活动问卷（FAQ）（问患者家属）

项目	评分
1.患者的工作能力	
2.能否到商店买衣服、生活用品	
3.每月平衡收支能力、算账的能力	
4.会不会做简单的事情，如泡茶	
5.会不会准备饭菜	
6.有无爱好，会不会下棋和打扑克	

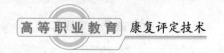

项目	评分
7. 能否了解最近发生的事件（事实）	
8. 能否讨论和了解电视、杂志内容	
9. 能否记住约会、节日和吃药时间	
10. 能否拜访邻居，自己乘公共汽车	

（2）快速残疾评定量表（rapid disability rating scale，RDRS） 快速残疾评定量表主要适用于老年患者工具性日常生活活动的评定。表中共18小项，每项最高得分为3分，最低为0分，总分最高为54分。分数越高残疾越重，0分表示完全正常。快速残疾评定量表在信度方面最为可靠，效度仅次于功能活动问卷（表3-6）。

表3-6 快速残疾评定量表

内容		评分标准			
		0分	1分	2分	3分
日常生活需要帮助的程度	穿衣（包括帮助选择衣物）	完全独立	需一点帮助	需较多帮助	由人帮助穿
	进食	完全独立	需一点帮助	需较多帮助	喂食或经静脉供给营养
	如厕（穿脱衣裤、清洁、造瘘护理等）	完全独立	需一点帮助	需较多帮助	只能用便盆，不能护理造瘘管
	洗澡（要提供用品及监护）	完全独立	需一点帮助	需较多帮助	由人帮助洗
	整洁修饰（剃胡须、梳头、刷牙、修剪指甲）	完全独立	需一点帮助	需较多帮助	由人帮助梳洗修饰
	行走（可用拐棍或助椅）	完全独立	需一点帮助	需较多帮助	不能走
	活动（外出可用轮椅）	完全独立	需一点帮助	需较多帮助	不能离家外出
	适应证项目（使用电话、钱币或财产管理，买报纸、卫生纸和点心）	完全独立	需一点帮助	需较多帮助	自己无法处理
残疾的程度	视力（可戴眼镜）	正常	需一点帮助	需较多帮助	视力丧失
	听力（可使用助听器）	正常	需一点帮助	需较多帮助	听力丧失
	言语交流（自我表达）	正常	需一点帮助	需较多帮助	不能交流
	用药	正常	有时用	每日服药	每日注射或加口服
	饮食不正常	没有	轻	较重	需要静脉供给营养
	大小便失禁	没有	有时有	时常有	无法控制
	白天卧床	没有	时间较短，3小时内	时间较长	大部分或全部时间
特殊问题的严重程度	抑郁	没有	轻	重	极重
	不合作，对医疗持敌对态度	没有	轻	重	极重
	精神错乱	没有	轻	重	极重

（二）工作活动评定

工作活动能力的评定包括对残疾人身体素质、心理状况、技术水平及能力限度等进行综合评定。在职业训练前、训练中和训练后，可以根据不同的目的，有选择地多次评定，确定就业目标。

1.评定内容

（1）认知功能　智力状况是决定患者工作活动的重要因素。

（2）求职　寻找和选择就业机会，提出申请，接受面试。

（3）专业特长　有关的经验和成就、兴趣、才智、工作技能、目标、特殊训练。

（4）交往能力　与他人和谐相处、与人交际的能力。

（5）工作表现　按时完成工作要求，讲求工作质量，情绪稳定，行为与工作环境协调。

（6）工作耐力、体力　耐力和体力都可以影响劳动效能。

（7）退休后的计划　明确自己的兴趣、技能、才智及退休后的活动安排。

2.评定方法　各个国家对残疾人工作活动能力的评定标准差异较大。经济发达国家的残疾人就业率较高，可从事职业的选择余地也较大；而经济落后国家的残疾人难以接受全面的康复服务，工作活动能力的评定几乎无从谈起。在我国，除非病情较轻的患者，绝大多数难以恢复原来的工作。

工作活动的评定可分为现场评定和规定场景评定。现场评定指观察在真实环境中患者完成工作任务的表现与能力。此项工作在评定前就应该深入分析，包括完成工作所需的智力、体力及社交能力，并确定哪些是必需的，哪些不重要。还必须了解对工作环境的要求及环境对人体可能产生危害的因素。规定场景评定指在特定环境中观察残疾人的工作表现，以便根据评定的需要改变工作任务或工作要求。此法可在作业治疗科、康复训练室或在能根据评定需要加以调整的真实工作场所进行。规定场景应尽可能地接近真实工作环境。

（1）微塔法（micro tower）评定　微塔法是工作活动能力评定的常用方法，其主要评定内容见表3-7，评分依据和正常值见表3-8。

表3-7　微塔法的评定内容

所评定的能力	评定项目
运动协调能力：用手和手指正确操作的能力	插小金属棒和夹子、电线连接、拧瓶盖并装箱
空间判断能力：正确判断理解图的能力	看图纸、描图
事务处理能力：正确处理文字、数字资料的能力	查邮政编码、分拣邮件、卡片分类、库存物品的核对、数钱、算钱
语言能力：读、写、理解文字及语言的能力	传话与留言的处理、对招聘广告的理解

221

表3-8　微塔法的评分依据及正常值

评定项目	作业内容	评分依据	最高分	x±s
插小金属棒和夹子	在插孔和插槽内插小金属棒和夹子	5 分钟内正确插入的数目	180	12.1±31.9
电线连接	用剥线钳剥出电线头连接在螺丝上，用螺丝刀拧紧	570 秒内正确连接的数目	60	38.6±12.84
拧盖、装箱	将 48 个瓶拧瓶盖并装大纸箱内	150 内正确拧好并装瓶数	48	35.5±9.87
看图纸	按三角法看图，记下物品尺寸	15 分钟内看完，回答提问正确	24	23.0±2.16
描图	用尺、三角板、圆规按样品描图	45 分钟内的描绘质量	32	28.6±4.70
查邮政编码	从邮政手册中查出指定地区的邮编	30 分钟内完成正确的答案	60	37.3±12.25
分拣邮件	将邮件分到指定单位的信箱中	5 分钟内正确分发数	50	44.6±7.49
卡片分类	将卡片按字母和数字的顺序排好序	25 分钟内正确排好的组数	15	11.4±3.41
库存物核对	将有错误的记录与正确的对照，并改正	15 分钟内查核、改正的数量	80	53.5±18.10
找钱	用心算收款和找钱	10 分钟内正确解答数	10	8.7±1.93
算工钱	由出工账中计算应得的工钱	6 分钟内计算正确的数目	91	67.6±16.14
传话	听电话录音并传话	30 分钟内正确传递数	111	95.0±13.21
对招聘广告的理解	看广告条文回答问题	30 分钟内回答正确	30	24.4±4.25

（2）功能评估调查表（functional assessment inventory，FAI）评定　工作活动能力是衡量患者社会功能的一个重要部分，可采用功能评估调查表进行评定。该调查表实际上评估的是与职业有关的各种功能状况，是一个较全面的功能状态评定表。具体内容见表3-9。

表3-9　功能评估调查表

（1）视

0 分：无显著损伤

1 分：在需要敏锐视力的操作中有困难

2 分：损伤的程度足以干扰阅读、驾车等主要活动

3 分：视力全部或几乎全部丧失

（2）听

0 分：无显著损伤

1 分：说话和用电话时有些困难

2 分：能借助唇读进行面对面地说话，但不能用电话，不能听见某些环境中有关的声音（如铃声、高调声音等）

3 分：极难听见或聋，不能理解任何言语

（3）言语

0 分：无显著损伤

1 分：言语易被人理解，但音质或言语方式不悦耳；或说话时特别费力才能使他人听懂

2 分：言语难于理解，往往需要重复

3 分：言语不能被他人理解

（4）行走或活动

0 分：无显著损伤

1 分：速度或距离不如常人；若用轮椅，可独自驱动和转移而无须他人帮助

2 分：只能在平地上短距离步行；若在轮椅上，也不能独立转移，但用电动轮椅至少能不用帮助驱动 100m 左右

3分：无行走可能，若在轮椅中；在他人帮助下能走 100m 左右

（5）上肢功能

0分：无显著损伤

1分：一侧上肢完全或部分丧失功能，另一侧上肢完好

2分：双侧上肢至少在某种范围内丧失功能或利手侧上肢有严重的功能丧失

3分：任一上肢没有有用的功能

（6）手功能

0分：无显著损伤

1分：不能进行大多数需要精细灵巧性、速度和协调性的作业

2分：严重损伤，但用或不用辅助物或假肢，仍能进行书写和进食等日常生活活动

3分：没有或几乎没有手的功能

（7）协调

0分：无明显损伤

1分：眼手协调和粗大运动协调均有一些损伤，但主要功能仍完好

2分：眼手和粗大运动协调显著损伤

3分：几乎没有能力去控制运动和协调地运动

（8）头的控制

0分：无明显损伤

1分：保持和确立头的位置有困难，在定向、平衡或外观上可有小的问题

2分：控制或旋转头部有困难，由于不能控制可轻度妨碍注视

3分：由于缺乏控制，严重干扰或妨碍了阅读时的注视和谈话时与对方保持眼的接触

（9）体力

0分：无明显损伤

1分：在需要极度用力的职业中（ 如需用力上举或需要大量步行、弯腰等职业中）有某些困难，但在中度用力时可以接受

2分：在任何类型的职业中，甚至只需中等体力也不能进行

3分：即使是坐和轻度用手工作的职业，都可能是对患者体力方面的苛求

（10）耐力

0分：无明显损伤

1分：只要安排间歇的休息，可以全天工作

2分：能半天工作

3分：每日工作不能超过 1~2 小时

（11）运动速度

0分：无明显损伤

1分：移动比平均速度慢

2分：移动极慢，需要速度的竞争性职业完全不能从事

3分：运动极度迟滞

（12）学习能力

0分：无明显损伤

1分：能学习复杂的就业技能，但速度不正常

2分：通过特殊训练，能掌握相当复杂的概念和操作

3分：只能学习极简单的作业，并且只有通过充分的时间和重复才能完成

（13）判断

0分：无明显损伤

1分：有时做出不恰当的判断，不会花时间去考虑替代方案或行为的后果

2分：经常做出仓促和不明智的决定，往往有不合适的行为或选择

3分：由于愚蠢或冲动性行为，其结果可能危及自己或他人

（14）坚持性

0分：无明显损伤

1分：注意广度或集中于作业或概念上的能力变化大，有时不能坚持到完成所负责的作业

2分：注意广度有限，缺乏集中，为使之坚持一种活动需要大量监督

3分：注意广度极有限，没有持续的监督不能坚持进行作业

（15）知觉结构能力

0分：无明显损伤

1分：其知觉结构能力使之不能进行任何精细分辨的作业，但无明显行为损伤证据

2分：偶尔表现出空间失定向（迷路或在粗大知觉问题上有困难）

3分：行为上证实有极度的知觉畸变（如粗大的空间失定向、撞到墙上、不能鉴别物体等）

（16）记忆

0分：无明显损伤

1分：偶因记忆缺陷造成一些困难

2分：记忆缺陷显著地干扰新的学习，指示和通知必须频繁地重复才能被记住

3分：错乱、失定向，记忆几乎丧失

（17）言语功能

0分：无明显损伤

1分：言语能力轻到中度损伤；若听觉受损，能用唇语和盲语交流

2分：交流有严重困难，限于说单个词或短语，或用非发音交流形式表达简得的概念。若听觉受损，用符号语言有效，但不能能用唇读或说

3分：表达性交流近乎不可能

（18）阅读写作能力

0分：无明显损伤

1分：由于文化背景或缺乏教育，阅读、书写有困难

2分：阅读、书写有困难

3分：功能上类似文盲

（19）行为和康复目标的一致性

0分：无明显损伤

1分：行为和康复目标表现出不一致

2分：口头上同意康复目标，但往往并不采取合适的行为

3分：行为往往与康复的目标相抵触

（20）对能力和受限制的感知的准确性

0分：无明显损伤

1分：对于由于残疾的结果而引起的职业能力的变化，有不正确的理解（如排除了太多的就业可能性，或否认一些限制的意义）

2分：不现实地理解其就业能力（如排除所有的就业可能，或否认重要的限制）

3分：拒绝接受或显著歪曲地理解其受限。关于其残疾，经常提供其他虚假的、引人入歧途的或极为不合适的信息

（21）和人们相互作用的有效性

0分：无明显损伤

1分：在社会交往中有些笨拙或口齿不清

2分：缺乏在社会中有效的交往所必需的技巧

3分：明显的攻击性、退缩性、防御性、怪异或不合适的行为常伤害人际间的交往

（22）个人的吸引力

0分：无明显损伤

1分：个人外表或卫生状况在某些方面是不吸引人的，但能为他人及家人所忍受

2分：在个人外表或卫生状况方面有较严重的问题，难于为他人甚至为家人所接受

3分：在个人外表或卫生状况方面有极严重的问题，很可能为他人所拒绝

（23）由于治疗或医疗问题而缺勤

0分：无明显问题

1分：由于医学监督、治疗或疾病复发，每月有 1~2 日的请假

2分：平均每周需要有 1 日请假，以接受医学监督或治疗

3分：由于需要几个阶段地住院，必须经常缺勤

（24）状态的稳定性

0分：无显著损伤

1分：若有饮食、治疗或训练控制则能稳定

2分：状态可能缓慢地进展，或其过程难以预料，并且可导致功能的进一步丧失

3分：状态在可以预见的将来很可能显著地恶化

（25）技能

0分：无明显损伤

1分：没有可以利用的为工作特需的技能，但具有一般的技能，使之能转换到其他一些工作岗位上去

2分：可以转换工作岗位的技能没有多少，由于残疾或其他一些因素，工作特需的技能大部分缺失

3分：一般的技能也没有多少

（26）工作习惯

0分：无明显损伤

1分：工作习惯有缺陷（如不守时、仪表不恰当、没有适当的读写方法等），但愿意和能够学习这些技能，而且十分容易学会

2分：工作习惯有缺陷，在受雇之前可能需要进行工作调整及训练

3分：工作习惯有严重缺陷，似乎没有可能通过工作调整及训练来改善

（27）工作历史

0分：无明显异常

1分：由于年轻或其他理由，没有或几乎没有大多数雇主可以接受的工作经验

2分：工作历史中，有诸多经常拖拉或经常由于失业而变换工作的经历

3分：可有 5 年的失业期，工作资历贫乏

（28）雇主的可接受性

0分：无明显影响

1分：身体上或历史上的一些特征可能干扰某些雇主对雇员的接受

2分：尽管对行为没有干扰（如已控制住的癫病、有严重复发性的精神病史等），但仍不能为雇主和公众所接受

3分：目前和新近的特征不能避免使患者不为大多数可能的雇主所接受（如新近犯罪史、不能控制的癫痫、显著的行为异常）

（29）工作机会

0分：无明显影响

1分：受雇机会有些受限制（如由于交通问题、地理位置问题、环境状态为雇员不能耐受等）

2分：受雇机会显著受限，几乎没有什么适合的工作条件

3分：受雇机会极度受限，可能只能居留在乡下或生活在工作机会很少的农村

（30）经济上的妨碍

0分：无显著妨碍

1分：受雇的可能性受到经济上的妨碍（雇员可能要求异常高的薪金或少见的特殊情况）

2分：由于可能丧失受益，工作选择十分受限（可能会考虑非全天或低收入的工作，以便继续从他处利益）

3分：由于会导致目前得到的好处（经济上的医疗保险等）丧失，无论何种情况都不能提供比患者现在更好的工作

（31）社会支持系统

0分：无显著影响

1分：无或几乎没有支持系统可以利用

2分：当时的支持系统与康复目标相违背

3分：支持系统的工作明显地对抗康复行为

上表相当详细，但在职业康复中应用还有许多细节。可以根据表中的 0 分、1 分、2 分、3 分四级，分别制定下述的级别进行简单的评定（能力完全缺损的项目应标明）：0~5 分，职业能力无明显损伤；6~31 分，职业能力轻度受损；32~62 分，职业能力中度受损；63~93 分，职业能力严重受损。

五、休闲活动评定

休闲活动（Leisure）通常是指那些有趣的，能给人们带来轻松、愉悦或惬意感的娱乐消遣活动。如体育运动、艺术活动、制作各种手工艺品、种花、养鸟等各种爱好，俱乐部或集体活动、社交聚会活动、温泉和桑拿浴、参观博物馆及画廊、阅读书报、各种游戏、欣赏表演等。

参加这些活动的目的是为了使自己在精神上放松、缓解压力、满足兴趣、保持身体健康、和家人或友人增进感情及增加自我表现的机会。参与休闲活动有利于扩展个人的知识和技能，有助于发展正常的生理和心理空间。参加休闲活动并不需要承担义务，是一种自由的选择。由于每个人的休闲活动形式不一样，所以要根据对象的不同，来做实际的调整。

六、注意事项

1. 在评价时注意观察患者的实际操作能力，而不能仅依赖其口述。

2. 患者在帮助下才可完成某种活动时，要对帮助的方法与帮助量予以详细记录。

3. 评价应在适当的时间和地点进行。

4.为避免因疲劳而失实，必要时可分几次完成评价，但应在同一地点进行。

5.对于不能单独完成的项目，治疗师需进一步检查影响这些活动完成的因素。

项目三　认知功能评定

扫一扫，看课件

【学习目标】

1.掌握：认知的概念；认知功能障碍的种类；认知功能障碍的评定方法。

2.熟悉：脑与认知功能；认知功能评定的目的与步骤。

一、认知功能概述

（一）基本概念

1.认知（cognition）　认知是指人在对客观事物的认识过程中，对感觉输入信息的获取、编码、操作、提取和使用的过程，是输入和输出之间发生的心理过程。认知是认识和知晓事物过程的总称，包括知觉、注意、记忆及思维等。

认知属于心理过程的范畴，由于认知的过程主要通过大脑，因此认知过程是脑高级功能活动。

2.认知功能障碍（cognitive deficits）　当各种原因引起脑部组织损伤时，导致患者记忆、语言、视空间、执行、计算和理解判断等功能中的一项或多项受损，影响个体的日常或社会活动能力，称为认知功能障碍，又称脑高级功能障碍，包括注意障碍、记忆障碍、知觉障碍和执行能力的障碍。

（二）脑与认知功能

大脑是认知功能的物质基础，它为解决问题而摄取、储存、重整和处理从外界获取的各种信息。左、右大脑半球具有各自的功能特点，右侧大脑半球主要在音乐、美术、空间、几何图形和人物面容的识别及视觉记忆功能等方面起主要作用，而左侧大脑半球在言语、逻辑思维、分析综合及计算功能等方面占优势。大脑的不同部位在认知过程中起着不同的作用，正常人的脑功能需要左右两个半球共同合作来完成，并对认知产生影响。

1.额叶　与随意运动和高级精神活动有关，它对信息的顺序化和对刺激做出分类后的整合，主要负责注意和注意集中、抽象概括、推理判断、概念形成、问题解决及言语等。损伤后主要表现为痴呆和人格的改变，临床可见记忆力减退，注意力不集中，自知力、判断力和定向力下降，反应迟钝等。

2.**顶叶** 主要功能是接受对侧身体的深、浅感觉信息，分辨触觉和实体觉，也是运用中枢和视觉语言中枢所在处。运用中枢主要存在于优势半球，与人体复杂动作和劳动技巧有关，而视觉语言中枢主要是理解看到的文字和符号。顶叶损伤后导致皮层感觉障碍，如实体觉、位置觉、两点辨别觉和皮肤定位觉的丧失；体像障碍（右侧顶叶损伤），如自体认识不能（患者否认对侧肢体的存在）和病觉缺失（患者否认偏瘫肢体的存在）；失用症和失认症等。

3.**颞叶** 与记忆、联想、比较等高级神经活动有关。优势半球损伤易导致失语。其中感觉性失语表现为患者能自言自语，但不能理解他人和自己说话的含义；命名性失语，又称健忘性失语，表现为患者丧失对物品命名的能力；记忆方面表现为存在记忆障碍。

4.**枕叶** 主要是接受视觉信息。损伤后易导致视觉失认、视觉变形等。如患者绕过障碍物走路，不认识看见的物体、图像或颜色等；或对所看见的物体有变大或变小、形状歪斜不规则及颜色改变等现象。

5.**边缘叶** 参与高级神经、情绪与记忆和内脏的活动。损伤后可出现情绪及记忆障碍、行为异常、幻觉、反应迟钝等精神障碍。

（三）认知功能障碍与日常生活活动能力

临床观察表明，脑损伤导致的不同形式和程度的认知功能障碍，严重影响患者的日常生活活动能力及生活自理程度，且有时要大于躯体功能障碍对日常生活活动能力的影响。严重的认知功能障碍患者在生活上更多的依赖他人照料并需要更多的专业护理。故及时发现脑病损或损伤患者存在的认知障碍，制定正确的治疗方案，将有利于认知功能障碍的康复，促进肢体功能障碍的康复，提高日常生活自理能力。及时发现和诊断认知障碍，也有助于制定正确的康复和护理计划，并预测患者的残疾状况。

二、认知功能评定的目的与步骤

（一）评定目的

认知功能评定主要用于各种原因引起的脑损伤患者，评定目的包括：

1.发现认知功能障碍，确定障碍的类型。

2.确定认知功能障碍对日常生活活动（或功能性作业活动）的影响。

3.根据评定结果，制定出针对性的康复治疗计划。

4.通过治疗前后的评定，判定治疗效果。

（二）评定步骤

1.**确认患者意识是否清楚** 患者意识清楚是认知功能评定的前提条件。可采用glasgow 昏迷量表（glasgow coma scale，GCS），判断意识障碍的程度。

2.**认知功能障碍的筛查** 认知功能障碍筛查是评定的第一步。在患者意识清楚的条件下，可通过简易精神神经状态检查量表（MMSE）、认知能力检查量表（CCSE）等来判断患者是否存在认知功能障碍。

3.认知功能的特异性检查　根据认知功能筛查结果，初步确定患者可能存在的认知功能障碍，并进行有针对性的认知功能评定，如面容失认、意念性失用等。

4.成套认知功能测验　是对认知功能较全面的定量评定，常用 H.R 神经心理学成套测验（Halstead–Reitan neuropsychological battery，HRNB）。

三、常见的认知功能障碍评定

（一）知觉功能障碍评定

1.知觉与知觉障碍

（1）知觉（perception）　知觉是人对客观事物各部分或属性的整体反映，是对事物的整体认识或综合属性的判别。知觉是对各种感觉刺激分析与综合的结果，以感觉为基础，但不是感觉的简单相加，而是大脑皮质的高级活动。

（2）知觉障碍（perception deficits）　知觉障碍是指在感觉传导系统完整的情况下，大脑皮质特定区域对感觉刺激的认识和整合障碍，可见于各种原因所致的局灶性或弥漫性脑损伤患者。由于损伤部位和损伤程度的不同，知觉障碍可有各种不同的表现形式。临床上多见各种类型的失认症、失用症、躯体构图障碍及视觉辨别障碍。

2.知觉障碍的类型　常见的知觉障碍有躯体构图障碍、视空间关系障碍、失认症和失用症 4 种。

（1）躯体构图障碍　躯体构图是指本体感觉、触觉、视觉、肌肉运动觉及前庭觉传入信息整合后形成的神经性姿势模型，包含对人体各部分之间相互关系及人体与环境关系的认识。躯体构图障碍包括单侧忽略、疾病失认、手指失认、躯体失认及左右分辨困难。

1）单侧忽略　指患者不能注意大脑损伤对侧的身体或空间物品，或对其变化不能做出相应的反应，或反应迟钝。

2）左右分辨困难　不能分辨自己或他人的左侧和右侧，难以执行含有"左"和"右"的指令。

3）躯体失认　多见于优势半球顶叶和颞叶后部的损伤。患者对自己和他人身体各个部位及各个部位之间的关系不能识别。主要临床表现：否认偏瘫肢体的存在；或虽承认偏瘫的肢体，但认为长在别人身上；不能区别身体各个部分；不能模仿别人的动作；把身体的某个部位看得比实际大或小；不能识别身体的部位，但能识别物体的结构；经常述说患侧有沉重感等。

4）手指失认　常见于左侧大脑半球顶叶的角回损伤。患者表现为不能识别和命名自己或他人的手指，甚至不能指出触及的手指，严重者会影响手指的功能活动，如系纽扣、系鞋带、打字等。

5）疾病失认　多见于大脑非优势半球顶叶缘上回的损伤。患者表现为否认或忽视瘫痪肢体的存在，是脑卒中后的短暂性表现，康复期较少见。

（2）视空间关系障碍　空间知觉是指物体的空间特性（物体的形状、大小、远近、方位）在大脑中的反映，包括形状知觉、大小知觉、深度知觉（绝对距离知觉、相对距离知觉）和方位知觉。空间知觉是视觉、触觉、运动觉等多种感觉系统协同作用的结果，其中视觉最重要。大脑可以组织并解释所看到的信息，并赋予其一定意义的信息加工能力（即具有视空间分辨能力），包括图形背景分辨、形状恒常性、空间关系、视觉性闭合、视觉记忆和视觉形象化等。大脑损伤后，观察两个物体之间，或自己与两个或两个以上物体之间的空间位置关系存在障碍，称视空间关系障碍（spatial relations deficits）。视空间关系障碍能严重影响日常生活活动能力。

1）图形背景分辨障碍　图形背景知觉是指从背景中分辨物体不同的形状，选择必要的对象及忽略无关的视觉刺激的能力。图形背景分辨困难指不能从视野范围内发现自己所需要的对象，注意广度缩短，注意力分散等。如不能在抽屉中找到想要的剪刀，不能找到放在床上的衣服等。

2）空间定位障碍　空间定位知觉又称方位觉，是指对物体的方位（如上下、前后、左右、内外，东、南、西、北等）的分辨能力。空间定位障碍是指不能正确判断物体与物体之间的关系。如患者不能按指令完成"把纸放到桌子上"之类的动作。

3）空间关系障碍　患者不能认识人体与物体之间或两个及两个以上的物体之间的位置、距离及角度等关系，可表现为日常生活活动不能正常进行。如患者不能区别衣服的前与后、里与外，经常将衣服穿反，找不到袖子、纽扣，两条腿同时穿进一条裤腿中；不能列竖式进行算术运算等。

4）地形定向障碍　地形定向觉是指判断两地之间关系的能力。如从一个地点到另一个地点，需要准确判断目的地的方向、线路周围的环境特征等，最终完成两地之间的移动。当地形定向存在障碍时，患者表现为不能描述以往熟悉的环境或线路的特征，不能记住新的线路，不能识别路标，在熟悉的环境中迷路等。

5）形态恒常性识别障碍　形态恒常性是指识别两个相似，但大小和位置不同的物体性质的能力。有形态恒常性识别障碍者，不能观察或注意到物体的结构和形状上的细微差别，如患者不能区别"p"和"q"、"田"和"甲"、"手表"和"手链"等外观或结构略有差别的字母、汉字或物体。

6）距离知觉障碍　指不能准确判断物体之间的距离。如不能准确地拿取眼前的物品、上下楼梯感觉不安全、把水倒在杯子外边，或水满后不知道停止、不能准确地将饭菜送到口中等。

（3）失认症　是指由于大脑损伤，不能通过相应的感官感受和认识以往熟悉的事物（排除感觉器官功能不全或智力低下、意识不清、注意力不集中、言语困难及对该事物不熟悉等原因），但仍可以利用其他感觉途径进行识别。根据其表现特点，分为视觉失认、触觉失认和听觉失认 3 种。

1）视觉失认　指患者视觉正常，但不能通过视觉认识物体的名称、形状、作用等，而通过听觉、味觉、嗅觉等却可以理解实体的特征。视觉失认可分为物体失认、面容失认、颜色失认和同时失认。

①物体失认：患者视力和视野正常，却不能识别常用物品，但通过其他感觉可以识别。物体失认是失认证中最常见的一种类型。

②面容失认：患者不能识别以往熟悉的面孔，即便是自己最亲近的人，但可以通过说话声、脚步声、发型、服装等识别。

③同时失认：患者不能同时完整地识别一个图像，只能识别一幅画中微小的细节，即只能理解或识别画中的一个方面或一部分，却不能获得整体感，因而不能说出一幅画的主题。

④颜色失认：患者不能说出和命名熟悉物品的颜色，也不能匹配相应物体的颜色。当不同颜色的物品放在一起时，患者知道物品颜色不同，色盲表检查正常。

2）触觉失认　指患者的触觉、温度觉、本体感觉和注意力正常，但不能通过触摸识别熟悉的物品。

3）听觉失认　指患者听觉正常，但不能识别所听到声音的意义。听觉失认又分为非言语性声音失认和言语性声音失认。前者指患者不能将一种物体和它所发出的声音相联系，如患者能听到汽车鸣笛声、钟表声、门铃声等，但却不能将声音与汽车、钟表、门铃等联系到一起；后者仅仅表现为不能识别言语声音的意义，而言语声音以外的所有听觉认识正常保留，如听理解破坏，但阅读理解、书写及自发言语均正常。

失认症与形态恒常性识别障碍不同，前者是不能识别单一物品，而后者是不能区别相似的物品。

（4）失用症（apraxia）　指在意识清楚、无感觉和运动功能障碍，或其不足以影响相关活动的情况下，患者丧失完成有目的的复杂活动的能力。在无肌力下降、肌张力异常、运动协调性障碍、感觉缺失、视空间障碍、语言理解障碍、注意力差或不合作等情况下，不能正确地运用后天习得的运动技能进行目的性运动的运用障碍。根据其临床表现和发生机制的不同，可分为意念性失用、意念运动性失用、肢体运动性失用、结构性失用、穿衣失用、口 - 颜面失用等类型。

1）意念性失用　指患者不能自动或根据指令完成有目的的动作，尤其是多步骤的动作；患者能正确完成复杂动作中的每一个分解动作，但不能按顺序完成，也不能正确地选择和使用工具。如刷牙时患者不知如何使用牙刷。

2）意念运动性失用　指患者可无意识地、自动地进行过去学会的动作，但不能执行运动的口头指令，也不能模仿他人的动作。如让患者徒手完成刷牙的动作，患者不知如何去做，但递给牙刷时，会用牙刷完成刷牙的动作。

3）肢体运动性失用　指患者在肢体运动功能正常的情况下，不能完成精巧、熟练的动作。如患者不能完成系纽扣、系鞋带、写字等。

4）口腔－面部失用　指患者不能按照指令完成面部唇、舌、咽、喉、下颌等部位的复杂动作，如舔嘴唇、噘嘴、吹口哨等动作，或表现为动作不协调、不正确或持续动作。

5）结构性失用　是指涉及空间关系的结构性运用障碍，丧失了对空间的排列和组合能力。正常情况下，人们在进行组合性的活动中，能清楚地观察每一个细节，理解各个部分之间的关系，并能将各个部分组合起来，构成完整的组合性活动，如复制、根据指令画图、组装二维或三维的模型或结构等。结构性失用的患者，在结构性活动中表现出困难，如不能根据指令完成画图、积木组装等，严重者不能完成穿衣、摆放餐具、组装家具等，常见于大脑半球顶叶后部病变导致运用技巧障碍的患者。

6）穿衣失用　常见于大脑右侧半球顶叶的损伤，表现为不能正确分辨衣服的上下、左右、前后、里外，自己不能穿衣服，找不到袖口及扣眼，常常系错纽扣、两条腿穿入一条裤腿中。

3. 知觉障碍评定

（1）躯体构图障碍的评定

1）单侧忽略评定

①二等分线段测验法：在一张 26cm×20cm 的白纸上画 3 组平行线段，每组含 6 条线段，长度分别为 10cm、12cm、14cm、16cm、18cm、20cm，再在上下两边各画一条 15cm 长的线段作为示范（图 3-4）。令患者用笔在每条线段的中点做一标记，其中上下两边的线段用来做示范，不予统计。被检者画完后，观察所画"中点"是否均偏向一侧，或漏掉标注线段中点。

②线段划消测验：在一张 26cm×20cm 的白纸上画有 40 条线段，每条线段长 2.5cm，分为 7 个纵行，中间一行为 4 条线段，其他 6 行有 6 条线段（图 3-5）。要求患者划消每一个线段，最后分析未被划消的线段数及偏向。也可以划消数字、字母、相同的汉字或符号等。

③画图测验：检查者将画好的大致左右对称的图片展示给患者（如表盘或房子），让患者临摹，也可以让受检在画好的圆圈内填写表盘上的数字和指针，要求指向 10 点 15 分的时间。如果患者只画一半，或明显偏向一侧，提示存在单侧忽略（图 3-6、图 3-7）。

④双侧同时刺激检查：先对患者进行单侧感觉检查（如视觉、听觉、触觉刺激），再

对双侧同时刺激，观察患者的反应。轻症患者可表现为反应迟钝，或只有刺激双侧，才忽略一侧；而严重的患者，对来自其忽略侧的刺激毫无反应。

⑤功能检查：将实物放在患者视野中线内，让患者按指令去做相应的动作，如"将牙刷放在牙缸中""用毛巾擦嘴"等。

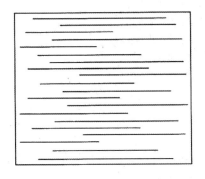

图 3-4　二等分线段测验

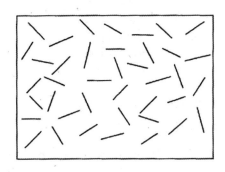

图 3-5　线段划消测验

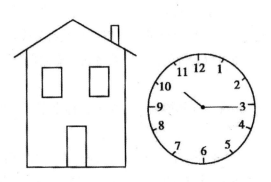

图 3-6　画图测验标准图形

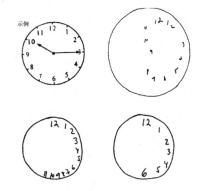

图 3-7　单侧忽略患者所画图形

2）左右分辨障碍

①指令完成能力检查：可用 Benton 左右定向检查（表 3-10）。检查者发出指令，被检者完成。

②动作模仿检查：要求患者模仿检查者做的动作。如检查者用右手触摸自己的右耳，观察患者是否有镜像模仿现象。

表 3-10　Benton 左右定向检查

序号	检查项目	评分	序号	检查项目	评分
1	伸出你的左手	1	11	用你的右手触摸你的右耳	1
2	指你的右眼	1	12	用你的右手触摸你的左眼	1
3	触摸你的左耳	1	13	指我的左眼	1

序号	检查项目	评分	序号	检查项目	评分
4	伸出你的右手	1	14	指我的左腿	1
5	用你的左手触摸你的左耳	1	15	指我的左耳	1
6	用你的左手触摸你的右眼	1	16	指我的右手	1
7	用你的左手触摸你的右膝	1	17	用你的右手摸我的左耳	1
8	用你的左手触摸你的左眼	1	18	用你的左手摸我的左眼	1
9	用你的左手触摸你的右耳	1	19	把你的左手放在我的右肩上	1
10	用你的右手触摸你的左膝	1	20	用你的右手摸我的右眼	1
			总分		20

判断标准：17~20分为正常，＜17分为异常。

3）躯体失认

①观察：观察内容包括患者如何摆放瘫痪的肢体，如何看待自己偏瘫的肢体，是否认为自己的肢体属于他人，能否自我认识到偏瘫侧肢体功能的丧失。

②完成指令：要求患者在合适的时间内按指令指出或回答以下身体部位的名称，如"嘴、颏、鼻子、耳朵、头发、肘、肩、膝、脚"等，所指部位可以是自己、检查者、人体画或人体拼图的。检查过程中不要用"左"或"右"这样的字，以区别左右分辨障碍。躯体失认的患者不仅人体部位辨别表现异常，也可以表现为左右分辨障碍，而左右分辨障碍的患者可以较好地辨别身体部位。

③模仿动作：检查患者模仿检查者的动作情况，如触摸额头、左手、右膝等。如果患者表现出镜像动作，也属于正常。

④回答问题：在合理的时间内能够回答与身体部位有关的一些问题，如"你的眼睛在鼻子上面吗？你的腿在胃下面吗？嘴和心脏哪一个离你的鼻子近？头顶上长的是头发还是眼睛？你的手指在肘和腕之间吗？舌头在嘴的外边还是里边？腰背部是在前面还是后面？"

⑤画人体部位图：让患者用笔在准备好的纸上画一张人体结构图，包括10个部位，即头、躯干、双臂、双手、双腿和双脚，每个部位1分，共10分。10分为正常，6~9分为轻度障碍，不足5分为重度障碍。

4）手指失认（finger agnosia）

①手指图辨认：向患者出示一张手指图，嘱患者手掌向下放在桌子上，检查者触及其某一手指，让患者在图中指出被触及的手指，睁眼和闭眼情况下分别指5次，进行比较。

②命名手指：检查者说出手指的名称，要求患者从自己、检查者及手指图上分别指认，各10次。

③动作模仿：要求患者模仿检查者的手指动作，如手指关节弯曲和对指动作。

④绘图：令患者画一张手指图，观察各手指排列及分布。

（2）视空间关系障碍的评定

1）图形背景分辨困难的评定

①图片测试法：向患者出示 3 种物品重叠到一起的图片，要求在 1 分钟之内说出所见物品的名称。

②功能检测法：在卧室的床上铺上白色床单，要求患者拿起床上的白色浴巾或毛巾；或要求患者从没有分类的柜橱中找出勺子，不能完成者为有图形背景分辨障碍。

2）空间定位障碍的评定

①图片测试法：将一张画有图形的纸放在患者面前，让患者在图形的上方或下方画圆圈；或将几张内容相同的图片放在被检者面前，每一张图片都画有碗和勺子，但勺子的位置不同，要求患者描述碗与勺子的位置关系。

②功能检测法：将生活中常用的物品摆放在患者面前，并让患者按照要求摆放物品，如"将牙刷放在牙缸中""将勺子放在碗里"等，若不能按要求完成，则为存在空间定位障碍。

3）空间关系障碍的评定

①点式图连接测试：给患者一张画有左右相同的点式图的纸，左边各点用线连接形成一个图案，要求患者按照左侧图案的形状，用笔将右侧的点连成与左侧一样的图案。

②十字标测试：在示范卡片的不同位置画上数个十字标，要求患者参照示范卡，将十字标准确无误地画在另一张卡片上。若患者不理解指令，检查者需要给予示范。

③ ADL 测试：让患者根据检查者的要求进行穿衣、梳洗、转移、进食等日常生活活动，观察其使用物品、摆放物品及处理物品之间位置关系的能力。

④结构性运用测试：准备画笔、纸、绘有表盘的图片，要求患者按图片进行临摹，观察其所绘图画中时针与分针的位置关系。

4）地形定向障碍的评定

①了解日常生活活动情况：询问患者家属患者日常生活中是否有迷路的情况，并让患者描述其熟悉的环境的特征，或画出线路图，测试其是否能理解和记住两地之间的关系。

②地图理解测试：给患者一张其所在城市的地图，让患者指出其所在的位置，并以之为起点找到回家的路线。如不能根据地图确定目的地的线路，也不能描述或画出过去熟悉的环境的线路图，为存在地形定向障碍。

5）形态恒常性识别障碍的评定　将绘有相似字或物体的图片和物品混放在一起，每一个物品从不同的角度（物品上下、正反颠倒）展示给患者，让其辨认。若不能正确识别相似物品，则为存在形态恒常性识别障碍。

6）距离知觉障碍的评定　将一物体抛向空中，让患者接取；将物品摆放在桌子上，让患者抓取；让患者上下阶梯。若不能按指令完成上述动作，则为存在距离知觉障碍。

（3）失认症的评定

1）视觉失认的评定

①物体失认评定

a.视物辨认：将生活中常见的物品或照片放在患者面前，如梳子、眼镜、牙刷、鸡蛋、碗、筷子等，让患者说出物品的名称；或检查者说出某种物品的名称，患者指出相应的物品。

b.触物命名：让患者闭上眼睛触摸常用的生活物品，并说出它的名字。

c.描述物品特征：让患者对实物或照片上物体的特征进行描述（如物体的形状、颜色、用途等）。

d.模仿画图：出示绘有常用生活物品的线条画，让患者模仿绘画。

若患者不能说出所看物体的名称，或不能指出检查者说出的物品，或通过触觉不能说出该物品的名称，或不能按图画完整画出，均为存在物体失认。

②面容失认：出示患者熟悉的人或著名人物的照片，要求患者说出人物的名字和面部特征；也可以将相同的照片与其他诸多照片混在一起，要求其挑选出相同的；也可以通过声音、步态和服装等特征进行辨认。若不能完成则为存在面容失认。

③色彩失认：将不同颜色的物品或卡片放在患者面前，检查者说出某种颜色，让患者指出；或让患者用彩笔给常见的水果（如西红柿、香蕉、苹果、橘子等）或植物线条画涂上相应的颜色。不能完成者可判定存在色彩失认。

④同时失认：出示一张整版印有印刷符号（如△）的作业纸，令患者查数△数，观察其是否只注意作业纸中的某一部分；或展示一幅情景画，让患者描述其主要内容；或让患者照图绘画，观察其绘画的完整性。若不能完成，则为存在同时失认。

2）触觉失认的评定　首先确认患者是否存在深感觉、浅感觉、复合感觉功能障碍及命名性失语，若无以上情况，则在桌子上摆放生活中常用的物品（如碗、勺子、盘子、梳子、硬币等），让患者闭目触摸其中一件物品，识别后放回原处，再睁开眼睛，挑出该物品。

3）听觉失认的评定

①听力检查：检查患者听力是否正常。

②非言语性听觉测试：检查者在患者背后发出不同声音，如咳嗽、拍手、敲桌子等，让患者分辨声音。

③言语性听觉测试：检查者播放录音或说一段话，让患者复述，或写下听到的内容。若不能复述和完成听写，则可确认存在言语听觉障碍或言语性声音失认。

（4）失用症的评定　意念性失用或意念动作性失用患者均表现为不能正确执行口令，

临床均可采用动作检查法，即要求患者使用某种工具完成特定的动作，观察其动作表现。意念运动性失用患者不能按要求做动作，但在合适条件下可以自动完成动作；意念性失用者既不能按要求也不能自动地完成动作。

1）意念性失用的评定　主要测试完成事物的目的性及规划性。准备系列日常生活常用物品，要求患者完成系列的日常生活活动。此类患者由于不能正确地认识和理解完成某种事情的目的性和规划性，故不能正确完成系列活动过程。如刷牙，尽管患者可按照指令完成刷牙和每一个动作，但不能按照正常的顺序刷牙。

2）意念运动性失用的评定　主要测试执行动作口令的能力。令患者演示使用某种工具的动作，或检查者做出使用某种工具的动作示范，让患者模仿。此类患者不能执行运动口令，也不能准确模仿他人的动作或手势，但将某种工具交给患者时，患者可自动完成使用工具的动作。如患者不能按要求进行刷牙，但将挤好牙膏的牙刷递给患者时，却可以自动完成刷牙动作。

3）肢体运动性失用的评定　主要测试精细运动。患者无运动功能障碍，对其上肢精细运动功能进行测试，若动作笨拙、缓慢则为存在肢体运动性失用。

①手指或足尖敲击试验：令患者用手指快速连续敲击桌面，或用脚尖快速连续敲击地面。

②手指模仿试验：检查者用手演示日常生活常用的动作（如拧瓶盖、洗手等），让患者模仿。

③手指轮替试验：令患者快速地做前臂的旋前旋后动作。

④手指屈曲试验：令患者快速做示指屈伸动作。

⑤集团屈伸速度测试：令患者快速做手指的屈伸抓握运动。

4）结构性失用的评定

①复制几何图形：要求患者复制二维的平面几何图形（如相互交叉的五边形）或三维几何图形（如立方体等）。

②复制图画：要求患者对给出的图画进行临摹，绘画内容包括表盘、菊花、大象、空心十字、立方体和房子，绘画评分标准见表3-11。

表3-11　绘画评分标准

绘画内容	指令	得分	评分标准（每项1分）
表盘	画一个有数字和指针的表盘	3	表盘轮廓大致为圆形；数字定位对称；数字正确
菊花	画一枝菊花	2	能画出大体形状；花瓣分布对称
象	画一头大象	2	能画出大体形状；比例基本对称
画空心十字	一笔画一个空心十字	2	能画出基本结构；所有的直角角度适宜

续表

绘画内容	指令	得分	评分标准（每项1分）
立方体	画一个能看到顶部和两个侧面的正方体	2	能画出大体形状；基本有立体感
房子	画一个能看见房顶和两面墙的房子	2	房子大体特征正确；有立体感

③功能活动：令患者进行实物组装及部分日常生活活动，如组装家具、穿衣、做饭等，观察其功能活动是否受到影响。

④拼图：展示拼图图案（图案不宜过于复杂），让患者按拼图样式拼出。

5）穿衣失用的评定　通过穿衣的过程，观察被检者是否能够分清衣服上下、里外的关系，是否与身体的相应部位对应。

（二）注意障碍

注意（attention）是指心理活动指向一个符合当前活动需要的特定刺激，同时忽略或抑制无关刺激的能力，其具有指向性和集中性的特点。注意是记忆的基础，也是一切意识活动的基础。当注意力集中于某种事物时，必须排除外界刺激的干扰。

注意被认为是在一定时间内，从现有的信息中为进一步信息加工而选择刺激的过程。当患者不能处理进行活动所必需的各种信息时，则为存在注意障碍。有注意障碍的患者，常会影响到康复训练。

1. 注意的特征

（1）注意的范围　是注意的广度特征，指在同一时间内一个人所能清楚地把握注意对象的数量。正常成年人可以同时注意8~9个黑色圆点、4~6个毫无关系的字母、3~4个几何图形。通过训练扩大注意的范围，可以提高学习和工作效率，提高康复质量。

（2）注意的紧张度　是注意的强度特征，指心理活动对一定对象的高度集中程度，与人对注意对象的兴趣和爱好、良好的身体和精神状况有密切的关系。注意范围的大小也可以影响到紧张度。

（3）注意的持久性　是注意的时间特征，指对某一对象注意保持的时间长短，随着注意对象复杂程度的增加会提高。如果注意的对象过于复杂，易导致注意疲劳和注意分散，因此康复训练过程需要多样化、趣味化。

（4）注意的转移性　指根据新任务的要求，主动、及时地将注意从一个对象转移到另一个对象的能力。对原来活动的注意紧张度越高，注意转移就越困难，转移速度就越慢；对于新活动对象越有兴趣或符合当时心理需求时，转移就越容易，速度越快。

（5）注意的分配性　指在进行两种或两种以上活动时，能同时注意不同的对象。要达到这一点需要具备两个条件：一是对一种活动达到足够熟练的程度，无须太多的注意就能进行；二是同时进行的几种活动之间有一定的关联。

2. 注意障碍的分类及临床表现

（1）觉醒状态低下 患者对刺激的反应能力和兴奋性下降，对痛觉、触觉、视觉、听觉及言语等刺激反应时间延迟，不能迅速、正确地做出反应。

（2）注意范围缩小 患者的主动注意减弱，注意范围显著缩小，一般易唤起注意的事物并不能引起患者的注意。

（3）保持注意障碍 指患者注意的持久性和稳定性下降。患者在进行持续性和重复性的活动时，缺乏持久性，注意力不集中，易受到干扰，从而难以完成诸如读书、听课等任务。

（4）选择注意障碍 患者有目的地选择需要的信息及剔除无关信息的能力差，易被自身或外部环境影响，注意力不集中（如难以在嘈杂的环境中与他人对话）。

（5）转移注意障碍 患者难以根据需要及时地从当前的注意对象中脱离出来，并将注意及时转移到新的对象中，因而不能跟踪事件发展（如康复训练时，患者在指令下难以从一个动作转换到另一个动作）。

（6）分配注意障碍 患者不能在同一时间内利用多种信息（如一个本可以在监护下行走的患者，当另一人从他面前走过并打招呼时，他会因失去平衡而跟跄甚至摔倒）。

3. 注意障碍的评定方法 大脑只有在觉醒状态下才能接受和处理信息，因此要从多方面评定注意的功能。如不能完成以下测试，则存在注意障碍。

（1）反应时间评定 反应时间是指刺激作用于机体到机体做出明显反应所需的时间。可采用视觉或听觉中的一项进行测试，检查者提前告知患者要接受的刺激及受到刺激后应做出相应的反应，用计时器记录从刺激开始到出现反应的时间。如检查者在患者身后呼其姓名，记录从呼名到患者转头的时间。

（2）注意广度的评定 数字距是检查注意广度的常用方法。检查方法：检查者说出一串数字（数字串由短到长），让患者正向和逆向复述，能正确复述出的数字串最高位数为该患者的复述数字距。测验从 2 位数开始，检查者以 1 位数 / 秒的速度说出一组数字，每一水平最多进行 2 次检查（2 次数字不同），通过一次即可进行下一水平检查，若两次检查均失败，则结束检查。如 4-1，患者复述 4-1，正确后，晋级 3 位数，4-8-1，患者复述 4-8-1。正常人正数数字距为 7±2，倒数数字距为 6±2。数字距为 3 时，提示患者为临界状态；数字距为 2 时，可确诊为异常。数字距缩小是注意障碍的一个特征，数字距往往与患者的年龄和文化水平有关（表 3-12）。

表 3-12 注意广度检查

正向复述	数字距	逆向复述	数字距
7-9	2	6-2	2
4-1	2	1-9	2

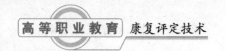

续表

正向复述	数字距	逆向复述	数字距
4-8-1	3	2-8-3	3
6-3-2	3	4-1-5	3
6-4-3-9	4	3-2-7-9	4
7-2-8-6	4	4-9-6-8	4
4-2-7-3-1	5	1-5-2-8-6	5
7-5-8-3-6	5	6-1-8-4-3	5
6-1-9-4-7-3	6	5-3-9-4-1-8	6
3-9-2-4-8-7	6	7-2-4-8-5-6	6
5-9-1-7-4-2-3	7	8-1-2-9-3-6-5	7
4-1-7-9-8-3-6	7	4-7-3-9-1-2-8	7
5-1-8-9-2-6-4-7	8	3-5-8-1-2-9-4-6	8
3-8-2-9-5-1-7-4	8	8-1-4-9-2-3-6-5	8
2-6-1-9-7-3-5-4-8	9		
7-2-8-3-5-1-6-9-4	9		
得分		得分	

（3）注意持久性的评定

1）删除测验　给患者出示一段无规律的数字或字母，让其划除相同的数字或字母。患者操作结束后，统计正确的划消数、错误的划消数和划消时间。

2）连续减 7 或倒背时间　让患者连续计算 100 减 7，递减 5 次；或倒数 12 个月，或倒数 1 周的每一天。

（4）注意选择性的评定　可采用视觉反应时测定或听觉反应时测定。要求患者在面前出现特定物品或听到特定声音时，举起右手，计算从出现到反应的时间。

（5）注意转移的评定　按规则做如下题目：

第 1 题：写 2 个数，上下排列，相加后将和的个位数写在右上方，再将上排的数移到右下方，如此继续下去……

3707741……

4370774……

第 2 题：开始的上下 2 位数与第 1 题相同，相加后将和的个位数写在右下方，把下排的数移到上方，如此继续下去……

3471897……

4718976……

测试要求每隔半分钟发出"变"的口令，患者听到口令后做另一题。计算转换总数和转换错误数并进行比较，记录完成测试的时间。

（6）注意分配的评定　让患者同时做 2 件事情，如一边看书一边吃饭。有注意分配障碍的患者只吃饭或只看书，不能同时完成 2 件事情。

（三）记忆障碍

记忆（memory）是过去经历过的事物在头脑中的反映或再现，是对所输入信息进行编码、存储及提取的过程。记忆是学习新的知识和掌握新的技能的基础，通过记忆可以对过去所经历的事情进行总结和概括。随着年龄的增长和信息输入量的减少，记忆能力会逐渐减退，当与记忆有关的中枢神经系统因某种原因（如脑外伤、脑卒中、老年性痴呆等）损伤后，将出现永久性的记忆障碍。

1. 记忆的分类与特点　根据记忆保持时间及编码方式的不同，记忆可分为瞬时记忆、短时记忆、长时记忆。

（1）瞬时记忆（imediate memory）　又称感觉记忆（sensory memory），是指当感觉（视、听、触、嗅、味觉）刺激停止后，头脑中仍能保持瞬间印记的记忆。信息保持时间非常短，最长 1~2 秒，是记忆的第 1 阶段。只有少量的感觉记忆信息会受注意而被保留进入到短时记忆中，大部分未被注意的信息很快消失。如我们见过很多路人，但在头脑中却没留下任何记忆。

（2）短时记忆（short-term memory）　感觉记忆信息被注意后会转入短时记忆，其信息保留时间在 1 分钟以内，是记忆的第 2 阶段。但短时记忆的容量（记忆广度）是有限的，并非所有的感觉记忆都能转变成短时记忆。短时记忆是感觉记忆和长时记忆的中间阶段，它通过编码和复述将注意到的必要的感觉信息转为长时记忆储存下来（如对某种信息一遍又一遍地复述，使记忆内容得以储存和巩固）；当必要时，短时记忆会根据当前认知活动的需要，从长时记忆中提取相关的信息进行操作，故短时记忆又被称为工作记忆。

（3）长时记忆（long-term memory）　经过短时记忆阶段重现编码后的信息转入长时记忆中，是记忆的第 3 阶段，是回忆的基础，无容量限制，其信息保留时间在 1 分钟以上，甚至数日、数年、终生。长时记忆又分为近期记忆和远期记忆，近期记忆指信息保留时间在数小时、数日、数月之内，而远期记忆指信息保留超过 1 年以上。

2. 记忆的基本过程　记忆是一个过程，它通过感觉器官感受到并识别某种事物，经筛选保留在大脑中。记忆的基本过程包括识记、保持和回忆 3 个环节。

（1）识记（memorizing）　是识别并记住事物的过程，是记忆的第一个环节。识记的效果受输入信息的先后顺序、数量、感觉的特征（如视、听、嗅、味）及人的情绪状态关系的影响。

（2）保持（retention）　是识记的事物在大脑中存储和巩固的过程，与识记时间的长短、复习识记内容的次数有关，是记忆的第二个环节。

（3）回忆（recall）　是对大脑所保持事物提取（retrieve）的过程，是记忆的最后一环。回忆可有再现和再认两种表现方式。再现是当识记过的事物不在时能够在头脑中重新显现，如背诵诗词、考试答题等；再认是当识记过的事物再次出现时，能够把它识别出来。

3. 记忆障碍的评定

（1）瞬时记忆的评定

1）数字广度测试　即数字距测试法，一次重复的数字长度为 7±2 为正常，若低于 5 为瞬时记忆缺陷。

2）词语复述测试　检查者以 1 个词 / 秒的速度说出 4 个不相关的词（如桌子、手表、月季花、汽车），要求患者立即复述。正常时能立即复述 3~4 个词，若复述 5 遍仍不正确，则为存在瞬时记忆障碍。

3）视觉图形记忆测试　出示 4 个图形卡片（简单图形，如图 3-8），令患者注视 30 秒后，将卡片收起或遮盖，要求患者默画出图形。若绘出图形不完整或位置错误，为异常。

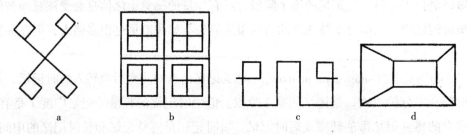

图 3-8　视觉图形记忆测试

（2）短时记忆的评定　检测内容同瞬时记忆评定，要求患者在停顿 30 秒后，回忆瞬时记忆检测的内容。

（3）长时记忆的评定　长时记忆的评定分别从情节记忆、语义记忆和程序性记忆等不同侧面进行。

1）情节记忆测试　要求患者回忆其亲身经历的事件或重大公众事件，回忆内容包括事件的时间、地点、内容，可从顺行性情节记忆和逆行性情节记忆两方面进行测试。

①顺行性记忆评定：是对识记新信息能力的检测，可分为言语和非言语检查，以区别左右脑损伤及损伤定位，见表 3-13。

表 3-13　顺行性记忆评定

种类	测试内容
言语测验	1. 回忆复杂的言语信息：给患者读一段包含 15~30 个内容的故事，要求患者复述故事的情节
	2. 词汇表学习：准备 2 张分别列有 15 个词的表，检查者以 1 词 / 秒的速度朗读第一张卡，要求患者复述，次序不限，重复 5 遍后，检查者再朗读第二张卡，要求患者复述 1 遍第二张卡的词汇后立即复述第一张卡的词汇
	3. 词汇再认：测验内容包括 20~50 个测验词和 20~50 个干扰词，将词汇制成卡片（1 词 / 卡片），每个词呈现 3 秒，再将干扰词与测验词混合放在一起，让患者从中找出刚才出现过的词汇

续表

种类	测试内容
非言语测验	1. 视觉再现：用Rey-Osterrieth复杂图形记忆测验（Rey-Osterrieth Complex Figure，ROCF）（图3-9），先让患者临摹图形，10~30分钟后再根据记忆将图形重新画出来 2. 新面容再认：测验内容包括20~50个测验照片和20~50个干扰照片，每个照片呈现3秒，再将干扰照片与测验照片放在一起，让患者挑选出刚才出现过的照片

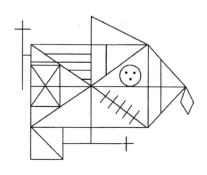

图 3-9　Rey-Osterrieth 复杂图形记忆测验

②逆行性记忆（retrograde memory）测试：可采用问卷式提问对以往信息记忆（包括个人经历记忆、社会事件记忆和著名人物记忆等）的测试。个人经历记忆主要是对患者成长的不同阶段直至发病前个人经历过的事件进行回忆，由患者的亲属或知情者证实其准确性；社会事件记忆是对重大社会事件发生的时间、地点及事件的主要内容提问，提问时要考虑到患者的年龄和文化水平；著名人物记忆是请患者通过照片辨认著名人物，要说出著名人物的姓名、身份及所处的历史年代。

情节记忆障碍是长时记忆障碍最主要的表现，可分为逆行性遗忘和顺行性遗忘。前者遗忘是部分的或完全的，不能回忆起患病前某一段时间的经历或公共事件；后者则表现为病后学习新信息困难，也不能回忆近期所经历过的事情，而病前记忆存在。此二者均为器质性脑损伤的结果，当患者出现记忆障碍，特别是近期记忆障碍时，可因不能学习新知识而影响到康复治疗效果。

2）语义记忆（semantic memory）测试　是指有关常识、概念及语言信息的记忆，评定内容包括常识测验、词汇测验、分类测验、物品命名及指物测验等。如提问患者"一周有几天？""高兴是什么意思？"等，或让被检者对物品进行分类、指认物品等。

3）程序性记忆（procedural memory）测试　程序性记忆又称内隐记忆，即在潜意识水平学习有关行为技能、认知技能及运算法则的能力。程序性记忆一般难用语言描述，可通过操作来表现，如骑自行车、打羽毛球等。评定时不要求患者去回忆所识记的内容，而是要求其完成操作任务，在操作的过程中反映出患者保持某种信息的情况。此项测试只要求患者完成指定操作，如订书、开启瓶盖、给图画填充颜色等。

（4）标准化的成套记忆测验　临床上常用记忆筛查测验及成套测验来进行记忆的评定。

1）筛查量表　常用简明精神状态检查量表（MMSE）（表3-14）、认知功能筛查量表（CCSE）、长谷川痴呆量表（HDS）等。

2）成套测验　常用韦氏记忆量表（Wechsler memory scale，WMS）、Rivermead 行为记忆测验（表3-15）及临床记忆量表（中国科学院心理研究所编制）。

表3-14　简明精神状态检查量表（MMSE）

1. 今年是公元哪一年？（1分）

现在是什么季节？（1分）

现在是几月份？（1分）

今天是几号？（1分）

今天是星期几？（1分）

2. 咱们现在是在哪个城市？（1分）

咱们现在是在哪个区？（1分）

咱们现在是在什么街（胡同）？（1分）

咱们现在是在哪个医院？（1分）

这里是几层楼？（1分）

3. 我告诉您三种东西，在我说完之后，请您重复一遍，这三种东西是什么？（各1分，共3分）

树、钟、汽车

4. 100 − 7 = ？连续5次（各1分，共5分）

5. 现在请您说出刚才我让您记住的那三种东西（各1分，共3分）

6. （出示手表）这个东西叫什么？（1分）

（出示铅笔）这个东西叫什么？（1分）

7. 请您跟着我说"大家齐心协力拉紧绳"（1分）

8. 我给您一张纸，请按我说的去做，现在开始："用右手拿着这张纸，用两只手将它对折起来，放在您的左腿上"（每项1分，共3分）

9. 请您念一念这句话，并且按着上面的意思去做"闭上您的眼睛"（1分）

10. 请您给我写一个完整的句子（1分）

11. （出示图案）请您照着这个样子把它画下来（1分）

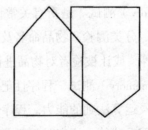

表 3-15　Rivermead 行为记忆测验

测验项目	内容	评分标准
1. 记住姓名	给患者看一张照片，并告知姓和名。间隔一段时间后，让他说出照片上人的姓和名	均答对记 2 分，仅答对姓或名记 1 分，均答错记 0 分
2. 记住藏起的物品	选择一件患者带来的非贵重物品，当着他的面藏在抽屉或柜橱内，然后让他进行一些与此无关的活动，结束前问患者上述物品放在何处	正确指出记 1 分，未正确指出记 0 分
3. 记住预约的申请	告诉患者，医生将闹钟定于 20 分钟后闹响，让他 20 分钟后听到钟响时提出一次预约的申请，如问医生："你能告诉我什么时候再来就诊吗？"	钟响当时能提出问题记 1 分，否则记 0 分。
4. 图片再认	让患者看 5 张图片，每张看 5 秒。再间隔一定时间后让患者从 10 张图片中找出刚才看过的 5 张	全对记 1 分，有错误记 0 分
5. 路径即时记忆	先让患者看着医生手拿一封信在屋内走一条分为 5 段的路线（椅子→门→窗前→书桌，并在书桌上放下信封→椅子→从书桌上拿信封放到患者前面），再让患者照样做	5 段全记住记 1 分，出现错误记 0 分
6. 路径延时记忆	方法同项目 5，但不立刻让患者做，而是延长一段时间再让他做	5 段全记住记 1 分，出现错误记 0 分
7. 放信封	观察 5 中放信封的地点是否正确	正确记 1 分，错误记 0 分
8. 定向	问患者下列问题：①我们现在在哪里？②我们现在在哪个城市？③你多大年纪？④你是哪一年出生的？⑤现在我们国家的总理是谁？⑥现在美国的总统是谁？	全答对记 1 分，否则记 0 分
9. 日期	①今年是哪年？②现在是几月份？③今天是星期几？④今天是几号？	正确记 1 分，错误记 0 分
10. 照片再认	让患者看 5 个人的照片，每张呈现 5 秒，然后给他 10 张照片，让他挑出刚看过的 5 张	全对记 1 分，有错记 0 分
11. 故事即时回忆	让患者听一个小故事，等医生念完以后，让患者重复故事	全对记 1 分，有错记 0 分
12. 故事延迟回忆	方法同项目 11，但不立刻让患者重复，而是延迟一段时间再让他重复	全对记 1 分，有错记 0 分

（四）执行能力障碍

执行能力是指正确运用知识达到目的的能力，涉及注意力、记忆力和运动技能等多方面的内容，是综合能力的体现，与日常生活密切相关。如要完成一项任务时要对该任务进行策划，制定出切合实际的目标，估计完成任务的时间，确定完成任务的关键因素，预计可能出现的问题，提出解决问题的办法等。

1. 执行功能与执行功能障碍

（1）执行功能（executive function）　指个体独立完成有目的、自我控制的行为所需的一组技能，是一种综合的运用能力。它包括制定任务计划、判断任务实施的准确性、分析决策的可行性、控制自我行为和独立解决问题的能力等内容。

（2）执行功能障碍　指当脑损伤或脑功能减退后，运用知识达到某种目的的能力减退，对待事物的反应缺乏主动性。执行功能障碍多见于大脑额叶损伤的患者，常伴有注意及记忆功能障碍。

2. 执行功能障碍的特点　执行功能障碍的特征是解决问题能力的下降或丧失，主要表现在 3 个方面，即不能认识存在的问题、不能计划和实施所选择的解决方法、不能检验所选择的解决问题的方法是否令人满意。

3. 执行能力障碍的评定

（1）启动能力的评定　要求患者在 1 分钟之内尽可能多地说出以 "M" 为开头的词或短语，正常人一分钟之内可以说出 8~9 个，如马上、木材、母亲、模样、埋伏、埋头苦干等。如果是失语症患者，可提供设计好的图片令其挑选。

（2）变换能力的评定

1）检查者伸出 2 个手指时，患者伸出 1 个手指，检查者伸出 1 个手指时，患者伸出 2 个手指，共做 10 次。

2）检查者敲击桌子底面 1 下（避免视觉提示），患者伸出 1 个手指；敲击 2 下，患者不动。共做 10 次。

上述两种检查要确认患者理解检查的要求，若患者完全模仿检查者的动作或反复重复某一个动作，为异常。

3）交替变化检查　向患者展示一个由方波和三角波交替出现并连续组成的图形（图 3-10），并令其照图画出图形。若一直重复一个图形而不是交替变化（也称持续状态）者为异常。

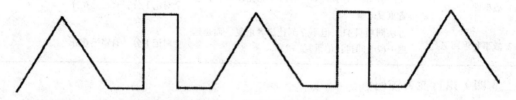

图 3-10　交替变换测验

4）交替运动检查　检查者示范动作要求，即一手握拳，另一手五指伸展，然后两手同时做相反动作，要求患者照做。

5）Luria 三步连续动作检查　要求患者连续做 3 个不同的动作，即手握拳、手的尺侧缘放在桌子上（切）、手掌朝下平放在桌子上（拍）。

6）ADL 检查　检查前排除运动功能障碍，要求患者实际演示日常生活中诸如洗脸、刷牙、梳头等常见的动作，观察是否反复进行片段动作。持续状态和不能完成者为异常。

（3）解决问题能力的评定 主要检查抽象思维概括能力。

1）成语及谚语的解释 选择与患者受教育水平和文化背景相应的成语或谚语，令其解释成语或谚语的引申含义，如"条条大路通罗马""冰冻三尺非一日之寒""过河拆桥"等。如只是做字面的具体解释，为0分；能用通俗的话反映较为深刻道理，为1分（半抽象的解释）；能正确解释其含义，为2分（抽象的解释）。0分说明患者的抽象概括能力存在障碍。

2）类比测验 分相似性测验和差异性测验两种，给出两种有关联的事物，让患者找出其相同之处（相似性测验）或不同之处（差异性测验）。见表3-16。

表3-16 类比测验表

分类	测验内容	答案
相似性测验	西红柿－茄子	都属于蔬菜
	散文－小说	都属于文学作品
	手表－皮尺	都是计量工具
差异性测验	床－椅子	床可以平卧，椅子只能坐
	狼－狗	外形上狼的耳朵竖立，狗的耳朵下垂
	河－运河	河是自然水道，运河是人工水道

3）推理测验 在解决问题的过程中，依据所提供的条件，通过推理寻找规律，并加以验证。

①言语推理：例如，李伟比王刚大，王红比李伟大，张云比王红大，请问下面哪项回答是正确的？ a.李伟比王红大；b.张云比李伟大；c.王刚比王红大；d.李伟比张云大。答案为b。

②非言语推理：可以用数字推理、字母推理和图形推理。

数字推理：例如，在横线上填上正确的数字：1，4，7，10，____。答案为13。

字母推理：例如，在横线上填上正确的字母：A，C，E，____，I。答案为G。

图形推理：可采用威斯康星卡片分类测验（Wisconsin card sort test, WCST）或Raven推理测验。WCST是一种客观的神经心理学检测，广泛应用于检测大脑的执行功能，主要评定受试者的抽象概括、工作记忆、认知转移等方面的能力；Raven推理测验由无意义的图形组成，受文化背景知识影响较少，可测验辨别能力、比较推理能力、类同比较能力、抽象推理能力及综合应用能力。

（4）ADL检查法 要求患者进行日常生活活动动作，如喝水、写字、穿衣等，观察患者是否存在反复进行片段动作的情况。若处于持续状态和不能完成序列动作，均为异常。

扫一扫，看课件

项目四　康复心理评定

【学习目标】

　　了解：心理评定的原则和主要的评定方法。

📚 案例导入

　　某患者，女，38岁。半年前因外伤致右肘关节脱位，右桡骨小头骨折，行石膏固定，后遗留右肘关节活动障碍，在外治疗后无明显好转。患者认为其功能障碍严重影响日常生活，进而对人生无望，经常悲伤流泪。

　　请对患者进行心理评定。

一、康复心理概述

　　现代医学模式认为，除生物学因素外，心理、精神、情绪和社会因素都可影响患者的康复治疗效果。因此，作业治疗不仅要评定患者的功能能力水平，而且要评定患者的心理因素，以便制订个性化的治疗目标和选择个性化的治疗方案，从而体现以患者为中心的作业治疗模式。

　　心理功能评定在康复评定中占有重要地位，它是应用精神病学、心理学理论和技术对人的各种心理特征进行量化概括和推断。严重的创伤和疾病常引起患者一系列的心理变化，心理功能评定可用于康复的各个时期，通过心理功能的评定能够准确地掌握患者的心理状况，帮助患者采取积极的应对措施，调整心理环境，这对于患者的康复具有重要的意义。

（一）严重伤病后的心理变化过程

　　伤病、躯体残疾及心理变化三者之间具有相互作用、相互影响的交叉因果关系。心理异常可以导致病损的发生，而伤病和躯体残疾又可以直接影响患者的情绪，使得心理问题继续存在或出现新的心理问题，这些心理问题又在一定程度上影响患者全面康复，甚至中断康复或引起新的伤病。伴随伤病出现的心理变化过程，大致经过以下几个阶段：

　　1. 心理休克　心理休克是指经历巨大创伤后的心理防御反应，主要特点是茫然失措，不知该做什么，出现一些无目的、下意识的动作和行为，有时可出现与现实的分离感，表现为麻木、惊呆，出乎意料的镇静和冷淡，表情淡漠，答语简短；对伤残及治疗反应平淡，甚至无动于衷；有时思维混乱，意识处于朦胧状态；有时也可能出现某种负性情绪并固执，甚至发展为适应行为不良。

2. 否认 患者的意识恢复后，往往陷入严重的恐惧和焦虑状态，他们无法面对残酷的现实，常采用否认机制来减轻心理反应，努力否定或低估疾病的严重性以降低焦虑反应水平，认为"这不会是我""这不可能"。否认机制在伤病的急性期可能有利于身心的适应，因为缺乏否认机制的患者往往会表现较高的焦虑和抑郁反应，影响到治疗。但否认机制对康复又有不利的影响，因为有否认倾向的患者缺乏进行康复的愿望和动力，对康复训练不能很好地配合，从而影响康复效果。

3. 愤怒 当患者意识到残疾已经不可避免或将病残看作不公正的人祸时，便会产生愤怒情绪。可表现为焦虑烦躁，对自己或他人产生无名怨恨情绪，对亲友和医护人员冷漠、敌视，严重者不能控制自己的情绪，发生毁物、打人或自伤、自残行为，事后可能又感觉后悔。

4. 抑郁 多数躯体病残者存在抑郁，其程度从轻度悲观至自杀不等。抑郁的程度与伤病的性质和程度有关，但又不完全由此决定，更多的是取决于患者的个性和残疾对个体的特殊意义。可表现为不愉快，自我贬低，对周围环境缺乏兴趣；严重者长时间情绪低落，自信心丧失，悲观失望，对生活失去兴趣，甚至出现自杀行为。

5. 自卑和自责 残疾者可能由于社会角色的改变，生活、家庭、事业等方面的损失，伤病的长期折磨，以及各种生理功能障碍等因素的影响，产生自卑心理。同时，他们感到自己给亲人和家庭带来了不幸和负担而自责，因而变得敏感、多疑，对生活失去热情。

6. 退化 心理危机冲击过后，有的患者可出现心理行为上的退化反应，这也是正常的适应性防御反应。成人表现为以自我为中心，依赖性增强，被动性加重，行为幼稚化，要求别人关心自己，不配合治疗，嗜睡等；儿童则表现为类似婴儿的行为，不合作，遗尿等。

7. 适应 大部分残疾者经过一系列的心理变化和抗争，最终逐步接受现实，在认知情感和行为上逐渐适应。他们会重新评价自我，挖掘自己的潜能，寻找并抓住康复的机会，积极主动地配合治疗。

康复医疗中，不是每个患者都经历以上各个阶段，有的患者可能交叉出现上述心理变化。掌握患者心理变化的规律，有利于康复工作人员在理解患者的行为和情绪的基础上，帮助他们尽早调整和适应。

（二）心理功能评定的目的

残疾人是社会不可忽视的群体，经过身体和心理的全面康复后，最终要回归社会，并为社会创造价值。在残疾人康复的整个过程中，心理功能评定都是不可缺少的手段。其目的在于：

1. 为康复治疗提供依据 了解伤病引起的精神和心理上的变化，明确心理异常的范围、性质、程度和对其他功能的影响，为安排或调整康复计划提供重要依据。

2. 对康复效果进行评价 预测康复过程中患者的心理和行为上的反应，采用适当方法进行引导或纠正，尽可能提高康复治疗的效果。心理功能评定也是客观评价康复疗效的重要指标，还能为预后提供参考。

3. 为回归社会做准备 通过心理评定了解患者的潜在能力，对患者所需的行为改变做出具体说明，指出最易达到这些改变的途径和方法，从而对其职业选择提出恰当的建议，帮助其更好地回归社会。

（三）心理功能评定的实施方法

心理功能评定的具体方法很多，可以通过直接观察或心理学测验获取患者目前的心理状况，还可根据患者及其家庭的生活经历来进行推断。一般而言，多种方法联合使用可以收集到更全面的资料，使评定结果更具有科学性和实用价值。常用方法有：

1. 个案史法 个案史法是通过收集患者的家庭史、疾病史、损伤史、教育背景史、职业和婚姻史、人格发展和形成历程，以及现在的心理状态等信息，对患者的心理特征做出系统而全面的判断。个案史法的信息多来源于患者本人、家属的回忆或由评定者查阅有关记录而获得，其评定的重点在于患者心理特征的纵向发展过程。

2. 观察法 分为自然观察和控制观察。自然观察是在不加控制的情况下，对人的行为（包括以往和现存、心理和生理）进行观察，包括直接观察和间接观察。直接观察即评定者与患者直接接触。间接观察是通过某些记录手段进行的观察，如通过录音、录像的方法。控制观察是指控制患者的条件，或对患者做了某种"处理"后，对行为改变进行观察。不论哪种观察，其结果的有效程度取决于评定者的洞察力、分析综合能力、客观性和被控制条件的严谨性。

3. 调查法 调查法是通过晤谈、访问、座谈或问卷等方式获得资料，并加以分析研究。

（1）晤谈法或访问法 通过与患者晤谈，了解其心理信息，同时观察其在晤谈时的行为反应，以补充和验证所获得的资料，并进行描述或者等级记录以供分析研究。晤谈法的效果取决于问题的性质和评定者本身的晤谈技巧，多用于康复咨询。座谈也是一种调查访问手段，通过座谈可以从较大范围内获取有关资料，以提供分析研究。例如，冠心病康复期的心理行为问题可以通过定期与家属座谈，获得有关心理社会因素资料，并进行等级记录。

（2）问卷法 在许多情况下，为了使调查不至于遗漏重要内容，往往事先设计调查表或问卷，列好等级答案，当面或通过邮寄供被调查者填写，然后收集问卷对其内容进行分析。问卷调查的质量决定于评定者事先对问题的性质、内容、目的和要求的明确程度，也决定于问卷内容设计的技巧性和患者的合作程度。

4. 心理测验法 心理测验法是心理功能评定的主要定量评定法。测验法使用经过信度、效度检验的现成量表，如人格量表、智力量表、症状量表等，以获得较高可信度的量化记录。心理测验种类繁多，必须严格按照心理测量科学规范实施，才能得到科学的结论。

上述方法各有优缺点，如观察法耗时较长，且某些内容难以操作，个案史法缺乏代表性，调查法受患者态度影响等。康复临床中应根据评定的内容和患者的情况对以上方法进行选择或组合，在与患者的接触中都可以应用简便的观察法，但若要为康复治疗提供依据时，则应选择较明确的调查法或量化的心理测验法。

（四）心理功能评定的注意事项

心理评定是一项科学性很强的工作，对测验内容的编制必须保证有较高的信度、效度，评定必须按标准化程序进行。因此，在临床应用中，应注意以下几点：

1. 恰当的评定方法和评定内容 心理评定的方法很多，应用时要结合具体情况，灵活地选择应用，根据评定目的选择最适宜的项目，并把重点放在那些对确定康复目标和拟订康复计划有决定意义的方面。应事先了解患者的背景资料，根据患者的情况进行评定内容（包括用具）和顺序的准备。

2. 良好的评定环境和专业的评定者 心理功能评定应该选择安静的房间进行，避免干扰。要求由接受过专门训练、具有一定心理学基础的人员担任评定工作，最好以"一对一"的方式进行评定。若有陪伴人员在旁时，嘱其不得暗示或提示患者，以确保评定结果的准确性和可靠性。

3. 良好的医患合作 评定前应向患者和家属说明评定目的、要求和主要内容，取得同意后进行评定，以争取患者的配合。评定要在融洽的气氛中进行，评定中注意观察患者的状态，是否合作、是否疲劳等。患者的身体状况不佳或情绪明显不稳定时，不要勉强进行，应根据患者的恢复情况，在适当的时间完成标准化的系统评定。

4. 标准的评定规则 心理评定要严格遵守评定规则，按照每一个程序的要求进行，使用标准化的指导语。评定中不要随意纠正患者的错误反应，应准确记录患者反应的正误，以及替代语、手势、体态语、书写表达等反应。

5. 合理的结果分析 对评定结果的分析和解释必须符合严格的科学原则，各种评定量表、测验要有标准的答案、统一的记分方法、有代表性的可以比较的常模。在对结果进行分析时必须注意心理评定仅是一种行为取样方法，在评定中的反应只是个性行为的一个片断，它不能反映丰富多彩的心理、行为方式的全部，评定结果并不能解释过去、将来所有的心理、行为特征，不能用于精确地预测患者未来的行为。

二、康复心理评定方法

（一）智力测验

智力也称智能，是指学习能力、保持知识、推理和应付新情景的能力。它反映了人在认识事物方面的各种能力，是观察力、注意力、记忆力、思维能力和想象能力的综合，其核心成分是抽象思维能力和创造性解决问题的能力。

智力评定有多种形式，智力测验是客观地、科学地把智力数量化的一种测验形式，是心理评定中应用最多、影响最大的一种心理测量技术，主要用于评估人的智力发展水平、智力功能损伤或衰退的程度。智力测验中具有代表性的是韦氏智力量表，包括韦氏成人智力量表（WAIS）、韦氏儿童智力量表（WISC）、韦氏学龄前和学龄初期智力量表（WPPSI），覆盖 4 岁儿童至 74 岁老人，并具连续性。韦氏智力量表具有便于测量各种智力因素、测验的年龄覆盖范围大、测量的智力范围广和应用范围大的优点。

我国学者主持修订了符合我国国情的韦氏成人智力量表（WAIS-RC），适用于 16 岁以上的成人。

1. 测验的实施

（1）测验材料 韦氏成人智力测验首先由韦克斯勒（D.Wechsler）于 1955 年编制，以后于 1981 年和 1997 年又经过两次修订。这里我们选用的是龚耀先教授 1981 年修订的中文版本（WAIS-RC）。

本测验的全套材料包括：①手册一本；②记录表格一份（分城市和农村用两种）；③词汇卡一张（分城市和农村用两种）；④填图测验图卡和木块图测验图案，共一本（分城市和农村用两种）；⑤图片排列测验图卡一本（分城市和农村用两种）；⑥红白两色立方体一盒（9 块）；⑦图形拼凑碎片四盒；⑧图形拼凑碎片摆放位置卡一张（同时做摆放碎片时遮住被试者视线的屏风用）；⑨数字符号记分键一张。

（2）适用范围 本测验适用于 16 岁以上的被试者，分农村和城市用两式。凡较长期生活、学习或工作在县属集镇以上的人口，称之为城镇人口，采用城市式；长期生活、学习或工作于农村的称农村人口，采用农村式。

（3）测验步骤 首先填写好被试者的一般情况、测验时间、地点和主测人，然后按测验的标准程序进行测验。

在进行成人测验时，一般按先言语测验后操作测验的顺序进行，但在特殊情况下可适当改变，如遇言语障碍或情绪紧张、怕失面子的被试者，不妨先做一两个操作测验，或从比较容易做好的项目开始。测验通常都是一次做完，对于容易疲劳或动作缓慢的被试者也可分次完成。下面是各分测验的具体实施方法：

1）知识 包括 29 个一般性知识的题目，要求被试者用几句话或几个数字回答，问题按由易到难排列。一般从第 5 题开始施测，如果 5 和 6 项均失败便回头做 1~4 项，被试者连续 5 题失败则不再继续下去。

2）领悟　包括 14 个按难易程度排列的问题，要求被试者回答在某一情景下最佳的生活方式和对日常成语的解释，或对某一事件说明为什么。一般从第 3 题开始，如果 3、4 或 5 项中任何一项失败，便回头做 1、2 项，连续 4 题失败则不再继续下去。

3）算术　包括 14 个算术题，依难度排列。被试者只能用心算来解答，不得使用纸和笔。一般从第 3 题开始，如果 3 和 4 题均得 0 分，便进行 1 和 2 题，连续 4 道题失败则停止该测验。

4）相似性　包括 13 对名词，每对词表示的事物都有共同性，要求被试者概括出两者在什么地方相似。题目按难度排列，被试者均从第一项开始，连续 4 题失败时停止该项测验。

5）数字广度　包括顺背和倒背两个部分，顺背最多由 12 位数字组成，倒背最多由 10 位数字组成，每一部分由易到难排列。任何一项 1 试背得正确，便继续进行下一项，如果有错误便进行同项的 2 试，两试均失败停止该部分测验。两部分念出数目的速度均按每一秒钟一个数字，也不得将长数目分组念出，因为分组容易记忆。

6）词汇　包括 40 个词汇，按难度排列，要求被试者解释词意。言语能力较差的被试者从第 1 题开始做，一般被试者从第 4 题开始，如果 4~8 项内有一个得 0 分，便回头测 1~3 词。被试者若连续 5 个词解释不出，则不再继续进行。

7）数字符号　1~9 诸数各有一规定符号，要求被试者按照这种对应方式，迅速在每个数字下空格内以从左到右的顺序填上相应的符号，不得跳格。被试者从练习项目开始，正式测验限时 90 秒。

8）图画填充　由 21 张卡片组成，每张卡片上的图画有一处缺笔，要求被试者在 20 秒内能指出这个部位及名称，其中第 1、2 项失败应指出缺失的部位及名称，从第 3 项开始不再给予这样的帮助。

9）木块图　主试者呈现 10 张几何图案卡片，令被试者用 4 个或 9 个红白两色的立方体积木照样摆出来，在连续 3 项失败后停止此分测验，其中图案 1 或图案 2 两次试验均失败才算失败。连续 3 个 0 分停止该测验。

10）图片排列　测验材料为 8 组随机排列的图片，每组图片的内容有内在联系，要求被试者在规定的时间内排列成一个有意义的故事，其中第一项告之是"鸟巢"的故事，从第二项开始便不告之是何故事。如果第一、二项演示后仍失败，便停止此分测验，否则应完成全部测验。

11）图形拼凑　共有 4 套切割成若干块的图形板，主试者将零乱的拼板呈现给被试者，要求他们拼出一个完整的图形。

2. 测验的记分

（1）原始分的获得　在每个分测验中，题目都是按难度顺序排列的。算术、图片排列、木块图案、物体拼凑、数字符号和图画填充有时间限制，另一些测验不限制时间，应让被试者有适当时间来表明回答。对于有时间限制的项目，以反应的速度和正确性作为评分的依据，超过规定时间即使通过也记0分，提前完成的按提前时间的长短记奖励分。不限时间的项目，则按反应的质量给予不同的分数，有的项目通过时记1分，未通过记0分，如知识测验；有的项目按回答的质量分别记0分、1分或2分，如领悟、相似性和词汇测验。

在测验指导手册中对每一个分测验的评分都有详细说明。有些分测验记分很客观，对就是对，错就是错，容易记分。但有些言语测验如"理解""相似性""词汇"3个分测验和"知识"分测验的部分测题，有各种各样的回答，有些回答没有列在指导手册提供的"标准答案举例"之内，这就要求主试根据评分原则做出主观判断。

（2）原始分换算量表分　一个分测验中的各项目得分相加，称分测验的原始分（或称粗分）。缺一项分测验时，要计算加权分。

原始分按手册上相应用表可转化成平均数为10、标准差为3的量表分。分别将言语测验和操作测验的量表分相加，便可得到言语量表分和操作量表分。再将二者相加，便可得到全量表分。

最后，根据相应用表换算成言语智商、操作智商和总智商。由于测验成绩随年龄变化，各年龄组的智商是根据标准化样本单独计算的，查被试者的智商一定要查相应的年龄组。同时要将城市和农村的分清，不能用错表。

另外，在WAIS-RC的手册中，还附有各分测验的粗分转换成年龄量表分的表格。年龄量表分也是以10为平均数、以3为标准差的量表分，但它不是与被试总体比较，而是按年龄组的成绩分别计算的。年龄量表分主要用于临床诊断，其意义与用于计算智商的量表分有所不同。

3. 结果的解释　按照智商的高低，智力水平可分为如下若干等级，可作为临床诊断的依据。见表3-17、表3-18。

表3-17　智力等级分布表

智力等级	IQ 的范围	人群中的理论分布比率（%）
极超常	≥130	2.2
超常	120~129	6.7
高于平常	110~119	16.1
平常	90~109	50.0
低于平常	80~89	16.1
边界	70~79	6.7
智力缺陷	≤69	2.2

表 3-18 智力缺陷的分等和百分位数

智力缺陷等级	IQ 的范围	占智力缺陷的百分率（%）
轻度	50~69	85
中度	35~49	10
重度	20~34	3
极重度	0~19	2

（二）人格测验

人格又称个性，是指个体在适应社会的成长过程中，经遗传和环境的交互作用形成的稳定而独特的心理特征，包括需要、气质、性格、能力等。

人格测验是对人格特点的揭示和描述．即测量个体在一定情境下经常表现出来的典型行为和情感反应，通常包括气质或性格类型的特点、情绪状态、人际关系、动机、兴趣和态度等内容。人格测验同样是康复工作中进行心理鉴定、评价的重要方法，是心理咨询、心理治疗和职业咨询不可缺少的手段。

目前采用的人格测验方法有很多种，最常用的为问卷法和投射法。问卷法也称为自陈量表，临床上常用的人格自陈量表有明尼苏达多相人格调查、艾森克人格问卷等；常用的投射法测验有洛夏墨迹测验和主题统觉测验等。

艾森克人格问卷（Eyseck personality questionnaire，EPQ）是由英国伦敦大学的艾森克夫妇编制，分为儿童（7~15 岁）和成人（16 岁以上）两种类型。经过多次修订，在不同人群中试测具有可靠的信度和效度，为国际所公认。EPQ 测验程序简便易行，内容也较适合中国的国情，故作为人格的评估工具在临床广泛应用。但其项目较少，信息量也相对较少，反映的人格特征类型有限。

艾森克归纳出人格的 3 个基本因素，即内－外倾性、神经质或情感稳定性、精神质。这三个因素构成了人格的三个相互正交的维度。

EPQ 就由上述三个人格维度和一个效度量表组成。N（神经质维度）量表测查情绪稳定性；P（精神质维度）量表测查心理状态是否正常；E（内－外向维度）量表测查内向和外向人格特征；L（掩饰）量表是一个效度量表，测查朴实、遵从社会习俗及道德规范等特征。

N 及 E 都是双向维度，如情绪可从极度稳定移行至极度不稳。同时各维度又是交叉的，如内向（或外向）的人同时也可能属于情绪稳定（或不稳定）者，还可能有或没有明显的神经质。将 N 维度和 E 维度结合，以 E 为 X 轴，N 为 Y 轴，交叉成十字，可以分出 4 种人格特征：外向－情绪不稳（胆汁质）、外向－情绪稳定（多血质）、内向－情绪稳定（黏液质）、内向－情绪不稳（抑郁质），各型之间还有移行型。

（三）情绪测验

情绪是人对于客观事物是否符合人的需要而产生的一种反应。情绪状态有积极和消极之分，在临床上常见的消极情绪状态有焦虑和抑郁两种。焦虑是对事件或内部想法与感受的一种紧张和不愉快的体验，它涉及轻重不等但性质相近而相互过渡的一系列情绪。焦虑的各个侧面，诸如认知、情感和行为等是相互联系的。抑郁是一组消极悲观的情绪状态，既可表现为一组临床综合征，又可作为一种具有特定诊断标准的精神障碍。

无论患何种疾病，当一个人察觉到自己失去健康时，就产生某种痛苦或不适的信息。而对疾病，尤其是严重损害功能或威胁生命的疾病，任何人都不可能无动于衷，都会产生不同程度的心理反应或精神症状。肢体残疾者一般仅有肢体上的残疾或缺陷而心理上并无明显的特点和缺陷。他们在感知、注意、记忆、思维等认知过程方面与常人并无明显的区别，只是在个性特征方面存在着不同于正常人的突出特点。但是肢体上的残疾，给他们的学习、生活和工作带来了巨大困难。在这样的困难面前，有些残疾人对外界刺激敏感，加上经常遭受挫折、取笑和周围人群不适宜的怜悯，容易使他们产生自卑感，感到处处不如别人，因而会严重地压抑自己的才能和创造力。残疾人心理最明显的变化往往表现在情绪方面，由于残疾，伴有形象的破坏，因而对自我形象产生不满、自卑、羞愧、孤独、焦虑、抑郁，有的失去了康复信心，个别的出现厌世和轻生行为。

20世纪60年代以后，临床心理学家对于焦虑和抑郁研究很多，制定了很多量表。通过这些量表测试，掌握残疾者的情绪状况，对于康复治疗具有重要意义。不同情绪量表的设计，所依据的情绪概念是不一致的，有的侧重认知，有的侧重生理症状（如食欲、性欲、睡眠紊乱等），常用的评定量表有汉密尔顿焦虑量表、汉密尔顿抑郁量表、焦虑自评量表、抑郁自评量表。

1. 焦虑自评量表　焦虑自评量表（self-rating anxiety scale，SAS）是W.K.Zung于1971年编制，用于衡量焦虑状态的严重程度及治疗过程中的变化情况，具体内容见表3-19。

表3-19　Zung焦虑自评量表

指导语：下面有20条文字，请仔细阅读每一条，把意思弄明白，然后根据您最近一星期的实际情况在适当的空格内划√（请在10分钟内完成）。

序号	内容	很少有	有时有	大部分时间有	绝大部分时间有	工作人员评定
1	我觉得比往常更加神经过敏和焦虑					
2	我无缘无故地感到担心					
3	我容易心烦意乱或感到恐慌					
4	我觉得我可能将要发疯					

序号	内容	很少有	有时有	大部分时间有	绝大部分时间有	工作人员评定
5	我觉得事事都顺利,不会有倒霉的事情发生					
6	我的四肢抖动或震颤					
7	我因为头痛、颈痛和背痛而烦恼					
8	我感到无力且容易疲劳					
9	我感到很平静,能安静坐下来					
10	我感到我的心跳比较快					
11	我因阵阵的眩晕而不舒服					
12	我有阵阵要昏倒的感觉					
13	我呼吸时进气和出气都不费力					
14	我的手指和脚趾感到麻木和刺痛					
15	我因胃痛和消化不良而苦恼					
16	我时常要小便					
17	我的手总是温暖而干燥					
18	我觉得脸发热发红					
19	我容易入睡,晚上休息很好					
20	我做噩梦					

（1）实施方法　在评定前,向患者说明测验的意义、作用和要求,让其了解测验并能认真合作地完成。把总的评分方法和要求向患者讲清楚,对于阅读有困难的,评定者可逐项念给他听,并以中性的、不带任何暗示和偏向方式把问题本身的意思告诉患者,让其做出独立的、不受他人影响的自我评定。

（2）评分方法　按1~4级评分,20个条目中有5项（第5、9、13、17、19项）是用正性词陈述的,为反序记分,根据出现的症状由少到多分别计为4、3、2、1分;其余15项用负性词陈述的,根据出现的症状由少到多分别计为1、2、3、4分。

（3）结果分析　各项得分相加得粗分,用粗分乘以1.25的积取其整数部分即得标准分。根据中国常模结果,粗分的分界值为40分,标准分的分界值为50分,分值越高,焦虑倾向越明显。其中标准分50~59分为轻度焦虑,60~69分为中度焦虑,70分以上为重度焦虑。关于焦虑症状的临床分级,除参考量表分值外,主要还应根据临床症状,特别是关键症状的程度来划分,量表总分值仅作为一项参考指标而非绝对标准。

2.抑郁自评量表　抑郁自评量表（self-rating depression scale,SDS）是Zung于1965年编制的,用于衡量抑郁状态的轻重程度及其在治疗中的变化,量表的内容见表3-20。

表 3-20　Zung 抑郁自评量表

指导语：下面有 20 条文字，请仔细阅读每一条，把意思弄明白，然后根据您最近一星期的实际情况在适当的空格内划√（请在 10 分钟内完成）。

序号	内容	很少有	有时有	大部分时间有	绝大部分时间有	工作人员评定
1	我觉得闷闷不乐，情绪低沉					
2	我觉得一天之中早晨最好					
3	我一阵阵哭出来或觉得想哭					
4	我晚上睡眠不好					
5	我吃得跟平常一样多					
6	我与异性密切接触时和以往一样感到愉快					
7	我发觉我的体重在下降					
8	我有便秘的苦恼					
9	我心跳比平时快					
10	我无缘无故地感到疲乏					
11	我的头脑跟平常一样清楚					
12	我觉得经常做的事情并没有困难					
13	我觉得不安而平静不下来					
14	我对将来抱有希望					
15	我比平常更容易生气激动					
16	我觉得做出决定是容易的					
17	我觉得自己是个有用的人，有人需要我					
18	我的生活过得很有意思					
19	我认为如果我死了，别人会生活得好些					
20	平常感兴趣的事我仍然照样感兴趣					

（1）实施方法　在评定前，向患者说明测验的意义、作用和要求，让其了解测验并能认真合作地完成。把总的评分方法和要求向患者讲清楚，对于阅读有困难的，评定者可逐项念给他听，并以中性的、不带任何暗示和偏向的方式把问题本身的意思告诉患者，让其做出独立的、不受他人影响的自我评定。

（2）评分方法　按 1~4 级评分，20 个条目中有 10 项（第 2、5、6、11、12、14、16、17、18、20 项）是用正性词陈述的，为反序记分，根据出现的症状由少到多分别计为 4、3、2、1 分；其余 10 项用负性词陈述的，根据出现的症状由少到多分别计为 1、2、3、4 分。

（3）结果分析　各项得分相加得粗分，用粗分乘以 1.25 的积取其整数部分即得标准分。评定的分界值为标准分的 50 分，＜ 50 分为无抑郁，50~59 分为轻度抑郁，60~69 分为中度抑郁，≥ 70 分为重度抑郁。

项目五　生存质量评定

扫一扫，看课件

【学习目标】

了解：生存质量评定的定义、目的和评定方法。

📚 案例导入

某患者，女，50岁。8个月前脑卒中，导致右侧偏瘫。现今仍住院接受康复训练，即将出院回家。

请通过 QOL 分期评定，了解患者躯体运动功能、精神意识状况、步态、日常生活活动能力等情况。

一、生存质量概述

生存质量（quality of life，QOL）又译作生活质量、生命质量，它是在 WHO 提倡的健康新概念"人们在躯体上、精神上及社会生活中处于一种完好的状态，而不仅仅是没有患病和衰弱"的基础上构建的，是医学模式由单纯生物医学模式向生物 – 心理 – 社会综合医学模式转变的体现。从医学角度来看，生存质量是一个以健康概念为基础，但范围更广泛，包含生物医学和社会、心理等内容的集合概念，能够更全面地反映健康状况。WHO 在 1997 年将生存质量定义为：在不同的文化背景及价值体系中，生活的个体对他们的目标、愿望、标准及与自身相关的事物的生存状况的认识体验。这一概念包含了个体的生理健康、心理状态、独立能力、社会关系、个人信仰和与周围环境的关系。

生存质量包含两个中心内容：一是生存质量是一个度的概念，包括身体机能状态、心理与社会满意度、健康感觉及与疾病相应的自觉症状等广泛的领域；二是生存质量评定必须包括主观指标，且资料应由被测试者提供。

生存质量评价广泛应用于人群健康状况的评定、疾病负担的评估、卫生服务效果的评价、卫生服务方案的选择、卫生资源配置与利用的决策、健康影响因素与防治重点的选择。QOL 的评定内容通常包括生理状态、心理状态、社会功能状态、主观判断与满意度，另外针对特殊人群或特定疾病的生存质量评价量表，还包括反映特殊人群特征或特定疾病症状等内容。

二、生存质量评定方法

生存质量的评定可有不同的方法，常用的、有代表性的 QOL 量表有 36 条目简明健康量表、世界卫生组织生存质量评定量表、欧洲生存质量评定量表等。

1. 36 条目简明健康量表　36 条目简明健康量表（SF-36）是美国波士顿健康研究所在医疗结果研究调查表（MOS）的基础上开发出来的通用性简明健康调查问卷，它适用于普通人群的生命质量测量、临床试验研究和卫生政策评价等。目前，SF-36 量表在 40 多个国家发展了各自的语言版本，是一个普遍被认可的生命质量测评量表。浙江大学医学院社会医学教研室翻译了中文版的 SF-36 量表，近年来被医疗科研机构应用。

SF-36 量表包括 36 个条目，评价健康相关生存质量的生理功能、社会功能、生理职能、躯体疼痛、精神健康、情感职能、活力、总体健康共 8 个维度（表 3-21），分别属于"生理健康"和"精神健康"两大类。此外，SF-36 还包括另一项指标健康变化（HT），用于评价过去一年内健康状况的变化。

表 3-21　MOS SF-36（中文版）

1. 总体来讲，您的健康状况是	非常好	很好	好	一般	差
2. 跟 1 年前相比，您觉得您现在的健康状况是	好多了	好一些	差不多	差一些	差多了

健康和日常活动

3. 以下这些问题都与日常活动有关。您的健康状况是否限制了这些活动？如果有限制，程度如何？

（1）重体力活动（如跑步、举重物、激烈运动等）	有很多限制	有一点限制	根本没限制
（2）适度活动（如移桌子、扫地、做操等）	有很多限制	有一点限制	根本没限制
（3）手提日杂用品（如买菜、购物等）	有很多限制	有一点限制	根本没限制
（4）上几层楼梯	有很多限制	有一点限制	根本没限制
（5）上一层楼梯	有很多限制	有一点限制	根本没限制
（6）弯腰、屈膝、下蹲	有很多限制	有一点限制	根本没限制
（7）步行 1500 米左右的路程	有很多限制	有一点限制	根本没限制
（8）步行 800 米左右的路程	有很多限制	有一点限制	根本没限制
（9）步行约 100 米的路程	有很多限制	有一点限制	根本没限制
（10）自己洗澡、穿衣	有很多限制	有一点限制	根本没限制

4. 在过去 4 个星期里，您的工作和日常活动有没有因为身体健康的原因而出现以下这些问题？

（1）减少了工作或其他活动的时间	有 / 没有
（2）本来想要做的事情只能完成一部分	有 / 没有
（3）想要做的工作或活动的种类受到限制	有 / 没有
（4）完成工作或其他活动有困难（比如，需要额外的努力）	有 / 没有

5. 在过去 4 个星期里，您的工作和日常活动有没有因为情绪（如感到消沉或者忧虑）而出现以下问题？

（1）减少了工作或其他活动的时间	有 / 没有
（2）本来想要做的事情只能完成一部分	有 / 没有
（3）做工作或其他活动不如平时仔细	有 / 没有

6. 在过去 4 个星期里，您的身体健康或情绪不好在多大程度上影响了您与家人、朋友、邻居或集体的正常社交活动？	根本没有影响	很少有影响	有中度影响	有较大影响	有极大影响

7. 在过去 4 个星期里, 您有身体上的疼痛吗?	根本没有疼痛	有很轻微疼痛	有轻微疼痛	有中度疼痛	有严重疼痛	有很严重疼痛
8. 在过去 4 个星期里, 身体上的疼痛影响您的正常工作吗 (包括上班工作和家务活动)?	根本没有影响	有一点影响	有中度影响	有较大影响		有极大影响

您的感觉

9. 以下这些问题有关过去 1 个月里您的感觉如何及您的情况如何。(对每 1 条问题, 请钩出最接近您的感觉的那个答案)

在过去 1 个月里

(1) 您觉得生活充实吗?　　　所有时间　　大部分时间　　比较多时间　　一部分时间　　小部分时间　　没有时间

(2) 您是一个精神紧张的人吗?
　　　　　　　　　　　　　所有时间　　大部分时间　　比较多时间　　一部分时间　　小部分时间　　没有时间

(3) 感到垂头丧气, 什么事都不能使您振作起来吗?
　　　　　　　　　　　　　所有时间　　大部分时间　　比较多时间　　一部分时间　　小部分时间　　没有时间

(4) 您觉得平静吗?　　　　　所有时间　　大部分时间　　比较多时间　　一部分时间　　小部分时间　　没有时间

(5) 您精力充沛吗?　　　　　所有时间　　大部分时间　　比较多时间　　一部分时间　　小部分时间　　没有时间

(6) 您的情绪低落吗?　　　　所有时间　　大部分时间　　比较多时间　　一部分时间　　小部分时间　　没有时间

(7) 您觉得筋疲力尽吗?　　　所有时间　　大部分时间　　比较多时间　　一部分时间　　小部分时间　　没有时间

(8) 您是个快乐的人吗?　　　所有时间　　大部分时间　　比较多时间　　一部分时间　　小部分时间　　没有时间

(9) 您感觉疲劳吗?　　　　　所有时间　　大部分时间　　比较多时间　　一部分时间　　小部分时间　　没有时间

(10) 您的健康限制了您的社交活动 (如走亲访友) 吗?
　　　　　　　　　　　　　所有时间　　大部分时间　　比较多时间　　一部分时间　　小部分时间　　没有时间

总的健康情况

10. 请对下面的每一句话, 选出最符合您情况的答案

(1) 我好像比别人容易生病　　绝对正确　　大部分正确　　不能肯定　　大部分错　　绝对错

(2) 我认为我的健康状况在变坏　绝对正确　　大部分正确　　不能肯定　　大部分错　　绝对错

(3) 我的健康状况非常好　　　绝对正确　　大部分正确　　不能肯定　　大部分错　　绝对错

您的批评或建议:

关于您的一般情况:

您的性别: 1. 男　　2. 女

您今年多大年龄: (　　) 岁

2. **世界卫生组织生存质量评定量表 (WHOQOL)**　世界卫生组织生存质量评定量表是 WHO 组织 20 余个处于不同文化背景、不同经济发展水平的国家和地区的研究中心共同研制的, 用于测量个体与健康有关的生存质量。目前, 已经研制成的量表有 WHOQOL-100 和 WHOQOL-BREF。WHOQOL-100 包含 100 个条目, 覆盖 6 个领域的 24 个方面, 每个方面由 4 个条目构成, 分别从强度、频度、能力和评价 4 个方面反映同一特质。另外还包括 4 个关于总体健康状况和生存质量的问题。WHOQOL-BREF 是在 WHOQOL-100 的基础上发展起来的, 保留了量表的全面性, 仅包含 26 个问题条目, 简表各个领域的得分与 WHOQOL-100 量表相应领域的得分具有较高的相关性。WHOQOL 包括生理状况、心理状况、独立性、社会关系、环境、宗教信仰与精神寄托 6 个领域, 每个领域包括一些小方

面，共 24 个小方面。绝大多数研究者认同 QOL 关于生理问题（症状、疼痛）、功能（活动）、家庭良好适应、精神、治疗满意度、对未来的取向、性及亲密行为、社会功能和职业功能等反面的评定。

中山大学卫生统计学教研室已主持研制了 WHOQOL-100 和 WHOQOL-BREF 中文版。中文版还附加了家庭摩擦问题、食欲问题、生存质量的总评价这 3 个问题。QOL-BREF 中文版见表 3-22。

表 3-22　生存质量测定量表简表（QOL-BREF 中文版）

有关您个人的情况

1. 您的性别：男　女
2. 您的年龄：　　　岁
3. 您的出生日期：　　　年　　　月　　　日
4. 您的最高学历：小学　初中　高中或中专　大专　大学本科　研究生
5. 您的婚姻状况：未婚　已婚　同居　分居　离异　丧偶
6. 现在您正生病吗？　是　否
7. 目前您有什么健康问题？_____
8. 您的职业：工人　农民　行政工作者　服务行业　知识分子　其他

填表说明：

这份问卷是要了解您对自己的生存质量、健康情况及日常活动的感觉如何，请您一定回答所有问题。如果某个问题您不能肯定如何回答，就选择最接近您自己真实感觉的那个答案。

所有问题都请您按照自己的标准、愿望，或者自己的感觉来回答。注意所有问题都只是您最近两星期内的情况。

例如：您能从他人那里得到您所需要的支持吗？

根本不能	很少能	能（一般）	多数能	完全能
1	2	3	4	5

请您根据近两周来您从他人处获得所需要的支持的程度在最适合的数字处打一个√，如果您多数时候能得到所需要的支持，就在数字"4"处打一个√，如果根本得不到所需要的帮助，就在数字"1"处打一个√。

请阅读每一个问题，根据您的感觉，选择最适合您情况的答案。

1.（G1）您怎样评价您的生存质量？

很差	差	不好也不差	好	很好
1	2	3	4	5

2.（G4）您对自己的健康状况满意吗？

很不满意	不满意	既非满意也非不满意	满意	很满意
1	2	3	4	5

下面的问题是关于两周来您经历某些事情的感觉。

3.（F1.4）您觉得疼痛妨碍您去做自己需要做的事情吗？

根本不妨碍	很少妨碍	有妨碍（一般）	比较妨碍	极妨碍
1	2	3	4	5

4.（F11.3）您需要依靠医疗的帮助进行日常生活吗？

根本不需要	很少需要	需要（一般）	比较需要	极需要
1	2	3	4	5

5.（F4.1）您觉得生活有乐趣吗？

根本没乐趣	很少有乐趣	有乐趣（一般）	比较有乐趣	极有乐趣
1	2	3	4	5

续表

6.（F24.2）您觉得自己的生活有意义吗？

根本没意义	很少有意义	有意义（一般）	比较有意义	极有意义
1	2	3	4	5

7.（F5.3）您能集中注意力吗？

根本不能	很少能	能（一般）	比较能	极能
1	2	3	4	5

8.（F16.1）日常生活中您感觉安全吗？

根本不安全	很少安全	安全（一般）	比较安全	极安全
1	2	3	4	5

9.（F22.1）您的生活环境对健康好吗？

根本不好	很少好	好（一般）	比较好	极好
1	2	3	4	5

下面的问题是关于两周来您做某些事情的能力。

10.（F2.1）您有充沛的精力去应付日常生活吗？

根本没精力	很少有精力	有精力（一般）	多数有精力	完全有精力
1	2	3	4	5

11.（F7.1）您认为自己的外形过得去吗？

根本过不去	很少过得去	过得去（一般）	多数过得去	完全过得去
1	2	3	4	5

12.（F18.1）您的钱够用吗？

根本不够用	很少够用	够用（一般）	多数够用	完全够用
1	2	3	4	5

13.（F20.1）在日常生活中您需要的信息都齐备吗？

根本不齐备	很少齐备	齐备（一般）	多数齐备	完全齐备
1	2	3	4	5

14.（F21.1）您有机会进行休闲活动吗？

根本没机会	很少有机会	有机会（一般）	多数有机会	完全有机会
1	2	3	4	5

15.（F9.1）您行动的能力如何？

很差	差	不好也不差	好	很好
1	2	3	4	5

下面的问题是关于两周来您对自己日常生活各个方面的满意程度。

16.（F3.3）您对自己的睡眠情况满意吗？

很不满意	不满意	既非满意也非不满意	满意	很满意
1	2	3	4	5

17.（F10.3）您对自己做日常生活事情的能力满意吗？

很不满意	不满意	既非满意也非不满意	满意	很满意
1	2	3	4	5

18.（F12.4）您对自己的工作能力满意吗？

很不满意	不满意	既非满意也非不满意	满意	很满意
1	2	3	4	5

续表

19.（F6.3）您对自己满意吗？

很不满意	不满意	既非满意也非不满意	满意	很满意
1	2	3	4	5

20.（F13.3）您对自己的人际关系满意吗？

很不满意	不满意	既非满意也非不满意	满意	很满意
1	2	3	4	5

21.（F15.3）您对自己的性生活满意吗？

很不满意	不满意	既非满意也非不满意	满意	很满意
1	2	3	4	5

22.（F14.4）您对自己从朋友那里得到的支持满意吗？

很不满意	不满意	既非满意也非不满意	满意	很满意
1	2	3	4	5

23.（F17.3）您对自己居住地的条件满意吗？

很不满意	不满意	既非满意也非不满意	满意	很满意
1	2	3	4	5

24.（F19.3）您对得到卫生保健服务的方便程度满意吗？

很不满意	不满意	既非满意也非不满意	满意	很满意
1	2	3	4	5

25.（F23.3）您对自己的交通情况满意吗？

很不满意	不满意	既非满意也非不满意	满意	很满意
1	2	3	4	5

下面的问题是关于两周来您经历某些事情的频繁程度。

26.（F8.1）您有消极感受吗？（如情绪低落、绝望、焦虑、忧郁）

没有消极感受	偶尔有消极感受	时有时无	经常有消极感受	总是有消极感受
	2	3	4	5

此外，还有3个问题：

101.家庭摩擦影响您的生活吗？

根本不影响	很少影响	影响（一般）	有比较大影响	有极大影响
1	2	3	4	5

102.您的食欲怎么样？

很差	差	不好也不差	好	很好
1	2	3	4	5

103.如果让您综合以上各方面（生理健康、心理健康、社会关系和周围环境等方面）给自己的生存质量
　　打一个总分，您打多少分？（满分为100分）＿＿＿＿＿＿＿分

您是在别人的帮助下填完这份调查表的吗？　　　　是　　　否
您花了多长时间来填完这份调查表？（　　　　）分钟

您对本问卷有何建议：
　　感谢您的帮助！

填表日期：

3. 欧洲生存质量评定量表（EQ-5D） 欧洲生存质量评定量表是欧洲生命质量组织发展起来的一个简易通用性生命质量自评量表。该量表由两部分构成：第一部分，应答者回答在 5 个方面存在问题的程度：①移动性；②自我照顾；③日常活动；④疼痛或不适；⑤焦虑或压抑。第二部分，应答者在视觉模拟尺度（VAS）上标记他们总的健康感觉。EQ-5D 可作为疾病专门化问卷或其他通用性问卷的补充，适用于信访调查或临床环境中。

4. 国人生活质量普适量表（QOL-35） 国人生活质量普适量表由中国医学科学院中国协和医科大学阜外心血管病医院流行病学研究室研制。其包括 35 个条目，分别属于总体健康和生活质量、生理功能、独立生活能力、心理功能、社会功能、生活条件 6 个领域和 1 个反映生活质量变化的条目。

项目六 环境评定

扫一扫，看课件

【学习目标】

了解：环境和无障碍环境的概念；环境评定的基本方法。

📖 案例导入

李某，男，20 岁。9 个月前骑自行车摔伤，受伤后马上入院进行脑部手术。手术两个月后，患者开始进行康复治疗。3 个月前，患者到脑外科进行颅骨修补术。术后再次转到康复医学科进行康复训练。

请通过环境评定，了解患者的躯体运动功能、精神意识状况、言语功能、日常生活活动能力等情况。

2001 年世界卫生组织发布了《International classification of functioning, disability and health》ICF（中文版《国际功能、残疾和健康分类》），提出了身体功能（b）、身体结构（s）、活动和参与（d）、环境因素（e）的健康要素分类。根据 ICF 观点，残疾人所遇到的活动受限和参与限制是由于残疾人自身（功能、结构）的损伤和环境障碍交互作用的结果。对于残疾人的某些损伤，通过医疗康复后能有所改善，而有些损伤是无法改变的，因而只能改变环境来适应残疾人的损伤并发挥潜能，这样才能从根本上解决残疾人活动和参与的困难，使他们能融入现代社会并发挥作用。为此，在改变环境前，必须先进行环境评定，以明确残疾人的环境障碍在哪里及障碍的程度，然后才能改造环境，从而衍生出环境评定理论。

一、环境概述

（一）基本概念

1. 环境（environment） 环境因素是 ICF 的一个成分，它是指形成个体生活背景的外部或外在世界的所有方面，并对个人功能发生影响。人身体以外并对个人功能发生影响的一切事物可统称为"环境"。此外，环境由物质环境、社会环境和态度环境构成。

2. 物质环境（physical environment） 物质环境是指客观存在的事物即客观世界，其中有我们看得见、听得到、摸得着、闻得出的周围物质，但也有我们感觉不到而客观存在的物质，如超声波、红外线和紫外线等。

3. 社会环境（social environment） 社会环境是指人类的社会，不同国家有不同的社会制度、法律法规、语言文字等构成的外在非物质环境。

4. 态度环境（attitudinal environment） 态度环境是指人们的相互关系、对事物的看法，如对待亲戚朋友、上下级和陌生人的态度等构成的内在非物质环境。

5. 障碍（barriers） 障碍指是个人环境中限制功能发挥并形成残疾的各种因素。它包括许多方面，例如有障碍的物质环境、缺乏相关的辅助技术、人们对残疾的消极态度，以及既存在又妨碍所有健康人全部生活领域里的服务、体制和政策。

6. 无障碍（barrier-free 或 no barrier） 无障碍是相对障碍而言，即没有障碍。

7. 无障碍环境（accessibility） 无障碍环境是指为实现残疾人平等参与社会活动，就要使残疾人在任何环境里进行任何活动都没有障碍。实际上，完全无障碍环境只是理想环境，许多社会障碍对任何人都是不可避免的。如出国到了外国环境，语言、文字、风俗习惯都不同于国内，健全人和残疾人一样都会遇到沟通障碍。

（二）人造环境的特性

人造环境是人类特有的环境。人与动物的根本区别，除有思维意识以外，与环境的关系也不同。动物的物质环境基本上就是自然环境，动物只能适应自然，"适者生存"是动物的唯一出路。而人类出现后，除了要适应自然，还能利用自然甚至改造自然。即在人与自然界之间加上一些人为的界面或称接口（interface），就是人造环境，即人造物质环境的简称。例如御寒要穿衣、打猎要弓箭等，并构成了一个互相联系又互相依存的人－环境大系统。

（三）人造环境的分类和作用

1. 人造环境的分类 在 ICF 一级分类"环境因素"下的二级分类"产品和技术"中涉

及的人造环境见表 3-23。

表 3-23　人造环境分类

ICF 代码	分类
e115	个人日常生活用产品和技术
e120	个人室内外行动和交通用产品和技术
e125	交流用产品和技术
e130	教育用产品和技术
e135	就业用产品和技术
e140	文化、娱乐及体育用产品和技术
e145	宗教和精神活动实践用产品和技术
e150	公共建筑物的设计、施工及建造的产品和技术
e155	私人建筑物设计、施工及建造的产品和技术

由此可以归纳出人造环境有两大类型：一类是涉及人类活动的 7 个环境，即生活环境、行动环境、交流环境、教育环境、就业环境、文体环境和宗教环境；另一类是 2 个建筑环境，即居家环境和公共环境。

应该指出，这 9 个人造环境并不是同一个层次，从属性来看可以分为 3 个层次。第 1 层次是人类基本活动环境，即生活环境、行动环境和交流环境，是人类生存需要的产品和技术；第 2 层次是人类技能活动环境，即教育环境和就业环境，是人类发展需要的产品和技术；第 3 层次是人类社会活动环境，即文体环境、宗教环境、居家环境、公共环境，是人类提高生活质量需要的产品和技术。但也应指出，9 个环境中的生活环境、行动环境、交流环境和教育环境是群体动物繁衍和发展的共性，只是我们仅研究人造环境。

2. 人造环境的作用

（1）人造环境的正面作用　正是人造环境的发展，才使人类从简单劳动的石器时代发展到今天的高科技电脑时代。

（2）人造环境的负面作用　随着人造环境的不断出现和发展，改变自然环境后的污染和温室效应已经威胁到人类的生存。

（3）人造环境是双刃剑　例如原子能发现后出现了许多新的人造环境，既有毁灭人类起负面作用的原子弹、核泄漏，又有造福人类起正面作用的放疗、核发电等。

3. 无障碍环境的必要性　创建无障碍环境的实质是用辅助器具和辅助技术来帮助残疾人克服自身损伤和环境带来的障碍，以便能进行活动和参与。因此，无障碍环境的必要性也正反映出辅助器具的目的。

（1）功能障碍者（含残疾人）融入社会的需要。只有一部分人造环境能为残疾人直接享用，而另一部分人造环境不能为残疾人享用，存在着融入环境的障碍。为此要创造一切条件来改变或新建无障碍的人造环境，才能实现残疾人的平等、参与、共享，并为社会做出贡献。

（2）功能障碍者就学、就业及提高生活质量的需要。

（3）功能障碍者发挥潜能做出贡献的需要。

（4）健全人也受益。应该指出，无障碍环境不仅使残疾人受益，而且使很多健全人也受益。

（四）残疾与环境

残疾的出现与环境有非常密切的关系，残疾是人类与环境不协调的产物。

有些残疾是人类不可避免的，只要人与环境不协调，就会出现残疾。在一些环境里，健全人也会成为"残疾人"，或者也属于"功能障碍者"。如在黑暗的环境里，健全人和盲人一样伸手不见五指和行动困难，同属于"视觉障碍者"。但很多动物却行动自如，如猫和老鼠彼此可见，狮子和羚羊也在黑暗中博弈，只是人类看不见。这都说明我们不能脱离环境来看健全、残疾和障碍。

（五）无障碍环境的由来和 ICF 环境因素

人们对无障碍环境的认识和理论研究也就是近百年的历史，涉及两种残疾观，即传统残疾观和现代残疾观。

1. 传统残疾观　传统残疾观认为残疾人活动和参与的困难是由于他们自身疾病造成的单因素后果，与环境无关。1980 年世界卫生组织发布了"国际病损－失能－残障分类"（ICIDH），它从病损、失能和残障三个层次反映身体、个体及社会水平的功能损害程度。将"残疾"定义为"按所认为的人类正常活动的方式或范围进行活动的能力因损伤受到的任何限制或缺失"。即认为残疾是疾病的后果之一，从而提出残疾发生及发展的医学－社会模式，即残损－残疾－残障。传统医学模式认为残疾是个人问题，并将它视为由疾病、创伤或健康状态所导致，与环境无关，从而以个人治疗的形式提供医疗保健。

2. 现代残疾观　ICF 基于"生物－心理－社会"理论模式，从残疾人融入社会的角度出发，将残疾作为社会性问题，不再仅仅是个人特性，而且也是由社会环境形成的一种复合状态。ICF 健康要素的分类，将残疾和功能分类作为一种相互作用和演化的过程，提供了一种多角度的分类方法，制定了一种全新的模式图，即残疾的"生物－心理－社会"综合模式。ICF 各构成成分之间的相互作用如图 3-11 所示意。

每个人的健康状况（疾病或疾患）是个人因素（身体功能和身体结构）与环境因素交互作用和复杂联系的结果。而环境又包括物质环境、社会环境和态度环境，都将影响每个人的活动和参与。因此 ICF 将"残疾"重新定义为"是对损伤、活动受限和参与限制的一个总括性术语。它表示在个体（在某种健康条件下）和个体所处的情景性因素（环境因素和个人因素）之间发生交互作用的消极方面"。而残疾人的自身损伤基本不可改变，也就是说，我们不能要求截瘫、偏瘫、脑瘫等肢残人能和我们一样用双腿走路甚至跑步，不能要求视障者看清环境的事物，不能要求听障者听清环境的声音，不能要求失语者说清楚话。所以只能改变环境来适应残疾人的自身损伤并发挥其潜能，以克服残疾人活动和参与的困难。因此，国际上对该群体的称谓已经从残疾人（disabled person）改为人伴有功能障碍或功能障碍者（person with disability）。

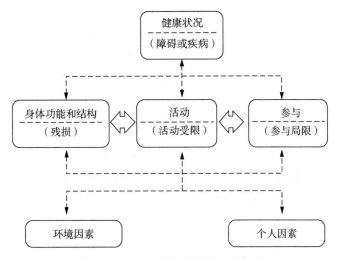

图 3-11 ICF 各成分间的相互作用

二、环境评定方法

在 ICF 中所谓环境评定（environmental assessment）是指对功能障碍者（含残疾人）活动和参与出现困难的环境进行评定。目的是在找出环境障碍后，通过增加人造环境的辅助器具来创建无障碍环境，以提高残疾人的生活质量并发挥积极作用。自然环境、社会环境和态度环境都无须评定，我们只评定人造环境。至于环境评定的内容，也仅评定环境因素对残疾人活动和参与困难的影响，而不评定对身体功能和结构的影响。

（一）环境评定的依据

对环境进行评定时要根据 ICF 和 ICF 量表提出的环境因素限定值和分级，限定值用"障碍"或"辅助"来判断，每项环境因素都按 5 级来评定，采用 0～4 尺度来表示。对环境的评定若根据环境的障碍程度来判断时，则分值从无障碍的 0 到完全障碍的 4；若根据在该环境下需要辅助的程度来判断时，则在分值前要冠以 + 号，从无须辅助的 0 到完全辅助的 +4。如表 3-24 所示。

表3-24 环境评定分级

级别	障碍		辅助		百分比
	障碍情况	障碍分值	辅助状况	辅助分值	
0级	无障碍（没有，可忽略）	0	无须辅助	0	0%~4%
1级	轻度障碍（一点点，低）	1	轻度辅助	+1	5%~24%
2级	中度障碍（中度，一般）	2	中度辅助	+2	25%~49%
3级	重度障碍（高，很高）	3	重度辅助	+3	50%~95%
4级	完全障碍（全部）	4	完全辅助	+4	96%~100%

（二）环境评定的原则

环境是人身体以外并对个人功能发生影响的一切事物。考虑到要评定的大环境是9个人造环境，为减少不必要的评定环境，特制定环境评定的原则如下：

1. 在"标准环境"下评定残疾人的活动和参与 在评定残疾人活动和参与的困难时，ICF提出了两个限定值，即行为限定值（performance qualifier）和能力限定值（capacity qualifier）。前者是现实环境里的行为，后者是在标准环境下的行为。标准环境（standard environment）是指在既无障碍又无辅助的前提下，普通健全人从事活动和参与的环境。

2. 评定残疾人的真实环境 由于个体的差异性，特别是功能的差异，所以即使在"标准环境"的前提下，每个人的真实环境是不一样的。如残疾人，由于他们的自身损伤是永久的。所以实际上，残疾人是生活在他们自己的且有功能障碍的人－环境大系统中，他们的真实环境是不同于健全人的环境。所以要评定的是残疾人在标准环境下的真实环境，即盲人的黑暗世界、聋人的无声世界、语障者的无语世界、肢残人的无动世界，这就是环境评定的范畴。

3. 评定残疾人活动和参与时需要外界环境的辅助 ICF对活动和参与的评定用"困难"，对环境的评定用"障碍"（或"辅助"）。站在残疾人的立场来看自己活动和参与的困难时，由于他们的自身损伤不可改变，所以活动和参与困难的原因不能从自身找，而是由于外界环境没有给予足够的帮助（人辅助或器具辅助），需要帮助的程度就反映出环境存在的障碍，就可以进行环境评定了，这就是ICF的残疾"生物－心理－社会"综合模式。为此，现在推荐用"辅助"来评定环境。所谓"辅助"就是外界环境的帮助，亦即评定是否需要外界环境的他人辅助或器具辅助来改变残疾人的真实环境，才能执行和参与活动。困难越多，需要的辅助就越多，说明环境的障碍越大。这样，对辅助的评定就反映出外界环境的障碍，而不是自身活动的困难了。

4. 评定的是必要的且能使用辅助器具的环境 由于活动和参与的具体环境有几百个，没有必要且不可能面面俱到都评定。故只能评定必要的且能辅助的环境，而无法辅助或可以代替的环境就不评定。

（三）环境评定的步骤

1. 根据残疾类别来选择评定环境　不同类别残疾人的活动和参与困难不同，需要辅助的环境也就不同，则要评定的环境障碍也随之不同。为此，视力残疾人要评定的是交流环境和行动环境，听力残疾人和言语残疾人要评定的只是交流环境，肢体残疾人要评定的是生活环境和行动环境。而盲人的声音交流环境和聋人的视觉交流环境都无须评定。

2. 根据活动和参与的困难来评定具体环境　深入到个案残疾人有障碍的环境里，按评定报告内容，审视每一项具体活动的真实环境是否需要辅助来进行评定和打分。考虑到不同操作者对表 3-23 中百分比的理解是不同的，因此在对个案的每项活动具体打分时，为减少误差，最好是协作组打分，取其平均值。如果没有协作组时，则由 1 个人对某个环境的全部项目打分。

（四）环境评定的内容

环境评定的内容是指残疾人在这些真实环境里活动和参与时，在什么地方有困难需要辅助，也就是环境的障碍，要用辅助器具来改造，即创建无障碍环境，以实现全面康复。

1. 家居环境评定　家居环境是指从事家务活动的环境，包括家居活动环境和家居建筑环境两方面。根据环境评定的原则，家居活动可以简化为以下 11 项：准备膳食、清洗和晾干衣服、清洁餐厅和餐具、清洁生活区、使用家用电器、贮藏日用品、处理垃圾、缝补衣服、维修器具、照管室内外植物、照管宠物。

家居活动困难也是由于身体自身损伤（结构和功能）及环境障碍造成的，家居环境对各类残疾人都有不同程度的障碍。

2. 社区环境评定　社区环境评定是指康复治疗师评定残疾人能否利用交通工具及各种社区服务，如公共汽车、商店、餐馆、剧院、学校等。

3. 工作环境评定　工作环境评定的目的是康复治疗师寻找建立最佳的工作方法、环境及人体姿势等，以使人体与工作模式相适应。首先是工作分析，即针对不同的残疾人解决该项工作的组成、特点及完成该项工作的环境特点。例如，患者躯体功能的评定，如肌力、姿势、耐力、手眼灵活性、视力、听力、交流能力、手指灵活性等；患者工作区的评定，如照明设施、座椅、活动空间等；公共设施，如下楼梯、乘电梯、去洗手间、使用电话等的评定。

4. 公共环境评定　公共环境是指从事公共活动的环境，包括参加公共活动的环境和公共建筑环境两方面。

公共活动困难也是由于身体自身损伤（结构和功能）及环境障碍造成的，公共环境对各类残疾人都有不同程度的障碍。

公共环境"无障碍"就是公共环境完全没有障碍，而"完全障碍"是指公共环境存在完全障碍，"一半障碍"则属于重度障碍。

考纲摘要

1. 作业治疗评定的目的、分类、流程、方法。

2. 日常生活活动能力评定的定义、评定目的、评定内容、评定方法、常用评定量表种类。

3. 基本日常生活能力评定：Barthel 指数、FIM 的评定内容、标准、结果判断。

4. 工具性日常生活活动能力评定的方法、评分标准、结果判断。

5. 失认症的定义和分类；失用症的定义和分类；注意障碍的分类。

6. 失认症的评定方法；失用症的评定方法；注意障碍的评定方法；记忆障碍的评定方法。

7. 心理评定的定义、目的、原则及主要评定方法；心理测验的定义、种类。

8. 韦氏智力测验、艾森克人格测验、抑郁自评量表、焦虑自评量表。

9. 生存质量评定的定义、评定目的、评定方法、评分标准、结果判断、临床应用。

复习思考

一、选择题

（一）单项选择题

1. 日常生活能力是指（   ）

A. 人们反复进行的一些基本动作和技能

B. 人们必须反复进行的、最基本的劳动技能

C. 人们为达到独立的生活而必须反复进行的，包括衣、食、住、行和个人卫生等最基本的动作和技能

D. 人们为达到独立的生活而进行的特殊训练

E. 人们为活着而必须反复进行的个人基本动作和技能

2. 狭义的日常生活活动不包括下列哪项（   ）

A. 穿衣   B. 行走   C. 转移

D. 购物   E. 大小便

3. 关于 ADL 评定的目的，下列哪种说法是准确的（   ）

A. 确定独立程度   B. 判断预后

C. 修订方案、总结治疗经验   D. 为制定治疗方案提供依据

E. 以上都是

4. ADL 运动方面的内容不包括（　　）

    A. 轮椅上运动和转移　　　　　　B. 室内或室外行走

    C. 床上运动　　　　　　　　　　D. 以慢速跑 45m

    E. 公共或私人交通工具的使用

5. ADL 交流方面的内容不包括（　　）

    A. 打电话　　　　　　　　B. 使用交流板　　　　　C. 书写

    D. 化妆　　　　　　　　　E. 识别环境标志

6. ADL 家务劳动方面的内容不包括（　　）

    A. 购物　　　　　　　　　B. 备餐　　　　　　　　C. 洗衣

    D. 环境改造　　　　　　　E. 使用家具

7. 关于日常生活活动能力评定的注意事项的描述不恰当的是（　　）

    A. 评定前应与患者交谈以取得患者的理解与合作

    B. 评定前还必须对患者的基本情况有所了解

    C. 应考虑到患者生活的社会环境、反应性、依赖性

    D. 重复进行评定时可在不同条件或环境下进行

    E. 在分析评定结果时应考虑有关的影响因素

8. 常用的标准化的 BADL 评定方法不包括（　　）

    A. Barthel 指数　　　　　　　B. FIM　　　　　　　　C. Katz 指数

    D. PULSES　　　　　　　　　E. 修订的 Kenny 自理评定

9. 关于 Barthel 指数评定下列哪项说法是错误的（　　）

    A. 进食不包括做饭与盛饭　　　B. 穿衣包括穿鞋袜

    C. 昏迷患者大小便控制记 0 分　D. 小便自理不包括自行导尿

    E. 只要无须帮助，虽用辅助具也归自理类

10. Barthel 指数评定的范围不包括以下哪项（　　）

    A. 更衣　　　　　　　　　B. 如厕　　　　　　　　C. 行走

    D. 洗澡　　　　　　　　　E. 交流

11. 对信息的顺序化和对刺激做出分类后的整合，主要负责注意和注意集中、抽象概括、推理判断、概念形成、问题解决及言语等的区域是（　　）

    A. 额叶　　　　　　　　　B. 顶叶　　　　　　　　C. 颞叶

    D. 枕叶　　　　　　　　　E. 边缘叶

12. 下列不属于躯体构图障碍的是（　　）

    A. 单侧忽略　　　　　　　B. 左右分辨困难　　　　C. 躯体失认

    D. 手指失认　　　　　　　E. 空间定位障碍

13. 注意的特征不包括（　　）

    A. 范围　　　　　　　　　B. 紧张度　　　　　　　C. 持久性

    D. 转移性　　　　　　　　E. 永恒性

14. 保持注意障碍是指（　　）

    A. 患者对刺激的反应能力和兴奋性下降

    B. 患者的主动注意减弱，注意范围显著缩小

    C. 患者注意的持久性和稳定性下降

    D. 患者进行有目的地选择需要的信息及剔除无关信息的能力差

    E. 患者难以根据需要及时地从当前的注意对象中脱离出来，并将注意及时转移到新的对象中

15. 推理测验中，如李伟比王刚大，王红比李伟大，张云比王红大。请问下面哪项回答是正确的？

    A. 李伟比王红大　　　B. 张云比李伟大　　　　C. 王刚比王红大

    D. 李伟比张云大　　　E. 以上都不对

16. 个体的思想情感及行为的特有整合，其中包含区别于他人的稳定而统一的心理品质是（　　）

    A. 性格　　　　　　　　　B. 气质　　　　　　　　C. 能力

    D. 人格　　　　　　　　　E. 记忆

17. 严重伤病后的心理变化过程不包括以下哪项（　　）

    A. 愤怒　　　　　　　　　B. 退化　　　　　　　　C. 愉悦

    D. 否认　　　　　　　　　E. 适应

18. 正常人的智商范围应在（　　）

    A. 90~109　　　　　　　B. 110~119　　　　　　C. 80~89

    D. 120~129　　　　　　E. > 130

19. 生活质量评定中一般不考虑的因素是（　　）

    A. 心理状况　　　　　　　B. 社会制度　　　　　　C. 经济状况

    D. 宗教信仰　　　　　　　E. 身体功能

20. 目前生活质量评价常用的测量工具不包括（　）

    A. 36 条目简明健康量表（SF-36）B. 艾森克人格量表

    C. 疾病影响量表（SIP）　　　　　D. 世界卫生组织生存质量测定量表（WHOQOL）

    E. 良好适应状态指数（QWB）

21. 目前国际上普遍认可的适用于普通人群生命质量测量的量表是（　　）

    A. 良好适应状态指数（QWB）　　B. 疾病影响量表（SIP）

C. 世界卫生组织生存质量测定量表（WHOQOL）

D. 36 条目简明健康量表（SF-36）

E. 欧洲生存质量测定量表（EQ-5D）

22. 对环境障碍评定时可分为几级（　　　）

A. 2 级 　　　　　　　　　　B. 3 级 　　　　　　　　　　C. 4 级

D. 5 级 　　　　　　　　　　E. 6 级

23. 环境改造、无障碍设施的建立主要解决残疾人的哪一种问题（　　　）

A. 残障问题 　　　　　　　　B. 残疾问题 　　　　　　　　C. 残损问题

D. 环境的美化问题 　　　　　E. 文明城市建设问题

24. 环境非标准评估主要考虑的方面包括（　　　）

A. 环境的安全性 　　　　　　B. 物件的可获得性和环境的可进出性

C. 患者在实际环境中的作业活动表现

D. 与患者或家属进行面谈的情况

E. 以上都是

（二）多项选择题

1. 关于 ADL 的描述正确的是（　　　）

A. ADL 对健康人来说，是简单易行的

B. 对于病、伤、残者来说，可能变得相当困难和复杂

C. 残疾人若无力去完成日常生活活动，可能导致自尊心和自信心的丧失

D. 在日常生活活动中受挫，常可损害个体形象

E. 日常生活活动最大限度的自理是康复工作的重要目标

2. ADL 自理方面的内容包括（　　　）

A. 更衣 　　　B. 进食 　　　C. 如厕 　　　D. 洗漱 　　　E. 修饰

3. 对 Barthel 指数评分结果的描述正确的是（　　　）

A. 正常总分 110 分

B. 60 分以上为良，生活基本自理

C. 60~40 分为中度功能障碍，生活需要帮助

D. 40~20 分为重度功能障碍，生活依赖明显

E. 20 分以下为完全残疾，生活完全依赖

4. Katz 指数评定方法将 ADL 分为（　　　）

A. 洗澡 　　　　　　　　　　B. 穿着 　　　　　　　　　　C. 上厕所、大小便控制

D. 进食 　　　　　　　　　　E. 转移

5. PULSES 评定的内容包括（　　　　）

　　A. 躯体状况　　　　　　　　　　B. 上肢功能和下肢功能

　　C. 感觉功能　　　　　　　　　　D. 排泄功能　　　　　E. 患者精神和情感状况

6. 关于 PULSES 评定得分的描述正确的是（　　　　）

　　A. 6 分为功能最佳　　　　　　　B. 7~11 分为基本独立

　　C. > 12 分表示独立自理生活严重受限

　　D. > 16 分表示有严重残疾　　　E. 13~15 分表示有中度残疾

7. Kenny 自理评定将 ADL 分为（　　　　）

　　A. 床上活动　　　　　　　B. 体位转移　　　　　C. 穿着

　　D. 个人卫生　　　　　　　E. 进食

8. 关于功能活动问卷（FAQ）的叙述正确的是（　　　　）

　　A. FAQ 评定分值越高，表明障碍程度越重

　　B. 正常标准为 < 5 分，≥ 5 分为异常

　　C. FAQ 是目前 IADL 量表中效度最高的

　　D. FAQ 项目较全面

　　E. 在 IADL 评定时，提倡首先使用

9. 关于 ADL 评定具体实施的叙述正确的是（　　　　）

　　A. ADL 的评定让患者在实际生活环境中进行

　　B. 评定人员观察患者完成实际生活动作的情况

　　C. 评定地点也可以在 ADL 功能评定训练室

　　D. 在 ADL 专项评定中进行

　　E. 评定后可根据患者的功能障碍在此环境中进行训练

10. ADL 评定在分析评定结果时应考虑的影响因素有（　　　　）

　　A. 患者的生活习惯、职业　　　B. 患者的文化素养　　　C. 患者的年龄、性别

　　D. 社会环境　　　　　　　　　　E. 评定时的心理状态和合作程度

11. 注意障碍的分类包括（　　　　）

　　A. 觉醒状态低下　　　　　　　B. 注意范围缩小　　　　C. 保持注意障碍

　　D. 选择注意障碍　　　　　　　E. 转移注意障碍

12. 常见的知觉障碍有（　　　　）

　　A. 躯体构图障碍　　　　　　　B. 视空间关系障碍　　　C. 失认症

　　D. 失用症　　　　　　　　　　E. 失忆症

二、简答题

1. 简述影响作业活动的因素。

2. 简述作业治疗评定的流程、步骤与方法。

3. 简述作业活动评定的方法。

4. 简述 ADL 评定的目的。

5. 日常生活活动能力分哪几类？

6. Barthel 指数评定的内容包括哪几项？简述 Barthel 指数评定的特点及评分标准。

7. 简述功能独立性测量（FIM）的内容。

8. 简述脑的结构与认知功能障碍的关系。

9. 简述认知功能障碍评定的步骤。

扫一扫，知答案

模 块 四

言语治疗评定技术

项目一　言语治疗评定基础

【学习目标】

1. 掌握：言语、语言的基本概念；言语、语言的解剖生理学基础。
2. 熟悉：言语 - 语言形成的基础。
3. 了解：言语 - 语言障碍的分类。

一、言语和语言

言语（speech）和语言（language）是人类交流思想的重要工具。在人们日常生活中，言语和语言两个词往往混用，但从言语治疗学的角度来说，它们具有不同的含义。只有分清了这些概念，才能在言语治疗工作中做到有的放矢。

（一）言语

言语即说话，是神经和肌肉组织参与的发声器官的机械运动，是指说话及表达的能力。言语的形成主要是由肺部喷出的气体，经气管进入声道，通过呼吸、发声、共振、构音及韵律产生声音。其中声道对声音的产生起着重要的作用，包括唇、舌、硬腭、软腭、咽、喉和声带。

（二）语言

语言是口语、书面语、肢体语言等交流符号的集合系统，是一个自然发展起来的语音、词法、句法、语义及语用的规则体系。它是人类最重要的沟通工具，与个人的文化程度及认知功能关系密切。语言活动包括口语表达、口语理解、阅读理解和书写表达 4 种不同的类型。

（三）言语和语言的区别和联系

语言是人类在长期的生活与劳动中形成的约定俗成的符号系统，是表达思维和交流的最重要的交际工具。言语是指人们掌握和使用语言的活动。两者既有区别又有密切的联系。一方面，语言只是客观地存在于言语之中，一切语言要素——语音、词汇、语法只体现在人们的言语活动之中，并且从言语活动中吸取新的要素而不断得到发展。任何一种语言都必须通过人们的言语活动，才能发挥它的交际工具的作用。另一方面，言语是借助于语言来进行的。个体只有借助于语言中的语汇和语言结构，才能正确表达自己的思想和接受别人言语活动的影响。

二、言语形成的解剖生理学基础

语言是以言语为基础的。任何一种语言都必须通过人们的言语活动才能发挥其交际工具的作用。而人们的言语功能具有一定的解剖生理学基础。言语的产生通过呼吸系统、发声系统、共鸣构音系统的协调活动来实现。如图4-1所示。

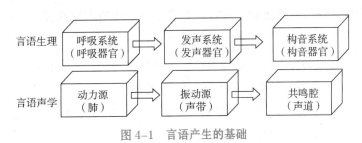

图4-1 言语产生的基础

（一）呼吸与言语

呼吸是人体的重要生命活动之一。吸气时向血管内输入氧气，空气被吸入肺里；呼气时将血管内的二氧化碳释放到肺泡内。由呼吸肌的收缩和舒张所引起的胸腔扩大与缩小称为呼吸运动。言语是在呼气过程中产生的。言语呼吸时，要求瞬时吸入较多气体；呼气则是一个缓慢的过程，呼出的气流能使声带振动，产生噪音。气流呼出的多少，能直接控制言语声的大小。耳语需要气流量非常少；相反，大声说话要求呼出的气流量大。肺的运动，是言语产生的动力源。

（二）发声与言语

气流从肺部呼出，途经肺泡、支气管和气管，然后到达喉部。两侧声带位于喉部，声带间的区域称为声门。声门开放呈倒置"V"形。声门闭合呈"I"形。闭合状态下，呼出的气流挤开声门，使声带产生振动。声带振动产生一系列气流脉冲波，并转化成一系列声能脉冲信号，从而形成言语的基本声源，这就是发声，或称为噪音。声带的运动，是言语产生的振动源。

（三）共鸣与言语

言语产生在喉部，形成于声道。声道是指由咽腔、口腔、鼻腔及它们的附属器官所组成的共鸣腔。当声能脉冲信号通过共鸣腔时，由于其形状的可变化，会产生不同的共鸣，从而形成种种不同的声音。其中咽喉主要起低音共鸣作用，口腔系统主要对中音产生共鸣作用，鼻腔是对高音部分产生共鸣作用。

（四）构音与言语

下颌、唇、舌及软腭等发声器官是可以自由活动的，它们可以改变口腔、咽腔、鼻腔的形状、容积和气流的通路，使声带音产生种种不同的共振；也可以和固定部位接触，形成种种不同的阻碍，使气流不能顺利通过，产生声源。

总之，人类咽腔、口腔、鼻腔等这些共鸣腔的形状和截面积是可以变化的，这种变化主要是通过下颌、唇、舌、软腭等这些发声器官的运动来实现。通过调节声道不同的形状，人的言语也表现出不同的声音色彩。

（五）语音与言语

普通话作为现代汉语的标准语，在汉语社会的活动中有着至高无上的地位。汉语普通话是声调语言，最小语音单位是音素，在听觉上最容易分辨出来的自然语音单位是音节。

1.音素　音素是可划分的最小语音单位。音素分为两类：元音和辅音。

（1）元音　元音是发音时共鸣腔的不同形状造成的。

（2）辅音　辅音是发音时气流在一定部位受到阻碍，并冲破阻碍发出的音。

2.音节　音节是由一个或几个音素组成的。如"脸"（lian）和"立案"（li'an），虽然二者的音素完全相同，但由听觉很容易分辨出前者为一个音节，后者为两个音节。目前学术界公认普通话音节一般由声母、韵母、音调三个组成部分。

3.语音四要素　普通话语音也同其他声音一样具有声学特性，同样具有音色、音高、音强、音长4个要素。

（1）音色　音色是声音的本质和特色，决定于音波颤动的形式。

（2）音高　音高就是语音的高低。音高是由声带的长短、厚薄、松紧等决定的。

（3）音强　音强就是声音的强弱。说话时用力大，则声音强；反之，声音就弱。

（4）音长　音长就是声音的长短。语音的长短是由发音动作延续的时间决定的。

三、言语产生的基础

言语的产生是通过系统复杂的肌肉运动和神经传导来实现的。只有协调及整合身体不同的系统和发声部位，才能清晰地说出一个语音、一个音节或是一句话。

（一）神经系统支配

中枢神经系统的支配是言语产生的基础保障，其中大脑额叶、颞叶等部位对言语运动的产生起至关重要的作用，尤其是左侧大脑半球，负责管理言语的运动，支配与语言产生有关的肌肉协调工作。

（二）声带振动

呼吸器官呼出足够的气流冲击发音器官（即声带）产生颤动，从而发出声音。声带的长短和颤动量的大小影响音调的高低。

（三）气流

通过呼吸，使气流通过声门（声带间的通道），其压力的大小决定声音的强弱。

（四）口鼻咽使声音精细化

口部的唇、牙、舌和软腭快速变换位置，改变气流状况，从而产生语音的区别；咽部起着共鸣腔的作用；鼻音主要通过鼻腔产生。

（五）耳部听觉系统

耳部听觉系统将不同语音转换成神经传导信号，传至中枢神经系统，言语者通过听觉来判断声音，监控自己的说话声音大小、说话内容。儿童学习说话不仅仅依靠听别人的发声，还通过回听自己的说话，边说边观察，并调节自己的言语。因此，当人的听力减退时，说话表达能力也随之减退。

四、语言的特征

（一）语言的基本特征

语言是同类物种用来互相交流的手段。人类语言与动物语言的区别在于：

1. 单位的明晰性　人说的话是由界限清晰的语言单位独自或组合构成的，即独词句和多词句。由于语言的组合和聚合性质，要求语言单位必须界限明确。

2. 任意性　指音义结合时是任意的，音义之间没有必然的联系。

3. 结构的二层性　人的语言是由底层和上层构成的。

4. 开放性　语言可通过替换和组合构成无限多的句子，不仅可以有表面意义，还有"言外之意""弦外之音"。

5. 传授性　人作为个体不是生来就会某种语言的，而是通过外界语言环境的刺激，从听到说逐渐学会语言。

6. 不受时间、地点和环境的限制　人的语言可以由古到今，由具体到抽象，由现实到虚幻，不受时间、地点和环境的限制。

（二）语言的物理声学特征

语言的物理声学特征体现在频率、周期和强度等方面。

1. 频率　频率以赫兹为单位。声音频率的高低即音调，与声道大小和形状有关，小儿的声音比成人尖，男性比女性低，每个人的基本音调也是不同的。

音调的高低对意思的表达非常重要。音调受发音器官的形状、位置变换所影响，一个声音并不只是一个纯音，而是由一系列的谐波所构成，而各音节内的谐波称为共振峰。

2. 周期　周期指声音的长度。每一语音都有其独特的长度，如辅音比元音短，两个句子之间及文句段落之间应有停顿等。

3. 强度　强度指声音的大小，用分贝表示。语句中某一单音强度变化时，其意思也就有所不同。

五、常见的言语－语言障碍

（一）失语症

失语症（aphasia）是指由于脑部器质性病损，导致原已习得的语言功能受损，表现为对语言符号的感知、理解、表达和组织运用能力等某一方面或几方面的功能障碍的临床症候群。临床常见于脑梗死、脑出血、颅脑损伤等疾病，尤其是左侧大脑半球的损伤。

（二）构音障碍

构音障碍（dysarthria）是指因神经肌肉的器质性病变，造成发音器官的肌肉无力、瘫痪或肌张力异常和运动不协调等而出现的发声、发音、共鸣、韵律等异常。构音障碍表现为用词正确但发音不清楚，不同于失语症患者，可分为运动性构音障碍、器质性构音障碍、功能性构音障碍。

1. 运动性构音障碍　指神经肌肉病变引起构音器官的运动障碍，出现发声和构音不清等症状。常见于脑血管疾病、颅脑损伤、脑瘫、多发性硬化等疾病中。

2. 器质性构音障碍　指构音器官异常导致的构音障碍，如腭裂。

3. 功能性构音障碍（functional dysarthria）　指在不存在任何运动障碍、听觉障碍和构音器官形态异常的情况下，部分发音不清晰。多见于学龄前儿童及癔症患者。

（三）语言发育迟缓

语言发育迟缓（delayed language development）指儿童在发育过程中其言语发育落后于实际年龄的状态。常见于大脑功能发育不全、自闭症及脑瘫的患者。这类儿童通过言语训练虽然不能达到正常儿童的言语发育水平，但是可以尽量发挥和促进被限制的言语能力，不仅言语障碍会有很大程度的改善，还能促进患儿的社会适应能力。

（四）口吃

口吃（stutter）是言语的流畅性障碍。口吃的确切原因目前还不十分清楚，部分儿童在言语发育过程中可能不慎学习了口吃，或与遗传及心理障碍等因素有关。通过训练大多数可以得到改善。

（五）听力障碍所致的言语障碍

在《残疾人残疾分类和分级》（国家标准）中，将听力障碍定义为"听觉系统中的感音、传音及听觉中枢发生器质性或功能性异常，而导致听力出现不同程度的减退"。只有听力严重减退才称之为耳聋，其表现为患者双耳均不能听到任何言语。而听力损失未达到此严重程度者，则称为听力减退。

口语的形成过程离不开听觉功能的完善，声波的机械振动不能正常传入大脑，就无法获得口语的输入信息，即便是发音器官正常，也无法形成流畅的口语。因此，评定听力障碍的程度并及时纠正，对于口语的形成和完善具有重要的意义。

项目二　失语症的评定

扫一扫，看课件

【学习目标】

1. 掌握：失语症的概念；失语症的分类与表现；失语症的评定方法和注意事项。
2. 熟悉：各型失语症的主要症状；汉语失语症成套检测方法。
3. 了解：国际常用的失语症检查法；国内常用失语症评定方法。

案例导入

某患者，男，61岁，大学文化程度，干部。以言语不利2个月入院。患者患风湿性心脏病20余年，心房颤动10余年。于2个月前晚饭后，安静状态下，突感右侧肢体活动不灵，言语不清，随后入当地医院就诊，行CT检查示：左颞叶脑栓塞。经治疗，肢体活动基本恢复，但言语仍无改善，为康复言语转入院治疗。入院行听力检查为正常值。

问题：①患者存在的问题是什么？②如何对患者进行评定？

一、失语症概述

（一）失语症的定义与病因

1. 失语症的定义　失语症（aphasia）是指由于大脑半球损伤而导致已经获得的语言能力丧失或受损，表现为语言表达和理解能力的障碍，并非发音器官功能障碍所致。因感觉缺失、广泛的精神衰退或错乱、肌肉病变等引起的语言障碍，不属于失语症。

2. 失语症的病因　失语症的常见原因可分为以下3类：

（1）病源性　因有脑血管意外、脑肿瘤、感染等疾病引起的脑损伤。

（2）外伤　因战争、车祸、高空坠落、剧烈撞击等原因所致的脑外伤。

（3）中毒性　因食物、药物等中毒所致的脑损伤。

其中脑血管病是导致失语症最常见的病因，我国有关资料显示，1/3 以上的脑血管病患者可出现各种言语障碍。

（二）失语症的主要症状

失语症患者的言语症状各不相同，即使是同一患者在发病初期和恢复期的症状也不相同。但一般均从听、说、读、写这 4 个方面表现出来。主要体现在听觉理解障碍、口语表达障碍、阅读障碍及书写障碍等方面。

1. **听觉理解障碍**　听觉理解障碍是指患者对口语的理解能力降低或丧失，是失语症患者常见的症状。表现为听不懂，但可以流利地说话；或患者能正确朗读或书写，却不能理解文字或手势的意思。症状轻者可能只对某些单词或短语不能理解；或能回答问题，但不一定完全准确；严重者表现为所答非所问。

（1）语音辨识障碍　患者虽能听到声音，但对所听到的语音不能辨认，给人一种似乎听不见的感觉，而经听力检查，听力却无明显缺陷。典型者称为纯词聋，在临床上极少见。

（2）语义理解障碍　患者能正确辨认语音并能复述听到的词语或句子，但部分或完全不能理解词义或语义。此种情况在失语症患者中最多见。根据病情轻重的不同，表现为：①对常用物品名称或简单的问候语不能理解；②对常用的名词能理解，对不常用的名词或动词不能理解；③对长句、内容和结构复杂的句子不能完全理解。这种情况在失语症中最为常见。

2. **口语表达障碍**　口语表达障碍是指患者的口语表达能力受损或丧失，是失语症最为常见的症状之一。主要表现在以下方面：

（1）口语的流畅性障碍　是指失语症患者语言的流利程度发生障碍，根据患者口语表达的特点分为非流畅性失语和流畅性失语。以每分钟说出多少词作为评价标准。每分钟说出的词在 100 个以上的称为流畅型失语，在 50 个以下的称为非流畅型失语。

非流畅性失语表现为口语语量显著减少，说话费力，句子短，单音调，但口语多为关键词，信息量多。如 Broca 失语患者在自诉发病经过时说"跌倒……跌倒……唉唉……说话……不行了"。

流畅性失语表现为口语量多，句子长，说话不费力，语调正常且发音清晰，但多为无意义的语句，有大量的错语和新语，信息量少。如 Wernicke 失语患者在谈发病经过时说"我山油走明口古，咕咕哇哇春有雨，旧名家来米水了，水抱回家半天油灭了"。

（2）发音障碍　失语症患者的发音错误往往多变，表现为咬字不清、说话含糊或发单音有困难，模仿语言发音不如自发语言。失语症的发音障碍与构音障碍不同，构音障碍发音错误常常没有变化。

（3）说话费力　一般常与发音障碍有关，常表现为语言不流畅、缓慢，并伴有全身用力、叹气及附加表情或手势，能理解别人的语言。

（4）错语　常见的有 3 种错语，即语音错误、词义错语和新语。

语音错误是音素之间的置换。在汉语中表现为 3 种情况：①声母置换：如将香蕉（xiāngjiāo）说成香猫（xiāngmāo）；②韵母置换：如将爸爸（bàbà）说成抱抱（bàobào）；③声调置换：如将他们（tāmen）说成塔门（tǎmén）。

词义错语是词与词之间的置换。如将"手机"说成"刀"。

新语是用无意义的词或自己创造的词代替说不出的词，如将"头发"说成"根北"。

（5）杂乱语　亦称奇特语，主要由大量错词和新造词组成，缺乏实质词，以致说出的话使他人无法理解。

（6）找词困难和命名障碍　是指患者在谈话过程中，找不到恰当的词表达自己的意思，欲说出恰当的词时有困难或不能，多见于名词、动词和形容词。如想说腰疼却指着自己腰说不出来，或重复说这个、这个……如果找不到恰当的词，而以描述说明等方式进行表达，则称为迂回现象。所有失语症患者都有不同程度的找词困难。

（7）持续症　是指在正常反应后，当刺激改变时仍以原来的反应来回答。如给患者检查时，"杯子"换成铅笔后问患者"这是什么"，他仍答"杯子"。患者常能认识到自己的错误。

（8）刻板语言　常见于重度失语症患者，表现为以几个固定的词或短语回答任何问语，如"是啊""是啊""啊""啊"。某些患者表现为用语调、韵律的刻板来表达部分信息，如问"你想睡觉吗"，患者用轻柔的"啊……啊"表示想睡觉，用高亢的"啊……啊"表示为不想睡觉。

（9）语法障碍　表达时名词和动词罗列，缺乏语法结构，类似电报文体，故称电报式言语；或句子中有实意词和虚词，但用词错误、结构及关系紊乱。

（10）复述困难　是指患者不能正确复述别人说的词或句子。如完全性失语患者几乎完全不能复述，Broca 失语患者表现为较长语句不能准确复述。

（11）模仿语言　强制性地复述他人的话称模仿语言。如评定者问"你多大岁数了"，患者重复"多大了"。大多数有模仿语言的患者还存在补全现象。如他人数"1、2"时，患者会接下去数"3、4、5、6、7……"，他人说"举头望明月"，患者会接着背诵"低头思故乡"，但患者实际上并不一定理解数字的概念、诗歌的内容。

3.阅读障碍　指阅读能力受损，称为失读症。表现为不能正确朗读和理解文字，或者能够朗读但不能理解朗读的内容。

4.书写障碍　脑损害所引起的原有的书写能力受损或丧失称为失写症。

（1）书写不能　亦称完全性书写障碍，表现为不能书写。可简单画一两笔，构不成字形，抄写、描写也可存在。多见于完全性失语患者。

（2）构字障碍　表现为笔画增添或遗漏，或者写出的字笔画全错。患者写出的字看起来像该字，实际上笔画错误，类似于改写的字。

（3）象形书写　以画图代替不能写出的字。

（4）镜像书写　患者所书写的文字笔画正确，但方向相反，与镜中的文字相同。常见于右侧偏瘫用左手书写的患者。

（5）惰性书写　现为患者写出一个字词后，让其再写其他的字词时，仍一直保持书写前面的字词，类似于口语中的言语保持表现象。

（6）书写过多　书写中混杂一些无关的字词或造字。

（7）语法错误性书写　书写句子时出现语法错误。

（8）视空间性书写障碍　表现为笔画正确但笔画的位置错误。

（三）失语症的分类与表现

1.Broca 失语　Broca 失语又称表达性失语、运动性失语。主要表现为表达障碍明显于理解障碍，复述、命名、阅读及书写均有不同程度的受损。患者自发性语言呈非流畅性，说话费力，语词贫乏刻板，每分钟一般不超过 50 字，呈现"电报式语言"。病灶部位在优势半球的额下回后部。此类患者多伴有右侧偏瘫，其总体预后比其他类型好。

2.Wernicke 失语　Wernicke 失语又称感觉性失语、接受性失语。患者无构音障碍，自发言语呈流利性，但不知说什么，有时表现所答非所问，话多，有较多的错语或不易于被别人理解的新语，理解、命名、阅读及书写均较困难。病灶部位在优势半球的颞上回后部。此类失语往往预后不佳。

3. 命名性失语　又称失名词性失语、健忘性失语，是以命名障碍为主的失语。自发性语言为流利性，找词困难，对人的名字等有严重的命名困难，常有错语，多为迂回语言。其他语言能力如理解、复述、书写能力均保留。命名性失语的病变部分多见于优势半球的角回和颞中回的后部，但目前发现很难找出单一的病灶，该类失语多为散在性损伤引起。命名性失语的预后较好。

4. 完全性失语　又称混合性失语，属非流畅性失语，由于包括 Broca 和 Wernicke 区域的优势半球语言中枢严重受损，此类失语表现为听、说、读、写所有语言功能均严重障碍或几乎丧失。主要表现为自发性言语极少，仅限于单音节或单词的刻板语言。命名、复述、朗读不能，听理解和阅读理解严重障碍，能够说出部分系列词是这类患者的最大特点。大多数学者认为，完全性失语的病变部位为大脑优势半球侧大脑中动脉分布区，优势侧的额、颞、顶叶区域。完全性失语的预后较差。

5. 失读症　失读症是指没有视觉障碍或智能障碍的患者，由于大脑病变所致的对语言文字的阅读能力的丧失或减退。患者无失明，但不能辨识书面文字，不能理解文字意义。轻者能够朗读文字材料，但常出现语义错误，如将"桌子"念成"椅子"，将"上"念成"下"等，重者将口头念的文字与书写文字匹配能力丧失。失读症与大脑优势半球内侧枕额脑回损害有关。

6. 失写症　失写症是指大脑功能受损所致的书写功能受损或丧失。表现为手运动功能正常，但丧失书写的能力，或写出的内容存在词汇、语义和语法方面的错误，抄写能力保留，多合并运动性和感觉性失语。失写症由优势半球顶叶角回病变引起。

二、失语症的评定方法

失语症的评定已有较长的历史，评定方法很多，除有一些原有的表格评定方法外，随着计算机技术的应用，通过电脑辅助的语言交流测试系统来判断失语症的性质和分型也在临床上广泛地应用起来。下面介绍国内外几种常用的失语症评定方法：

（一）国外常用的失语症检查法

1. 波士顿诊断性失语症检查（Boston diagnostic aphasia examination，BDAE）　是目前英语国家普遍应用的标准失语症的检查。由 27 个分测验组成，分为 5 个大项目：会话和自发性言语、听理解、口语表达、书面语言理解、书写。该测验在 1972 年标准化，1983 年修订后再版（Goodglass & Kaplan，1983）。河北省康复中心已将其翻译成中文应用并通过常模测定。此检查能详细、全面地测出语言各种模式的能力，但也有检查时间长和评分困难的缺点。

2. 西方失语症成套测验（Western aphasia battery，WAB）　是 BDAE 修改后的短缩版。其克服了 BDAE 检查需时长的缺点，在一小时内检查可完成，而且可单独检查口语部分。该测验提供一个总分称失语商（AQ），可以分辨出是否为正常语言。WAB 还可以测出操作商（PQ）和皮质商（CQ），前者可了解大脑的阅读、书写、运用、结构、计算、推理等功能，后者可了解大脑的认知功能。

（二）国内常用的失语症检查法

1. 汉语标准失语症检查　此检查方法是中国康复研究中心听力语言科以日本的标准失语症检查（SLTA）为基础，同时借鉴国外有影响的失语症评定量表的优点，按照汉语的语言特点和中国人的文化习惯编制而成，亦称中国康复研究中心失语症检查法（CRRCAE），于 1990 年编制完成。

2. 汉语失语症测查量表　是中国科学院心理研究所胡超群于 1980 年制订。主要检查内容包括听、读、说、写 4 大类，共 20 个分测验。

3. 汉语波士顿失语症检查法　此检查由河北省人民医院康复中心将波士顿诊断性失语症检查翻译并按照汉语特点编制而成，并且用于临床，已通过标准化研究，客观有效。

4. **汉语失语症成套检测**（aphasia battery of Chinese，ABC） 此测验是由北京医科大学第一临床医学院神经心理研究室参考西方失语症成套测验（WAB）并结合中国国情编制而成，于1988年应用于临床。目前国内许多医院采用ABC评估失语症，该检查方法包括5大项内容：

（1）口语表达 包括会议、复述、命名。

（2）听理解 包括是非判断、听辨认、执行口头指令。

（3）阅读 包括视读、听字辨认、读词并配画、选词填空。

（4）书写 包括写姓名地址、抄写、系列写数、听写、看图写、写病情。

（5）其他神经心理学检查 包括意识、注意力、定向力、记忆力、视觉空间功能、运用、计算、额叶运动功能及利手的测定。利手评定包括写字、拿筷、拿剪刀、切菜、刷牙、提物、穿针、洗脸、划火柴、炒菜、持钉锤、扫地等12个日常活动项目。

根据患者语言功能和非语言功能检查结果，将患者听、说、读、写各个分测验的得分除以各项最高分得出百分比（%）。将百分数在记录表上标记并连成曲线，对应各型失语症的直方图和头颅CT结果进行失语症鉴别诊断。根据功能损失百分比可以评估失语症的严重程度。

三、失语症语言功能检测的注意事项

1. 首先应向患者和家属讲明检测的目的和要求。

2. 测验应从易到难，治疗师要态度和蔼、耐心，不可对患者指责、埋怨。

3. 测验得分时，当患者很明显不能进一步得分时，应停止测验。

4. 当患者不能给出答案时，检测者可做一次示范，但不记分，只有在无任何帮助的情况下回答正确，才能得分。

5. 与患者言语一致的发音笨拙不扣分，但不能有言语错乱，在每个项目中测验3次失败后可中断测验。

6. 测验中最好录音，有利于检测者判断其失语的程度和性质。

7. 检测在1~1.5小时内完成；如失语症患者感觉疲劳，可分几次完成检查；最好选择患者头脑较为清醒时检测。

项目三 构音障碍

扫一扫，看课件

【学习目标】

1. 掌握：各种构音障碍的定义、分类、言语症状。
2. 熟悉：构音障碍的评定方法。
3. 了解：构音障碍的病因。

案例导入

某患者，女，51岁，专科毕业，小学老师。以"言语不利、吞咽困难15天"为主诉入院。患者15天前无明显诱因出现头晕，几分钟后头晕加重，并且出现流涎、吞咽困难、言语不清、四肢活动无力，急入当地医院就诊，头部CT示：脑干及双侧基底节区多发性脑栓塞（病灶均较小）。经治疗肢体活动明显改善，但吞咽和言语功能仍无明显改善。为求进一步诊疗，转院入康复科继续治疗。自患病以来，神志清，精神差，无法由口进食（鼻饲流质饮食），睡眠差。入院听力检查：正常阈值。汉语失语症筛查：无失语症。

问题：①患者存在的问题是什么？②如何对患者进行评定？

一、构音障碍概述

（一）构音障碍的定义

构音障碍（articulation disorder）是指在言语活动中，由于构音器官的运动或形态结构异常、环境或心理因素等原因所导致的语音不准确的现象。不包括由于失语症、儿童语言发育迟滞、听力障碍所致的发音异常。主要表现为发声困难，发音不准，音量、音调、速度、节律等异常和鼻音过重等言语听觉特征的改变。多数患者同时伴有咀嚼、吞咽障碍和流涎等症状。

（二）构音障碍的分类及病因

根据病因可将构音障碍分为运动性构音障碍、器质性构音障碍和功能性构音障碍3种类型。

1. **运动性构音障碍** 是指由于参与构音的诸器官（肺、声带、软腭、舌、下颌、口唇

289

等）的肌肉系统或神经系统的疾患所致肌肉麻痹、收缩力减弱、运动不协调等引起的言语障碍。

2. 器质性构音障碍 是指由于构音器官先天和后天原因所产生的形态、结构异常导致功能异常，从而出现的构音障碍。临床上最常见的是先天性唇腭裂所致的构音障碍，其次是舌系带短缩所致的构音障碍。再就是由于外伤、后天性疾病所致构音器官形态、结构及功能的损伤，从而导致的构音障碍。如声带肿瘤术后，喉返神经损伤、喉部肿瘤或外伤致喉全部或部分切除术后，声带息肉等引起的构音障碍。

3. 功能性构音障碍 是指发音错误表现为固定状态，但找不到明显原因的构音障碍。构音器官无形态、结构异常和运动功能异常，听力在正常水平，语言发育已达 4 岁以上水平，构音错误已经固定化。临床多见于儿童，特别是学龄前儿童。大多数患儿通过构音训练可以完全治愈。

二、构音障碍的评定

构音障碍的评定已有较长的历史，评定方法有很多。目前，国内最为常用的构音障碍评定法是河北省人民医院康复中心根据 Frenchay 构音障碍评价法改编的汉语版 Frenchay 构音障碍评价法和中国康复研究中心构音障碍检查法。前者主要应用于运动性构音障碍的评定；后者是中国康复研究中心李胜利教授依据日本构音障碍检查法和其他发达国家构音障碍评定法的理论并结合我国特点编制而成，它的特点是不仅可以检查出患者是否患有运动性构音障碍及其程度，也可以用于器质性构音障碍和功能性构音障碍的评定，并且对康复治疗有明确的指导作用。以下主要介绍中国康复研究中心构音障碍检查法。

（一）评定目的和内容

1. 构音障碍的有无、种类和程度判定。

2. 原发疾病及损伤部位的推定，可作为制订治疗计划的依据。

（二）构音器官的评定

1. 目的 通过构音器官形态和粗大运动的检查来确定构音器官是否存在异常和运动障碍。通常要结合临床医学、实验室检查、言语功能评定才能做出诊断。另外，病史、交往史、听觉和整个运动功能的检查可促进诊断的成立。

2. 范围 包括肺（呼吸情况）、喉、面部及口部肌肉、硬腭、腭、腭咽机制、下颌、反射。

3. 用具 压舌板、笔式手电筒、长棉棒、指套、秒表、叩诊锤、鼻息镜等。

4. 方法 在观察安静状态下构音器官的同时，通过指示和模仿使其做粗大运动，并对以下方面做出评定：

（1）部位 确认构音器官的哪个部位存在运动障碍。

（2）形态　确认各构音器官的形态是否异常。

（3）程度　判定异常的程度。

（4）性质　确定异常是中枢性、周围性或失调性。

（5）运动速度　确认是单纯运动还是反复运动，是否速度低下或节律异常。

（6）运动范围　确定运动范围是否受限，协调能力是否低下。

（7）运动的力量　确定肌力是否低下。

（8）运动的精确性、圆滑性　确定协调运动和连续运动是否异常。

5. 检查要求及记录　在做检查前应该和患者沟通，做好解释工作，使患者合作。按照构音器官检查记录表（表4-2）及构音器官检查方法（表4-3）的要求予以记录。

表4-2　构音器官检查记录表

Ⅰ. 呼吸

　1. 呼吸类型：胸腹____；胸____；腹____　　　　2. 呼吸次数：____次 / 分

　3. 最长呼气时间：____秒　　　　　　　　　　　4. 快呼气：能；不能

Ⅱ. 喉

　1. 最长发音时间：____秒

　2. 音质、音调、音量

　　a. 音质异常____　　　　　　　　　　　　　　b. 正常音调____

　　　　嘶哑____　　　　　　　　　　　　　　　　异常高调____

　　　　震颤____　　　　　　　　　　　　　　　　异常低调____

　　c. 正常音量____　　　　　　　　　　　　　　d. 总体程度 0 1 2 3

　　　　异常音量____　　　　　　　　　　　　　　　气息声 0 1 2 3

　　　　异常过低____　　　　　　　　　　　　　　　费力声 0 1 2 3

　　　　　　　　　　　　　　　　　　　　　　　　　无力声 0 1 2 3

　　　　　　　　　　　　　　　　　　　　　　　　　粗糙声 0 1 2 3

　　e. 吸气时发声

　3. 音调、音量匹配

　　a. 正常音调____　　　　　　　　　　　　　　b. 正常音量____

　　　　单一音调____　　　　　　　　　　　　　　　单一音量____

Ⅲ. 面部

　　a. 对称____；不对称____　　　　　　　　　　b. 麻痹（R/L）____

　　c. 痉挛（R/L）____　　　　　　　　　　　　　d. 眼睑下垂（R/L）____

　　e. 口角下垂（R/L）____　　　　　　　　　　　f. 流涎____

　　g. 怪相；扭曲____；抽搐____　　　　　　　　h. 面具脸____

　　i. 口式呼吸____

Ⅳ. 口部肌肉

　1. 噘嘴　　　　　　　　　　　　　　　　　　　2. 咂嘴

　　a. 缩拢范围正常____　　　　　　　　　　　　　a. 力量正常____

　　　　缩拢范围异常　　　　　　　　　　　　　　　力量减低____

　　b. 对称缩拢____　　　　　　　　　　　　　　b. 口角对称____

　　　　不对称缩拢____　　　　　　　　　　　　　　口角不对称____

　3. 示齿　　　　　　　　　　　　　　　　　　　4. 唇力度

　　a. 范围正常____　　　　　　　　　　　　　　a. 正常____

　　b. 范围缩小____　　　　　　　　　　　　　　b. 减弱____

Ⅴ. 硬腭
　　a. 腭弓正常＿＿＿＿　　　　　　　　　b. 新生物＿＿＿＿
　　　　高窄腭弓＿＿＿＿　　　　　　　　c. 黏膜下腭裂＿＿＿＿

Ⅵ. 腭咽机制
　　1. 大体观察　　　　　　　　　　　　　2. 软腭运动
　　　　a. 正常软腭高度＿＿＿＿　　　　　　a. 中线对称＿＿＿＿
　　　　　　软腭下垂（R/L）＿＿＿＿　　　　b. 正常范围＿＿＿＿
　　　　b. 分叉悬雍垂（R/L）＿＿＿＿　　　　　范围受限＿＿＿＿
　　　　c. 正常扁桃体＿＿＿＿　　　　　　　c. 鼻漏气＿＿＿＿
　　　　　　肥大扁桃体＿＿＿＿　　　　　　d. 高鼻腔共鸣＿＿＿＿
　　　　d. 节律性波动＿＿＿＿　　　　　　　低鼻腔共鸣＿＿＿＿
　　　　　　或痉挛＿＿＿＿　　　　　　　　鼻喷气声＿＿＿＿

　3. 鼓腮　　　　　　　　　　　　　　　4. 吹
　　a. 鼻漏气＿＿＿＿　　　　　　　　　　a. 鼻漏气＿＿＿＿
　　　　口漏气＿＿＿＿　　　　　　　　　　口漏气＿＿＿＿

Ⅶ. 舌
　　1. 外伸　　　　　　2. 灵活度　　　　　3. 舔唇左右侧
　　　a. 正常外伸＿＿＿＿＿＿＿　a. 正常速度＿＿＿＿　a. 充分＿＿＿＿
　　　　偏移（R/L）＿＿＿＿　　速度减慢＿＿＿＿　　不充分＿＿＿＿
　　　b. 长度正常＿＿＿＿　　　　　　　　　　b. 正常范围＿＿＿＿
　　　　外伸减少＿＿＿＿　　　　　　　　　　　范围减少＿＿＿＿
　　　　　　　　　　　　　　　　　　　　　c. 灵活＿＿＿＿
　　　　　　　　　　　　　　　　　　　　　笨拙＿＿＿＿
　　　　　　　　　　　　　　　　　　　　　扭曲＿＿＿＿

Ⅷ. 下颌
　　1. 颌张开闭合
　　　a. 正常下拉＿＿＿＿　　　　　　　　b. 正常上抬＿＿＿＿
　　　　异常下拉＿＿＿＿　　　　　　　　　异常上抬＿＿＿＿
　　c. 不平稳扭曲＿＿＿＿　　　　　　　　d. 下颌关节杂音＿＿＿＿
　　　或张力障碍性运动＿＿＿＿　　　　　　膨出运动＿＿＿＿
　2. 咀嚼范围
　　a. 正常范围＿＿＿＿
　　　　减少＿＿＿＿

Ⅸ. 反射
　　1. 角膜反射＿＿＿＿　　2. 下颌反射＿＿＿＿　　3. 眼轮匝肌反射＿＿＿＿
　　4. 呕吐反射＿＿＿＿　　5. 缩舌反射＿＿＿＿　　6. 口轮匝肌反射＿＿＿＿

表 4-3　构音器官检查方法

Ⅰ. 呼吸（肺）

用具	说明	方法及观察要点
无	1. "坐正，两眼往前看"	患者的衣服不要过厚，较易观察呼吸类型；观察是胸式、腹式、胸腹式；如出现笨拙、费力、肩上抬，应描述
无	2. "请您平静呼吸"	检查者坐在患者后面，双手放在胸和上腹两侧感觉呼吸次数，正常人 16~20 次 / 分

续表

用具	说明	方法及观察要点
无	3."请您深吸气后，以最慢的速度呼气"	检查者用放在胸腹的手，感觉患者是否可慢呼气及最长呼气时间，注意同时看表记录时间，呼气时发 [f] 、[s]
无	4."请用最快的速度吸一口气"	仍用双手放在胸前感觉

Ⅱ.喉功能

用具	说明	方法及观察要点
无	1.2."深吸一口气然后发'啊'，尽量平稳发出，尽量长"	1.不要暗示出专门的音调音量，按评定表上的项目定，同时记录时间，注意软腭上提、中线位置 2.a.正常或嘶哑，气息声、急促，费力声、粗糙声及震颤；b.正常或异常音调，低调；c.正常或异常音量；d.吸气时发声
无	3."请合上我唱的每一个音"	3.随着不同强度变化发出高音和低音，评定患者是否可以合上，按表上所列项目标记

Ⅲ.面部

用具	说明	方法及观察要点
无	"请看着我"	这里指的是整个脸的外观，脸的绝对对称很可能不存在；不同的神经肌肉损伤，可具有不同的面部特征 a.正常或不对称；b.单侧或双侧麻痹；c.单侧或双侧痉挛；d.单侧或双侧眼睑下垂；e.单侧或双侧口角下垂；f.流涎；j.扭曲、抽搐、鬼脸；h.面具脸；i.口式呼吸

Ⅳ.口部肌肉检查

用具	说明	方法及观察要点
无	1."看着我，像我这样做"（示范拢嘴唇的动作）	评定嘴唇：a.正常或范围缩小；b.正常或不对称
无	2."闭紧嘴唇，像我这样（示范5次）"	评定嘴唇：正常或接触力量降低（上下唇之间）
无	3."像我这样龇牙"（示范2次）	观察：a.正常或范围缩小；b.口角对称或偏移
带绒线的纽扣	4."请张开口，把这个纽扣含在唇后，闭紧嘴唇，看我是否容易把它拉出来"	把指套放在纽扣上，把它放在唇后、门牙之前，患者用唇含紧纽扣后，拉紧线绳，逐渐增加力量，直到纽扣被拉出或显出满意的阻力 a.正常唇力；b.减弱

Ⅴ.硬腭

用具	说明	方法及观察要点
指套、手电筒	"头后仰，张口"	把指套戴在一只手的示指上，用另一只手打开手电筒照在硬腭上，从前到后、侧面及四周进行评定；用示指沿中线轻摸硬腭，先由前到后，再由左到右 观察指动：a. 正常腭弓或高窄腭弓；b. 异常生长物；c. 皱褶是否正常；d. 黏膜下腭裂

Ⅵ.腭咽机制

用具	说明	方法及观察要点
手电筒	1. "张开口"	照在软腭上，在静态下评定软腭的外观及对称性 观察要点：a. 正常软腭高度或异常软腭下垂；b. 分叉悬雍垂；c. 正常大小，扁桃体肥大或无扁桃体；d. 节律性波动或总痉挛
手电筒和小镜子	2. "再张开你的嘴，尽量平稳和尽量长地发'啊'（示范至少10秒），准备，开始"	照在软腭上，评定肌肉的活动，并把镜子或鼻息镜放在鼻孔下 观察要点：a. 正常中线无偏移或单侧偏移；b. 正常或运动受限；c. 鼻漏气；d. 高鼻腔共鸣，低鼻腔共鸣，鼻喷气声
小镜子或鼻息镜	3. "鼓起腮，当我压迫时不让气从口或鼻子漏出"	把拇指放在一侧面颊上，中指放在另一侧面颊，然后两侧同时轻轻施压力，把鼻息镜放在鼻孔下。观察要点：鼻漏气或口漏气
气球和小镜子	4. "请张开口，把这个纽扣含在唇后，闭紧嘴唇，看我是否容易把它拉出来"	当患者企图吹气球时，把镜子放在鼻孔下。观察要点：鼻漏气或口漏气

Ⅶ.舌

用具	说明	方法及观察要点
无	1. "请伸出你的舌头"	评定舌外伸活动：a. 正常外伸或偏移；b. 正常或外伸缩短，如有舌肌萎缩、肿物或其他异常要做记录
无	3. "伸出舌，尽量快地从一侧向另一侧摆动（示范至少3秒），开始"	评定速度、运动状态和范围：a. 正常或速度减慢；b. 正常或范围受限；c. 灵活、笨拙、扭曲或张力障碍性运动
无	3. "伸出舌，舔嘴唇外侧及上下唇"（示范至少3秒）	观察要点：活动充分、困难或受限

Ⅷ.下颌（咀嚼肌）

用具	说明	方法及观察要点
无	"面对着我，慢慢地尽量大地张开嘴，然后像这样，慢慢地闭上（示范3次），准备，开始"	把一只手的示指、中指和无名指放在颞颌关节（TMJ），评定下颌的运动是否沿中线运动或有无异常的下颌运动 观察要点：a. 正常或异常的下颌下拉；b. 正常或偏移的下颌上抬及不自主的张力障碍性运动，TMJ弹响或异常突起

Ⅸ. 反射

用具	说明	方法及观察要点
细棉絮	1. 患者睁眼，被检测眼球向内上方注视	用细棉絮从旁边轻触侧角膜，引起眼睑急速闭合，刺激后闭合为直接角膜反射，同时对侧眼睑闭合为间接反射 a. 被检测消失，直接反射（＋）；对侧消失，间接反射（＋）；反射类型：一侧三叉神经疾患 b. 患侧直接反射（＋）；间接反射（－）；反射类型：一侧面神经麻痹
叩诊锤	2. "下颌放松，面向前方"	将左手拇指放在下颌齿裂上，右手持叩诊锤轻叩拇指，观察其反射有无及强弱程度，轻度咬肌收缩或明显收缩为阳性，无咬肌收缩为阴性
叩诊锤	3. "双眼睁开向前看"	用叩诊锤叩眼眶，两眼轻闭或紧闭为阳性；无闭眼为阴性，左右有差异要记录
长棉签	4. "仰起头，大张开口"	用长棉签轻触咽弓周围，呕吐反应为阳性，无呕吐反应为阴性
纱布块	5. "请伸出舌头"	用纱布握住舌体突然向前拉舌，突然后缩为阳性，无后缩为阴性
叩诊锤	6. "口部放松"	轻叩唇周，向同侧收缩为阳性，不收缩为阴性，注明左（L）、右（R）

（三）构音检查

构音检查是以普通话为基础，结合构音类似运动对患者的各个言语水平及异常的运动障碍进行系统评定，以发现异常构音。此检查不仅对训练具有较好的指导意义，而且对训练后的患者进行再评定，修改、制订治疗方案均有价值。

1. 房间及设施的要求

（1）房间内应安静，没有可能分散患者注意力的物品。

（2）光线充足，通风良好，应放置两把无扶手椅及一张训练桌。

（3）椅子高度以检查者与患者处于同一水平为宜。

（4）检查时，检查者和患者可以隔着训练台相对而坐，也可以让患者坐在训练台的正面，检查者坐在其侧面。

（5）为避免分散患者的注意力而影响训练，除非患者是年幼儿童，患者的家属或护理人员尽量不要在训练室内。

2. 检查用具　单词检查用图卡50张、记录表、压舌板、卫生纸、消毒纱布、吸管、录音机、鼻息镜。上述检查物品应放在一个清洁小手提箱内。

3. 检查范围及方法

（1）会话　通过询问患者的姓名、年龄、职业和发病情况等，观察患者是否可以发声、讲话，音量、音调变化是否清晰，有无气息声、粗糙声、鼻音化、震颤等。一般5分钟即可，需要录音。

（2）单词检查　此项由50个单词组成，根据单词的意思制成50张图片，将图片按照记录表中词的顺序排好或在背面注上单词的号码，检查时可以节省时间。

表中所有单词和文章等检查项目均用国际音标，记录也采用国际音标，除应用国际音标记录外，无法记录的要尽量描述。检查时首先向患者出示图片，患者根据图片的意思命名，如不能自述，采取复述引出。边检查边将检查结果记录在表上，对于正确、置换、省略、歪曲等的标记符号和标记方法如下，见表4-4。

表4-4　构音障碍的记录方法

表达方式	判断类型	标记
自述引出、无构音错误	正确	○（画在正确单词上）
自述、由其他音替代	置换	＿（画在错误音标上下）
自述、省略、漏掉音	省略	／（画在省略音标上）
自述、与目的的音相似	歪曲	△（画在歪曲音标上）
歪曲严重、难以判定说出的是哪个音	无法判断	×（画在无法分辨的音标下）
复述引出		（　）（画在患者复核出的词上）

注：如有其他异常要加相应标记，四声错误要在单词上面或角上注明。

（3）音节复述检查　此表是按照普通话发音方法设计，共计140个音节，均为常用或比较常用的音节。目的是患者复核时，在观察发音点的同时注意患者的异常构音运动，发现患者的构音特点及规律。方法为检查者说出一个音节，患者复述，标记方法同单词检查，同时把患者异常的构音运动记入构音操作栏，确定发音机制，以利于制订训练计划。

（4）文章水平检查　通过在限定连续的言语活动中，观察患者的音调、音量、韵律、呼吸运用。选用的是一首儿歌，患者有阅读能力的自己朗读，不能读的由复述引出。记录方法同前。

> 小鸡小鸡叽叽叽，爱吃小虫和小米。
>
> 小鸭小鸭嘎嘎嘎，扁扁嘴，大脚丫。
>
> 小青蛙，呱呱叫，专吃害虫护庄稼。
>
> 小肥猪，胖嘟嘟，吃饱饭，睡呼呼。

（5）构音类型运动检查　依据普通话的特点，选用有代表性的15个音的构音类似运动，如 [f]（f）、[p]（b）、[p']（p）、[m]（m）、[s]（s）、[t]（d）、[t']（t）、[n]（n）、[l]（l）、[k]（g）、[k']（k）、[x]（h）等。注：[f]示国际音标，（f）示汉语拼音。

方法：检查者示范，患者模仿，观察患者是否可以做出，在结果栏能与不能标出。此检查可发现患者构音异常的运动基础，对指导今后的训练有重要意义。

（6）结果分析　将前面的单词、音节、文章、构音运动检查发现的异常分别记录加以分析，并确定类型。共9个栏目，下面分别说明。

①错音：是指发什么音出现错误，如 [p]（b）、[p']（p）、[k]（g）。

②错音条件：在什么条件下发成错音，如词头以外或某些音结合时。

③错误条件：所发成的错音方式异常。

举例见表 4-5。

表 4-5　错音、错音条件、错音方式举例

错音	错音条件	错音方式
[k]	与 [a] 或 [o] 结合发音	[t]
[t]	词头以外	歪曲

④一贯性：包括发声方法和错法。

⑤发声方法：发音错误为一贯性的以 "＋" 表示，非一贯性也就是有时正确者以 "－" 表示。

⑥错法：错误方式与错音是一致的，以 "＋" 表示，各种各样的以 "－" 表示。

⑦被刺激性：以音节或音素形式进行提示，能纠正构音错误的为有刺激性，以 "＋" 表示；反之为无刺激性，以 "－" 表示。

⑧构音类似运动：可以完成以 "＋" 表示，不能完成以 "－" 表示。

⑨错误类型：依据目前所了解的构音异常，共总结出 26 种类型集中在方框内，经前面检查分析，依异常特点从中选一项或几项相符的类型填入结果分析表的错误类型栏内。

举例：[k] 发成 [t]，[k'] 发成 [t']，为齿龈化，置换；[s] 发成 [k]，为软腭化，置换。

（7）总结　把患者的构音障碍特点归纳分析，结合构音运动和训练观点进行总结，见表 4-6。

表 4-6　常见的构音异常

错误类型	举例	说明
1. 省略	布鞋（buxie）	物鞋（wuxie）
2. 置换	背心（beixin）	费心（feixin）
3. 歪曲	大蒜	类似 "大" 中 "d" 的声音，并不能确定为置换的声音
4. 口唇化		相当数量的辅音发成 "b、p、f" 的音
5. 齿背化		相当数量的音发成 "z、c、s"
6. 硬腭化		相当数量的音发成 "zh、ch、sh" 和 "j、q、x"
7. 齿龈化		相当数量的音发成 "d、t、n"
8. 送气音化	布鞋（buxie）	铺鞋（puxie）：将多数不送气音发成送气音
9. 不送气音	踏（ta）	大（da）：将多数送气音发成不送气音
10. 边音化		相当数量的音发成 "l" 的音
11. 鼻音化	怕（pa）	那（na）：将多数非鼻音发成鼻音
12. 无声音化		发音时部分或全部音只有构音器官的运动但无声音
13. 摩擦不充分 发（f）		摩擦不充分而不能形成清晰的摩擦音
14. 软腭化		将齿背音、前硬腭音等发成 g、k 的音

扫一扫，看课件

项目四　吞咽障碍

【学习目标】

1. 掌握：吞咽障碍的概念；不同部位吞咽障碍的临床表现；吞咽障碍的评定技术。

2. 熟悉：正常吞咽的解剖与生理特点。

3. 了解：吞咽障碍的常见病因；吞咽障碍的分类。

案例导入

某患者，男，43岁。2个月前出现右侧肢体乏力，讲话不清，进食缓慢，有时呛咳，咽喉部常有异物感觉。既往曾有右侧脑梗死，左侧肢体乏力1年，治疗后基本恢复正常。

头颅MRI检查示双侧额顶叶陈旧性梗死灶，双侧半球皮质下白质多发缺血性病灶，左侧更明显。脑干也可见小梗死灶。

吞咽评估结果：咀嚼力量不够、食团形成和运送困难，咽期启动慢，吞咽后右侧梨状窝有少量残留，评估中未见误吸。

问题：①患者属于哪一种类型的吞咽障碍？②该患者的吞咽障碍发生于哪几期？

一、正常吞咽

（一）吞咽

吞咽是人类最复杂的行为之一，是食物经咀嚼形成的食团经由口腔、咽和食管入胃的过程，需要包括口腔、咽、喉、食管等结构共同的参与和协调运动。吞咽又是一种复杂的反射活动，必须由特定的刺激才能引起，需要至少6对脑神经的调控。要更好地理解吞咽进而更准确地对患者进行评估和治疗，就必须熟悉吞咽的解剖和生理。

（二）吞咽过程分期与特点

正常人的吞咽运动可分为5个阶段：口腔前期、口腔准备期、口腔期、咽期和食管期。

1. **口腔前期**　口腔前期是患者通过视觉和嗅觉感知食物，用餐具或手指将食物送至口的过程。

2. **口腔准备期**　口腔准备期是摄入食物并在口腔内咀嚼形成食团的过程。在此过程中，张口，食物进入口腔之后，口唇闭合；舌感知食物的味道、温度和质地，并移动食物到上下牙列之间进行咀嚼，食物与唾液充分混合，最终形成食团；咀嚼过程中颞下颌关节由肌肉牵拉产生上下前后的运动，完成对食物的充分研磨；面颊部肌肉配合活动的运动挤压食物到正确位置；口腔后部的软腭与舌根相接，阻止食物提前进入咽腔。

这一时期可以随意控制，在任何时候都可以停止。食物进入口腔后，咽与喉处于静止状态，呼吸道开放且呼吸存在。

3. **口腔期**　口腔期是食团经口腔向咽运送的过程。此过程中，从食团被舌根推过腭咽弓即开始吞咽动作。舌根上抬与硬腭接触面扩大的同时向后挤压食团进入咽部；与此同时软腭开始提升并与向前突起的咽后壁相接，关闭鼻咽与口咽的间隙，形成鼻咽腔闭锁。此期时间短，一般少于 1~1.5 秒。

4. **咽部期**　咽部期是食团通过吞咽反射由咽部向食管运送的过程。在此过程中，软腭上抬和后缩完全闭锁鼻咽腔，阻止食物进行鼻腔；舌根下降和后缩与前突的咽后壁接触，关闭口咽腔，防止食物反流进入口中；舌根向后方压迫会厌向下封闭喉口，喉随咽上提且稍向前移使环咽肌开放，食管入口开放；咽缩肌规律地由上至下收缩，推动食团向下移动。

咽部期是吞咽的最关键时期，呼吸道必须闭合以防止食团进入呼吸系统。喉部闭合始于声带，继而延伸至喉前庭，可将漏入喉部的食物由喉前庭推至咽，预防误吸的发生。正常人单次吞咽呼吸道闭合时间为 0.3~0.5 秒。此期为非自主性活动，一旦启动，则不可逆。

5. **食管期**　食管期是指食团通过食管进入胃的过程。此期从环咽肌开放开始，由食管肌肉的顺序收缩实现推动食团向下运动，食管下段括约肌放松，食团进入胃。

二、吞咽障碍

从严格意义上说，吞咽障碍并不归属于言语障碍。但部分言语障碍的患者常会伴有吞咽障碍。言语治疗师也经常治疗吞咽障碍的患者，故在本教材中加入对吞咽障碍的介绍。

（一）吞咽障碍的定义

吞咽障碍（swallowing disorder/dysphagia）是指将食物经口转移到胃的生理功能发生障碍。本病并不包括食物进入口腔之前的转移障碍即摄食障碍（eating disorder，ED），也不包括食物到达胃部之后的转移障碍（如十二指肠漏）。

（二）吞咽障碍的分类

吞咽障碍根据其病因一般可分为 3 类，即病理性吞咽障碍、神经源性吞咽障碍和精神性吞咽障碍。

1.病理性吞咽障碍　是指吞咽器官或通道的结构出现了病理改变，主要发生在口腔、咽、喉、气管等部位的恶性肿瘤手术后，是由解剖结构异常引起的吞咽障碍。

2.神经源性吞咽障碍　是指因神经系统疾病引起的与吞咽功能相关的肌肉无力、不协调或运动不精确造成的吞咽障碍。中枢神经系统、周围神经系统、肌肉病变均可造成神经源性吞咽障碍。

3.精神性吞咽障碍　指患者无器质性病变，主要表现为害怕吞咽或拒绝吃东西的临床症状。诊断此类吞咽障碍必须首先排除器质性疾病后方可做出诊断。

（三）吞咽障碍的常见病因

1.神经系统疾病　如脑血管疾病、脑外伤、变性疾病（帕金森、阿尔茨海默病等）、神经肌肉接头处疾病（重症肌无力）、肌病等。

2.口腔、咽部病变　如肿瘤、肿瘤术后、急性扁桃体炎、扁桃体周围脓肿、急性会厌炎、咽后脓肿、咽喉结核等。

3.食管病变　如恶性肿瘤、食管炎、溃疡、食管裂孔疝、食管痉挛、食管括约肌特发性失弛缓症等。

4.颈部病变　如甲状腺肿、颈椎骨刺、半脱位等。

5.心理因素　如癔症。

三、吞咽障碍评定技术

（一）评定目的

1.筛查吞咽障碍是否存在。

2.提供吞咽障碍的病因和解剖生理变化的依据。

3.确定是否需要改变提供营养的手段。

4.确定患者有无误咽的危险因素。

5.为提供合适的康复治疗方案和制订合理的康复目标做准备。

（二）评定方法

1.摄食前一般评价

（1）基础疾病　把握不同基础疾病如脑损伤、肿瘤、重症肌无力等的发展阶段，有利于采取不同的康复手段。

（2）全身状态　注意有无发热、脱水、低营养、呼吸状态、体力、疾病稳定性等方面的问题，确认患者是否适合摄食。

（3）意识水平　用格拉斯哥昏迷评分法（Glasgow coma scale，GCS）等来评价意识状态，确认患者的意识水平是否可进行清醒进食。

（4）高级脑功能　观察语言功能、认知、行为、注意力、记忆力、情感及智力水平有无问题。

2. 吞咽功能评价

（1）口腔功能　仔细观察口部开合、口唇闭锁、舌部运动、有无流涎、软腭上抬、吞咽反射、呕吐反射、牙齿状态、口腔卫生、构音、发声、口腔内知觉、味觉、随意性咳嗽等。

（2）吞咽功能　不需要设备，在床边便可进行的测试有以下两种：

1）反复唾液吞咽测试　本评估法由才藤荣一在1996年提出，是一种评定吞咽反射能否诱导吞咽功能的方法。其内容是：受试者采取坐位，检查者将手指横置于患者甲状软骨上缘，要求受试者尽量快速反复做吞咽动作，喉结和舌骨随着吞咽运动越过手指，向前上方移动再复位。确认这种上下运动，观察在30秒内患者吞咽的次数和动度。高龄患者30秒内完成3次即可。对于患者因意识障碍或认知障碍不能听从指令的，反复唾液吞咽试验执行起来有一定的困难，这时可在口腔和咽部做按摩，观察吞咽的情况和吞咽启动需要的时间。结果判断：30秒内吞咽次数少于3次，或喉上抬的幅度小于2cm为异常。

2）饮水试验　本评估方法由洼田俊夫在1982年提出，主要通过饮水来筛查患者有无吞咽障碍及其程度，同时还能作为能否进行吞咽造影检查的筛选标准。观察过程为：先让受试者喝下一茶匙水，如无问题，嘱受试者取坐位，将30mL温水一口咽下，观察和记录患者饮水情况：①可一次喝完，无呛咳；②分两次以上喝完，无呛咳；③能一次喝完，但有呛咳；④分两次以上喝完，且有呛咳；⑤常常呛住，难以全部喝完。情况①，若5秒内喝完为正常，超过5秒则可疑有吞咽障碍；情况②也为可疑；情况③④⑤则确定有吞咽障碍。

3. 吞咽过程评价

（1）是否对食物认识障碍　给患者看食物，观察其有无反应；将食物触及其口唇，观察是否张口或有张口的意图。意识障碍的患者常有这方面的困难。

（2）是否入口障碍　三叉神经受损患者舌骨肌、二腹肌失支配致张口困难，食物不能送入口中；面神经受损时口轮匝肌失支配，不能闭唇，食物往口腔外流；鼻腔反流是腭咽功能不全或无力的伴随症状。

（3）进食所需时间及吞咽功能　正常的吞咽包括了一些要求肌肉精确控制的复杂的运动程序，这些运动快速产生，仅需要2~3秒把食物或液体从口腔送到胃中。吞咽困难时吞咽时间延长。

（4）送入咽部运动　主要表现为流涎，食物在患侧面颊堆积或嵌塞于硬腭，舌搅拌运动减弱或失调致使食物运送至咽部困难或不能。

（5）经咽部至食管障碍　主要表现为哽噎和呛咳，尤其是试图吞咽时尤为明显。其他症状包括鼻腔反流、误吸、气喘、每口食物需要吞咽数次、吞咽反射启动延迟、咽喉感觉减退或丧失、食物残留在梨状窝、声音嘶哑或"湿音"、构音障碍、呕吐反射减退或消失、痰增多。声音嘶哑、"湿音"常提示误吸的可能。

4. 辅助性检查 为正常评价吞咽功能，了解是否有误咽的可能及误咽发生的时期，可采用录像吞咽造影、内镜、超声波、吞咽压检查等手段。

其中录像吞咽造影法（video fluoroscopic swallowing study，VFSS）是目前公认最全面、最可靠的吞咽功能检查方法，被认为是吞咽障碍检查的"理想方法"和"金标准"。

此方法是在放射科医师和语言治疗师的共同指导下，在 X 线透视下观察患者吞咽由钡剂包裹的不同黏度的食团的情况。这种检查方法不仅能对整个吞咽过程进行详细的评估和分析，发现吞咽障碍的结构性或功能性异常的病因、部位、程度和代偿情况及有无误吸或误咽等，还可以指导患者在不同姿势下进食，以观察何种姿势更适合患者。当患者出现吞咽障碍，则随时给予辅助手段或指导患者使用合适的代偿性手段完成吞咽。它对研究吞咽障碍的机制和原因具有重要价值，为临床诊断所必需，并可为选择有效治疗措施和观察治疗效果提供依据。

考纲摘要

1. 言语和语言的概念、语言的特征。
2. 语言形成的解剖生理学基础。
3. 常见的言语 – 语言障碍。
4. 失语症的基本概念。
5. 失语症的分类与表现。
6. 失语症的评定方法及注意事项。
7. 构音障碍的定义。
8. 构音障碍的分类及病因。
9. 构音障碍的评定方法。
10. 吞咽的分期与特点。
11. 吞咽障碍的分类与病因。
12. 吞咽障碍的评定技术。

复习思考

一、选择题

（一）单项选择题

1. 下列哪项不属于发声器官（　　　）

A. 舌　　　　　B. 唇　　　　　C. 咽　　　　　D. 硬腭　　　　　E. 软腭

2. 下列叙述哪项不属于语言的特征（　　　）

A. 建立在条件反射基础上的复杂的高级信号活动过程，包括文字、视觉信号、书面、表情、手势

B. 是口语、书面语、肢体语言等交流符号的集合系统

C. 包括口语表达、口语理解、阅读理解和书写表达 4 种形式

D. 是人类在长期的生活与劳动中形成的约定俗成的符号系统

E. 是人们说话和表达的能力

3. 最小的语音单位是下列哪项（　　　）

A. 音节　　　　B. 音素　　　　C. 音频　　　　D. 音质　　　　E. 音量

4. 咬字不清、说话模糊或发单音有困难，模仿语言发音不如自发语言应为（　　　）

A. 刻板语言　　　　　　　B. 错语　　　　　　　C. 发音障碍

D. 找词困难　　　　　　　E. 说话费力

5. 只能说几个固定的词或短语，如"妈妈""八"，有时会发出无意义的声音为（　　　）

A. 刻板语言　　　　　　　B. 错语　　　　　　　C. 发音障碍

D. 找词困难　　　　　　　E. 说话费力

6. Broca 失语的病灶部位在（　　　）

A. 额中回后部　　　　　　B. 额下回后部　　　　　C. 颞中回后部

D. 颞上回后部　　　　　　E. 颞下回后部

7. 检查者问患者"你今天好吗？"，患者会立即回答"你今天好吗？"，这种现象被称为（　　　）

A. 杂乱语　　　　　　　　B. 模仿语言　　　　　　C. 错语

D. 刻板语言　　　　　　　E. 说话费力

8. 构音障碍的评定不包括下面哪一项（　　　）

A. 会话　　　　　　　　　B. 单词评定　　　　　　C. 音节复述评定

D. 文章水平评定　　　　　E. 语法评定

9. 下列哪一项不属于人类的构音器官（　　　）

    A. 鼻　　　　　B. 舌　　　　　C. 心脏　　　　D. 声带　　　　E. 喉

10. 构音检查记录方法中○代表（　　　）

    A. 正确　　　B. 置换　　　C. 省略　　　D. 歪曲　　　E. 复述引出

11. 引起吞咽障碍的病因不包括哪一项：

    A. 神经系统疾病　　　　　　B. 抑郁症　　　　　　C. 癔症

    D. 食管病变　　　　　　　　E. 颈部病变

12. 吞咽障碍评定的目的不包括下列哪一项（　　　）

    A. 筛查吞咽障碍是否存在　　　B. 提供吞咽障碍的病因和解剖生理变化的依据

    C. 改善气管功能　　　　　　　D. 确定是否需要改变提供营养的手段

    E. 为提供合适的康复治疗方案和制订合理的康复目标做准备

（二）多项选择题

1. 言语的概念是（　　　）

    A. 一种符号

    B. 人类社会约定俗成的

    C. 只与声音有关

    D. 声音语言形成的机械过程，与神经和肌肉相关

    E. 以意愿的形成和转化为语言的符号为特征（语言的形成），同时也包括了由声音符号转化为内容的理解（语言的感知）

2. 言语障碍的种类主要有（　　　）

    A. 发音障碍　　　　　　B. 构音障碍　　　　　C. 口吃

    D. 语言发展迟缓　　　　E. 耳聋

3. 语言产生的生理系统不包括（　　　）

    A. 呼吸系统　　　　　　B. 生殖系统　　　　　C. 发声系统

    D. 构音系统　　　　　　E. 神经系统

4. 下面哪些项是鉴别常见失语症的要点（　　　）

    A. 听理解　　　　　　　B. 复述　　　　　　　C. 阅读

    D. 病灶部位　　　　　　E. 言语的流畅性

5. 下面哪些项属于失语症的主要症状（　　　）

    A. 听力障碍　　　　　　B. 口语表达障碍　　　C. 听觉理解障碍

    D. 阅读障碍　　　　　　E. 书写障碍

6. 构音障碍的临床表现包括下面哪些项（　　　）

    A. 发声困难　　　　　　B. 发音不准　　　　　C. 咬字不清

D. 听理解障碍　　　　　　　　E. 音调异常

7. 关于功能性构音障碍下列描述正确的是（　　　）

A. 功能性构音障碍是言语发育过程中的正常理解，无须治疗

B. 功能性构音障碍的构音器官形态无异常，无腭裂、错位咬和严重的舌系带短缩

C. 功能性构音障碍的构音器官运动功能无异常，无脑瘫，无先天性软腭麻痹

D. 功能性构音障碍的听力正常，但要注意轻度至中度听力障碍、高频突发性聋，如高频区辅音的听力障碍往往会出现发音异常。要注意排除这些原因

E. 如儿童未达到 4 岁而出现构音错误，且无其他病因时，可认为是发育过程中未成熟的发音。暂不诊断为功能性构音障碍。

8. 下列哪些项属于构音障碍的分类（　　　）

A. 运动性构音障碍　　　　　　B. 器质性构音障碍　　　　C. 功能性构音障碍

D. 听力型构音障碍　　　　　　E. 混合型构音障碍

9. 下列饮水试验的结果，哪些属于存在吞咽障碍或怀疑有吞咽障碍的情况（　　　）

A. 可 5 秒内一次喝完 30mL 水，无呛咳

B. 分两次以上喝完 30mL 水，无呛咳

C. 能一次喝完 30mL 水，但有呛咳

D. 分两次以上喝完 30mL 水，有呛咳

E. 常常呛住，难以全部喝完 30mL 水

10. 吞咽过程的分期包括下列哪几项（　　　）

A. 口腔准备期　　　　　　　　B. 口腔期　　　　　　　　C. 咽期

D. 消化道期　　　　　　　　　E. 食管期

二、简答题

1. 语言的基本特征是什么？

2. 言语障碍的种类主要有哪些？

3. 什么是失语症？引起失语症的原因主要有哪些？

4. 失语症的分类是什么？

5. 失语症都有哪些评定方法？

6. 什么是构音障碍？

7. 构音障碍的分类主要有哪些？

8. 引起吞咽障碍的常见疾病有哪些？

9. 吞咽障碍评定的目的是什么？

10. 正常吞咽过程都有哪几个阶段？

扫一扫，知答案

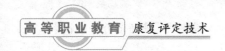

模块五

神经肌肉电生理评定技术

扫一扫，看课件

项目一 神经肌肉电生理概述

【学习目标】
1. 掌握：神经肌肉电生理评定的相关概念。
2. 熟悉：神经电生理检查的基本要求。

神经肌肉电生理评定包含周围神经和中枢神经的检查评定，包括肌电图检查、神经传导测定、诱发电位检查等评定方法，是康复评定的重要内容和手段之一，对神经和肌肉病变的诊断与评估起着非常重要的作用。

一、神经肌肉电生理特性

1. 静息电位（resting potential，RP） 静息电位是指细胞未受刺激时，存在于细胞膜内、外两侧的电位差。由于这一电位差存在于安静细胞膜的两侧，故亦称为跨膜静息电位，简称膜电位。静息电位是一种稳定的直流电位，各种细胞的数值不同，人类骨骼肌细胞为 –90mV（即膜内比膜外电位低 90mv），红细胞为 –10mV。静息电位都表现为膜内比膜外电位低，即膜内带负电而膜外带正电。这种内负外正的状态，称为极化状态。静息电位的产生与细胞膜内、外离子的分布和运动有关。安静状态下细胞膜对 K^+ 通透性大，K^+ 顺浓度差向膜外扩散，膜内的蛋白质负离子不能通过膜而被阻止在膜内，结果引起膜外正电荷增多、电位变正，膜内负电荷相对增多、电位变负，产生膜内、外电位差。这个电位差阻止 K^+ 进一步外流，当促使 K^+ 外流浓度差和阻止 K^+ 外流的电位差这两种相互对抗的力量相等时，K^+ 外流停止。膜内、外电位差便维持在一个稳定的状态。

2. 动作电位 在静息电位的基础上，细胞受到一个适当的刺激，其膜电位发生迅速、一过性的极性倒转和复原，这种膜电位的波动称为动作电位（action potential，AP）。动作电位上升支主要由 Na^+ 内流形成，接近于 Na^+ 的电－化学平衡电位。在不同的膜电位水平或动作电位发生过程中，Na^+ 通道呈现 3 种基本功能状态：①备用状态；即通道呈关闭状态，但对刺激可发生反应而迅速开放；②激活状态：此时通道开放，离子可经通道进行跨膜扩散；③失活状态：表现为通道关闭，即使再强的刺激也不能使通道开放，离子不能通过。细胞在静息状态即未接受刺激时，通道处于备用状态，当刺激作用时，通道被激活而开放。

3. 容积传导　神经传导或针电极肌电图记录电极所记录到的电位都是细胞内电位经过细胞外体液和周围组织传导过来的，这种传导方式称之为容积传导（volume conduction）。根据电位发生源和记录电极之间的距离，将容积传导电位分为近场电位和远场电位，神经传导和肌电图记录的均为近场电位，诱发电位记录的是远场电位。

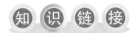

细胞动作电位的共同特征

1. 有"全或无"特性　动作电位是由刺激引起细胞产生的去极化过程，而且刺激必须达到一定强度，使去极化达到一定程度，才能引发动作电位。对于同一类型的单细胞来说，一旦产生动作电位，其形状和幅度将保持不变，即使增加刺激强度，动作电位幅度也不再增加，即动作电位要么不产生，要产生就是最大幅度。

2. 具有不衰减传导特性　动作电位产生后不会局限于受刺激的部位，而是迅速沿细胞膜向周围扩布，直到整个细胞都依次产生相同的电位变化。在此传导过程中，动作电位的波形和幅度始终保持不变。

3. 具有不应期　细胞在发生一次兴奋后，其兴奋性会出现一系列变化，包括绝对不应期、相对不应期、超常期和低常期。

二、神经肌肉电生理检查的注意事项

1. 环境要求噪声低，光线柔和，安静舒适，室温最好保持在 28~30℃，避免评定对象紧张或焦虑。

2. 房间要远离电源，肌电图电源插座一般应独立。

3. 在肌肉电生理检查前，评定者要充分了解评定对象的病史，进行有针对性的神经系统体格检查，密切结合临床，以确定应做哪些项目的检查，要检查哪些神经和肌肉；要向评定对象解释检查的过程、目的，有无疼痛，需要做哪些配合，并指导评定对象充分放松，充分暴露所要检查的肢体。

4. 让评定对象的肢体温度维持在32℃以上，以免影响检查结果的准确性。

5. 神经肌肉电生理检查是一项实践性强、技术要求严格的检查，其结果的准确性将直接影到最后的诊断，因此操作应该严格、规范。

扫一扫，看课件

项目二　肌电图检查

【学习目标】

掌握：正常肌电图和异常肌电图。

案例导入

某患者，男，7岁。右臀部肌注青霉素后，右足下垂1个月。查体：跛行，右胫骨前肌肌力0级。推测肌电图检查可能出现的典型表现为运动单位电位延长。

问题：①患者存在的问题是什么？②如何对患者进行评定？

一、肌电图概述

狭义的肌电图是指以同心圆针插入肌肉中收集针电极附近一组肌纤维的动作电位，以及在插入过程中肌肉处于静息状态下肌肉做不同程度随意收缩时的电活动。如果收集到的是单根肌纤维的电位，则称为单纤维肌电图。如果要研究整个运动单位的电活动，则可应用巨肌电图；如果研究一个肌群的电活动，可应用表面肌电图。广义肌电图还包括神经传导，神经重复电刺激等有关周围神经、神经肌肉接头和肌肉疾病的电诊断学。

（一）肌电图检查的目的

肌电图可以反映运动系统不同环节的损害，包括上运动神经元（皮质和髓质）、下运动神经元（前角细胞和脊髓轴索）、神经肌肉接头和肌肉。

肌电图可看作是临床体格检查的延伸。通过肌电图可以了解：①肌肉病变是神经源性还是肌源性损害；②神经源性损害的部位（前角、根、丛、干、末梢）；③病变是活动性还是静息性的；④神经的再生能力。另外，肌电图检查也可提供肌强直及其分类的诊断和鉴别诊断依据。

（二）肌电图检查的注意事项

1. 肌电图是一种有创检查，会引起评定对象不适，检查前一定要与评定对象协商好，以求得评定对象的配合。

2. 有出血倾向者，应避免采用针极测定，神经肌肉电生理可用表面电极测定神经传导速度。

3. 易患反复性、系统性感染者不应使用针极测定。

4. 严重冠心病患者不宜使用针极测定，疼痛可引起心脏病复发。

5. 对轻微患者做针极测定前要向其解释清楚，随时观察其感受，如有心慌等不适感觉，应立即停止检查。

6. 由于插针和移动针电极过程中可导致肌肉损伤，因此肌电图检查后最好不要在同一部位进行肌肉活检。

7. 肌电图检查会使磷酸肌酸激酶（CPK）有所升高，若检查血肌酶谱应在测定之前进行。

二、正常肌电图

对骨骼肌的针电极肌电图检测，一般分4个步骤来观察：①插入电活动：观察记录针插肌肉时所引起的电位变化；②放松时：观察肌肉在完全放松时是否有异常自发电活动；③轻收缩时：观察运动单位电位时限、波幅、位相和发放频率；④大力收缩时：观察运动单位电位募集类型。

（一）插入电活动

1. 插入电位 是指针电极进入肌肉的一瞬间，或针在肌肉中移动时机械刺激肌纤维所产生的一种电活动。表现为暴发性、成组出现、重复发放的高频棘波，持续时间平均为几百ms，从扬声器中可听到清脆的阵声。正常的插入电位持续短暂，多在针停止移动后持续时间超过300ms（图5-1）。

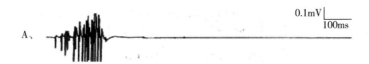

图5-1 插入电活动

2. 终板噪声 针电极插入肌肉运动终板附近时，可出现不规则电位，波幅10~40μV，发放频率为每秒20~40Hz，并听到海啸样声音为终板噪声。患者诉说进针处疼痛，将针稍退出疼痛消失（图5-2）。

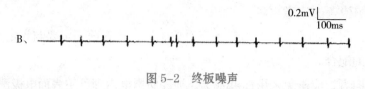

$$\begin{array}{c} 0.2\text{mV} \\ \overline{\qquad} \\ 100\text{ms} \end{array}$$

B、

图 5-2 终板噪声

（二）电静息

肌肉完全放松时，不出现肌电活动，示波器上呈一条平线。

（三）轻收缩时肌电图

肌肉轻收缩时可记录到运动单位电位。运动单位电位是指正常肌肉随意收缩时出现的动作电位，它不是来自肌肉的单根纤维，而是来自一个运动单位成组肌纤维发放出来的电位。由于运动单位本身结构、空间排列和兴奋程序不同，可记录到不同形状、时限及不同波动单位。

运动单位的分析主要有 3 个参数，即时限、波幅、位相。

1. 运动单位电位时限 运动单位电位时限是指运动单位电位变化的总时间，即白第一个相偏离基线开始，至最后一个相回归基线为止。它反映了一个运动单位里不同肌纤维同步兴奋的程度。不同部位肌肉和不同年龄的运动单位时限差别很大，一般为 4~13ms，不超过 15ms（图 5-3）。

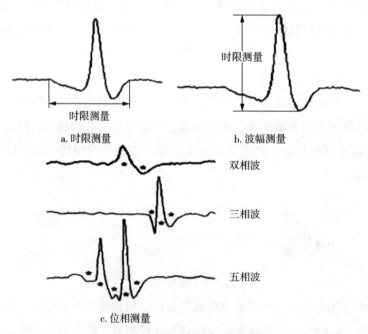

图 5-3 时限、波幅、位相测量

2. 运动单位电位波幅 波幅代表肌纤维兴奋时所产生的电位幅度的总和。一般取峰 - 峰电压值计算波幅，即最大负峰和最大正峰之间的电位差，单位为 mV。运动单位运动的波幅变异甚大，主要取决于电极与运动单位的距离即活动纤维的密度，正常情况下，一般不超过 4mV（图 5-3）。

3.运动单位位相　运动单位位相测量是检测运动单位不同肌纤维放电的同步性。测量运动单位的位相时，一般是由电位跨越基线次数再加一而得到。正常的运动单位电位为双相或三相，四相及以上电位称多相电位，正常占 5%~10%，但不同的肌肉差异较大（图 5-3）。

（四）运动单位电位募集和发放类型

肌肉收缩时因用力不同，参加收缩的运动单位数目和放电频率也随之不同，因此会出现不同形状的波形（图 5-4）。

1.单纯相　轻度用力收缩时，只有几个运动单位参加，肌电图上表现为孤立的单个电位。

2.混合相　中度用力收缩时，募集的运动单位增多，有些运动单位电位互相密集不可区分，有些区域仍可见到单个运动单位电位。

3.干扰相　最大用力收缩时，肌纤维募集更多，放电频率增高，致使运动单位电位重叠在一起无法分辨单个电位。

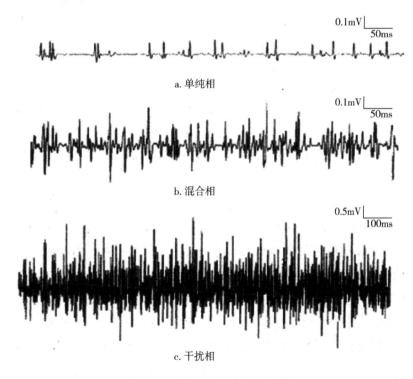

a. 单纯相

b. 混合相

c. 干扰相

图 5-4　单纯相、混合相、干扰相

有时用力程度不同，放电波形不完全与上述波形一致，可出现上述波形的各种形式，如介于两型之间称为单纯－混合相或混合－干扰相。

三、异常肌电图

（一）插入电活动

1. 插入电位改变　常见的有插入电位延长，即针电极插入时电活动持续时间超过300ms，其延长的电活动可以以正锐波、肌强直电位、复杂重复放电的方式出现。插入电位延长多见于神经源性疾病，在多发性肌炎也可见到。但肌肉纤维化后或严重肌萎缩时，插入电位可减少或消失。

2. 插入性正锐波　在插入电位后出现连贯的正锐波，有时可以持续几秒，甚至达几分钟。其频率在 3~30 次 / 秒之间。这种紧随插入电位后出现的正锐波在神经受损 10~14 天后出现。在慢性失神经肌肉及多发性肌炎急性期，进展严重，大量肌纤维坏死时也会出现。

（二）肌强直放电

肌强直是指在自主收缩之后或是在受到电或机械刺激之后肌肉的不自主强直收缩。肌电图上出现针电极插入或动针时瞬间激发的高频放电，可以是正锐波样或纤颤电位样放电，波幅和频率变化较大，波幅可时大时小，电位可突然出现或突然消失，称为肌强直放电（图 5-5）。检查时，可以听到典型的飞机俯冲样声音。这种现象多见于肌强直性疾病和少数神经源性损害和肌源性损害病变。

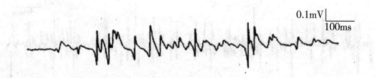

0.1mV
100ms

图 5-5　肌强直放电

（三）自发性电位

1. 纤颤电位　纤颤电位是指当肌肉放松时肌纤维自发收缩产生的电位。其特点是一种起始为正而后为负相波的双相波，时限为 1~5ms，波幅为 20~200μV，发放频率比较规则，多为 0.5~10Hz，有时高达 30Hz（图 5-6a）。在扩音器上同时听到清脆的、有如破碎的声音。一块肌肉上出现两处以上的纤颤电位，可考虑是病理性的。出现纤颤电位首先想到下运动神经元损害，但也可见于肌营养不良、肌炎、肌纤维破坏、低钾或高钾血症等。

2. 正锐波　正锐波是一个起始部位正相，继之伴随出现一个时限较宽、波幅较低的负相波。它可以伴随插入电位出现，也可以自发发放，其波幅变化范围较大，从

10~100μV，有时可达 3mV。同纤颤电位一样，它的发放频率比较规则，介于每秒 0.5~10Hz，有时达 30Hz（图 5-6b）。在肌电图检查时，可发出比较钝的爆米花声。正锐波出现的意义与纤颤电位相同。

3. 束颤电位 束颤电位是指一个运动单位里全部或部分肌纤维的不随意自发放电，频率低，常为 2~3Hz，节律不规则（图 5-6c）。束颤电位的出现常见于前角细胞病变，但 10% 的正常人可出现良性束颤电位，所以束颤电位要与纤颤电位、正锐波同时存在时才有病理意义。

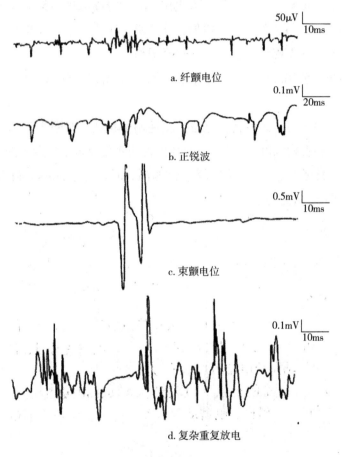

图 5-6 自发电位

4. 肌纤维颤搐 肌纤维颤搐是复合的重复发放，在临床检查时可见皮肤下面的肌肉蠕动。相同运动单位的冲动，是以 0.1~10 秒的间隔、规律性暴发出现，伴有 2~10 个棘波的发放、频率为 30~40 次 / 秒。多见于面部肌肉，如脑干胶质瘤和多发性硬化患者，也可见于慢性周围神经病。

5. 复杂重复放电 又叫肌强直样放电或怪样放电，是一组失神经纤维的循环放电。表现为突发突止，电位波幅为 50μV~1mV，时限为 50~100ms，频率为 5~100Hz，重复发放，每次发放形态基本一致（图 5-6d），并且会出现持续的像机关枪样的声音。可以在神经源性损害或肌源性损害中出现，但通常它的出现多提示病变进入慢性过程。

（四）运动单位电位

一个运动单位电位可分为波幅、时限、上升时间、多项波百分比、稳定性和范围等不同指标。在神经肌肉疾病中，这些指标有不同的表现。通过观察各指标的异常，可分辨出肌源性和下神经元性病损。

1. 运动单位的时限和波幅改变

（1）时限延长、波幅增高　又称巨大电位，见于脊髓前角细胞病变和陈旧性周围神经损伤，提示神经再生时新生轴突分支增加，导致所支配的肌纤维增多（图 5-7a）。

（2）时限延长、波幅降低　见于周围神经损伤。

（3）时限缩短、波幅降低　又称小电位，见于肌源性损害的病变（图 5-7b）。

2. 多相电位数量增多

（1）短棘波多相电位　又称新生电位，呈毛刷子状波，时限小于 3ms，波幅不等，多为 300~500μV。短棘波多相电位见于肌源性损害的病变及再生早期（图 5-7c）。

（2）群多相　又称复合电位，位相多，波幅高，时限可达 30ms。群多相出现的意义与巨大电位相同（图 5-7d）。

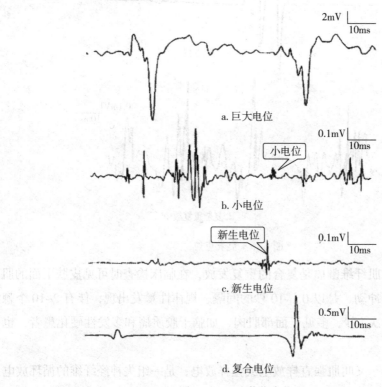

2mV
10ms

a. 巨大电位

0.1mV
10ms

小电位

b. 小电位

新生电位

0.1mV
10ms

c. 新生电位

0.5mV
10ms

d. 复合电位

图 5-7　运动单位电位

（五）募集型

1. **募集减少**　在大力收缩时，可以很清楚地看到每个单个运动单位电位，即募集相减少或称单纯相（图 5-8a）。这是由于发放电位的运动单位数量减少，而仅有很少一部分具有功能的运动单位参与发放电位。募集减少多见于神经源性损害的病变。

2. **早期募集现象**　轻收缩即可出现由短时限、低波幅运动单位电位组成的相互重叠的募集现象，称为早期募集现象或病理干扰相（图 5-8b）。这是由于运动单位肌纤维数量减少，参与放电的运动单位数量增多所致。早期募集现象多见于肌源性损害的病变。

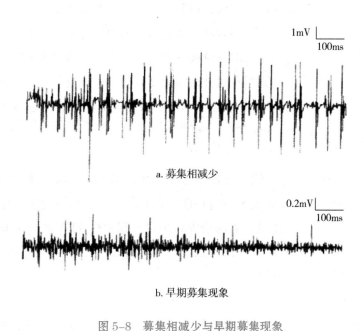

a. 募集相减少

b. 早期募集现象

图 5-8　募集相减少与早期募集现象

项目三　神经传导检测

扫一扫，看课件

【学习目标】

　　掌握：神经传导检查的评定方法。

　　神经传导检测是借助神经受电刺激后能产生兴奋性及传导性的原理，应用脉冲电流刺激运动或感觉神经，记录激发电位，计算冲动在某一段神经的传导速度。以此来判定神经传导功能，协助诊断周围神经病变的存在及发生部位。

一、神经传导检测的技术要求

（一）刺激电极

对于神经的刺激，可用表面电极，也可用针电极。刺激电极由阴极（负极）和阳极（正极）组成。电流在它们之间流动时，阴极下的负电荷使神经去极化，阳极则使神经超级化。在两极都置于神经干上用电刺激时，应使阴极更接近要刺激的神经，以免阳极阻滞扩展的神经冲动。测量距离时应测量阴极而不是阳极到记录点的距离。

（二）刺激器的种类

刺激器有很多种，一般应用的是双极，即阴、阳两极，两者相距 2~3cm。有的刺激器上有刺激强度调节器。也可以用单极刺激器，就是用小的阴极置于神经干上，而用大的阳极置于他处。用针电极刺激时，可以用一单极针刺入皮下接近要刺激的神经，另一针极则刺入附近的皮下。目前使用的刺激器有两种，即恒压刺激器和恒流刺激器，这两种刺激器都在临床中应用，但恒流刺激器能更准确地掌握刺激的电流量，能动态地评价刺激强度水平。

（三）刺激强度和持续时间

刺激电流输出一般为脉冲方波，时限不等，在 0.05~0.1ms 之间。通常表面刺激方波时限 0.1ms、电压 100~300V 或电流 5~40mA 的强度就完全可以兴奋健康神经。在测定有病变的神经时，由于其兴奋性降低，有时最大输出量要到 400~500V 或 60~70mA。用上述强度范围内的电刺激对一般患者不会有特殊危险。安置了心脏起搏器或使用心脏导管的患者，最好禁止采用电刺激测定方法。

（四）刺激伪迹

控制好刺激伪迹的产生是神经传导检测主要的技术问题。良好的刺激隔离器可以减少过多的刺激伪迹，不仅可以消除放大器过载，而且可以保护患者免于意外漏电所致的危险。高频刺激器对刺激波形改变小，且可以减小刺激所需的强度。此外，用乙醇棉球擦拭局部或用导电膏擦拭局部，也会减少刺激伪迹的发生。

二、运动神经传导测定

（一）测定和计算方法

1. 测定方法　通过对神经干上远、近两点超强刺激后，在该神经所支配的远端肌肉上可以记录各刺激点的诱发电位。

2. 计算方法　由不同点施以刺激到出现诱发电位的时间称为潜伏期（latence，LAT）。两个刺激点的潜伏期之差称为传导时间。再从人体测两点间距离，代入下列公式，即为传导速度。

运动神经传导速度（MNCV）＝两刺激点间距离（mm）/该段神经传导时间（ms）（单位：m/s）

以尺神经为例：记录电极为小指展肌，在尺神经腕部刺激，复合肌肉动作电位（CMAP）潜伏期为2.8ms，肘部刺激，CMAP潜伏期为6.9ms，测出两刺激点距离为220mm，则尺神经由腕至肘的运动神经传导速度为220/（6.9 － 2.8）＝53.7m/s（图5-9）。

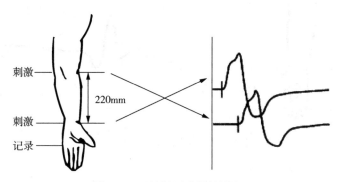

图5-9　尺神经运动传导测定1

（二）不同类型异常的特点

1. 在病灶近端刺激，波幅明显下降而潜伏期正常或接近正常。发生于损害的早期，常见于部分神经损伤或轴索断伤早期。

2. 在病变部位以上刺激时，传导减慢而波幅相对正常。提示有大多数神经纤维节段性脱髓鞘改变。

3. 如果绝大多数神经纤维都不能通过病灶进行传导，就没有神经兴奋反应。此时应鉴别是神经失用还是神经完全断伤。

三、感觉神经传导测定

（一）测定和计算方法

1. 测定方法

（1）顺向法　在神经远端刺激，而在近端记录神经的感觉电位。

（2）逆向法　在近端刺激神经干，而在远端记录神经的感觉电位。感觉电位一般很小，因此要求仪器有高增益、低噪声的性能，并采用叠加平均技术，临床比较常用。

2. 计算方法　感觉神经传导速度可以直接由刺激点到记录点之间的距离和潜伏期来计算。

感觉神经传导速度＝刺激与记录点间的距离（mm）/诱发电位的潜伏期（ms）（单位：m/s）

以尺神经为例：刺激小指，至腕部尺神经记录的感觉神经动作电位（SNAP）潜伏期为 2.0ms，测量刺激点与记录点间 115mm，则尺神经小指至腕的感觉神经传导速度为 115/2.0 = 57.5m/s（图 5-10）。

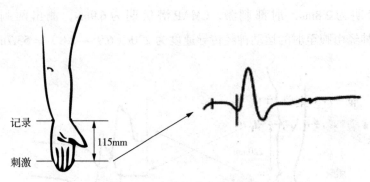

记录

刺激

115mm

图 5-10 尺神经感觉传导测定 1

（二）不同类型异常的特点

上述运动传导的 3 种异常在感觉神经传导速度分析中也是适用的。明显的传导减慢有利于脱髓鞘病的诊断，而在轴索断伤时波幅明显下降，感觉神经的退行性变只在后根结节以下损伤时出现。因此，周围神经的感觉动作电位正常与否也可作为神经根、神经丛和周围神经受损的鉴别要点。

四、常用的神经传导速度测定

1. 正中神经　正中神经比较表浅。运动神经传导测定时，多在肘部和腕部刺激，在拇短展肌记录，腕部刺激点阴极距记录电极约 5cm，地线置于腕背上（图 5-11）。逆向法感觉神经传导测定时，将环状电极作为记录电极放在中指或示指，刺激电极在腕部正中神经上距离记录约 13cm，阴极朝向记录电极（图 5-12）。

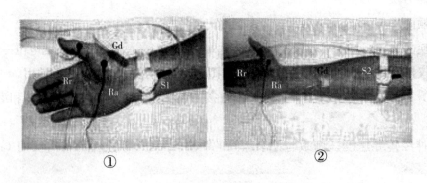

① ②

图 5-11 正中神经运动传导测定

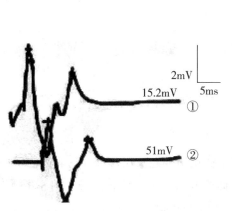

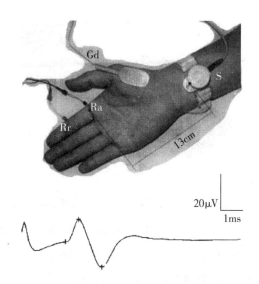

图 5-11 正中神经运动传导测定（续）　　　　图 5-12 正中神经感觉传导测定

2.尺神经　尺神经干也比较表浅，肘段尤其明显。一般在尺神经运动传导测定时，肘关节屈曲90°检查较准确。常用刺激点有肘上、肘下和腕部，在小指展肌记录，腕部刺激点阴极距记录电极约 5cm，地线置于腕背上（图 5-13）。逆向法感觉神经传导测定时，将环状电极放在小指上，刺激电极在腕部尺神经上，距离记录电极约 11cm，阴极朝向记录电极（图 5-14）。

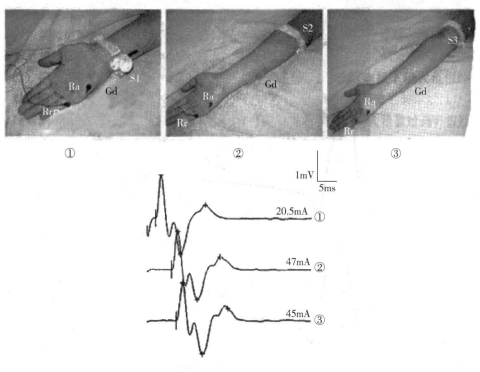

图 5-13 尺神经运动传导测定 2

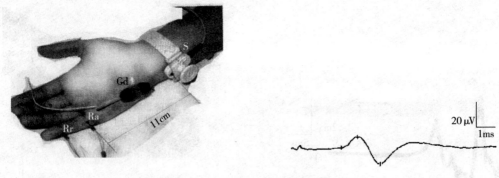

图 5-14 尺神经感觉传导测定 2

3.桡神经　基于桡神经的解剖特点，桡神经不像正中神经及尺神经容易刺激。常用刺激点有 Erb 点、桡神经沟处及肘部，通常在指总伸肌或示指固有伸肌记录（图 5-15）。逆向法感觉神经传导测定时，记录电极放在手背拇指和示指形成的 V 字形底部上，刺激电极在手背上，距离记录电极约 10cm，阴极朝向记录电极（图 5-16）。

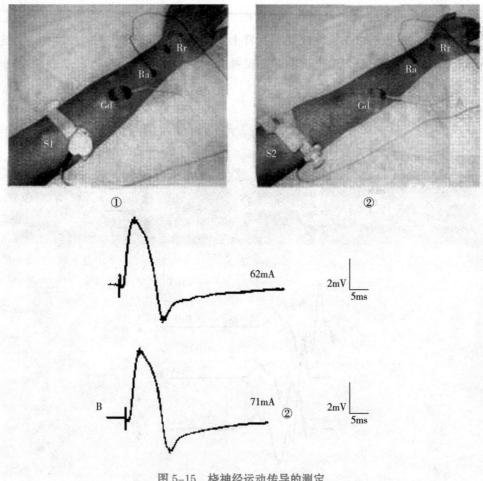

图 5-15　桡神经运动传导的测定

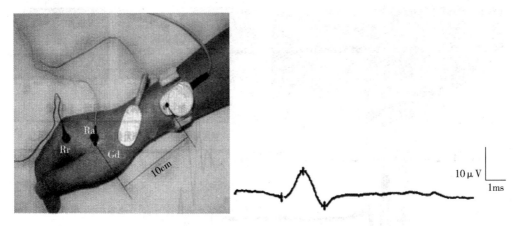

图 5-16　桡神经感觉传导的测定

4.腓总神经　常用的刺激点在腓总神经腓骨小头下及踝背，在趾短伸肌记录，踝背刺激点阴极通常距离记录点约 7cm（图 5-17）。

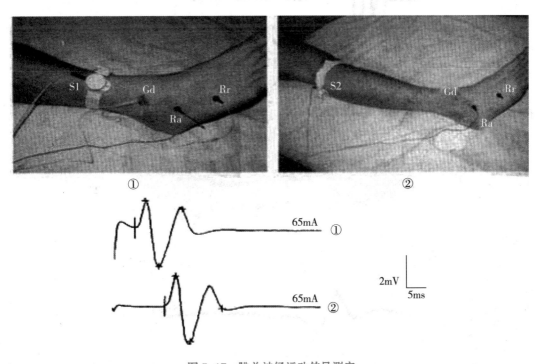

图 5-17　腓总神经运动传导测定

5.胫神经　刺激点在腘窝和内踝，在拇短展肌记录，内踝刺激点阴极通常距离记录点约 9cm（图 5-18），腘窝处刺激强度要大。

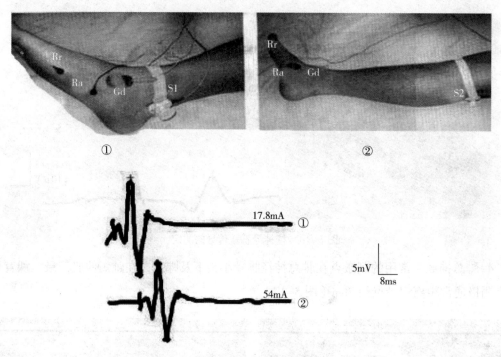

图 5-18　胫神经运动传导测定

6.腓肠神经　腓肠神经属于感觉神经，逆向法检查时记录点在外踝下方稍后，刺激点在小腿后，距离记录电极 15cm 处，阴极朝向记录电极（图 5-19）。

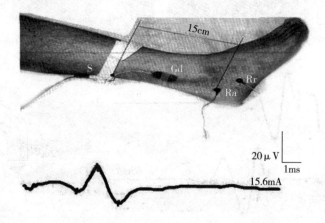

图 5-19　腓肠神经感觉传导的测定

项目四　表面肌电图

扫一扫，看课件

【学习目标】

了解：表面肌电图的测量方法及临床应用。

一、表面肌电图概述

表面肌电图（surface electromyography，sEMG）是指神经肌肉系统在完成各种随意性和非随意性活动时产生的生物电变化，经表面电极引导、放大、记录和显示所获得的一维电压时间序列信号图形（图5-20）。表面电极可直接置于皮肤表面，使用方便，可用于测试较大范围的肌电信号，并且提供了安全、简便、无创、无痛的客观指标。目前，表面肌电评测技术已经在临床疾病的诊断、肌肉力量的评定、肌肉疲劳程度的判断和假肢的控制等方面得到广泛的应用。

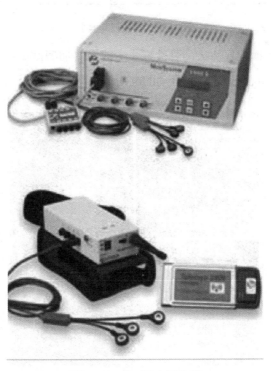

图5-20　表面肌电图仪器

二、数据采集与分析

表面肌电图的一般操作程序是：肌电采集→信号处理→比较分析→数据报告。

（一）肌电信号的采集

1. **表面肌电电极**　放置在所要测量骨骼肌的皮肤表面，主要适用于浅表骨骼肌。多采用双电极，专用于小肌群测试（图5-21）。

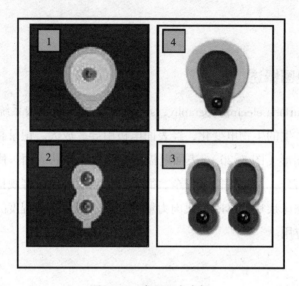

图 5-21　表面肌电电极

2. **参考电极**　可以摆放在体表的骨性标志上或不参加测试运动的肌肉的肌腱处。关键是在测试中参考电极不能采集到自主运动的电信号（图5-22）。

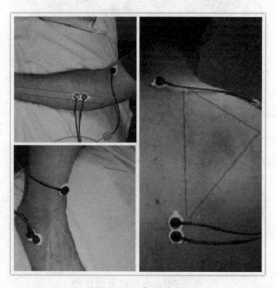

图 5-22　参考电极

3. 实时同步采集　由于采集的是运动中或不同姿势下的肌电信号，必须保证肌电信号能实时同步地在电脑屏幕上反映出来，然后由操作者自行选择记录与否（图 5-23）。

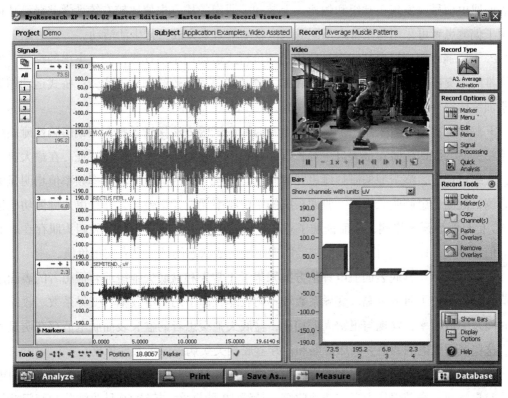

图 5-23　实时同步采集

（二）肌电信号分析

1. 时域分析　是最直接的肌电信号分析方法，用于刻画时间序列信号的振幅特征，将肌电信号表达成记录点的电位 – 时间曲线。

2. 频谱分析　频谱分析的主要方法是对 sEMG 信号进行快速傅立叶转换（fast Fourier transformation，FFT），获得 sEMG 信号的平均功率频率（mean power frequency，MPF）和中位频率（median frequency，MF），用来定量描述 sEMG 信号功率谱曲线的转移或者各种频率分量的相对变化，通常与肌肉功能状态即疲劳程度有关。

3. 临床意义　通常情况下，一块健康人的健康肌肉在不需要它时，它是处于"关闭"状态的。如果它仍然在活动，那么可能是下列情况的一种信号：肌肉痉挛、疼痛反应、肌张力增高、关节不稳、紧张、肌肉协调性差等。

（三）表面肌电技术的应用

表面肌电技术作为一种定量评估的手段，目前在疾病病理特征的描述、发病机制的探索、疾病诊断和评估、治疗手段的评价和比较等诸多方面都发挥了重要的作用。

1. 脑卒中　有研究者通过采集和分析 15 例正常人（正常组）和 10 例偏瘫患者（偏瘫组）在执行抬臂、梳头、喝水、摸对侧肩、摸后口袋这 5 项日常生活活动时的上肢相关肌肉表面肌电信号，发现正常组和偏瘫组上肢相关肌肉的均方根值比较有统计学差异，从而证明了偏瘫患者可采用与正常人不同的肌肉收缩策略来完成日常生活活动。

2. 下腰痛　表面肌电技术也被应用于评价桥式运动用于治疗腰椎间盘突出的疗效，发现腰椎间盘突出症患者痛侧腰肌肌肉收缩力较健侧弱，且较健侧易于疲劳；桥式运动作为腰肌训练体操平缓、有效。

3. 脑瘫　有研究者采用患侧、健侧自身对照的试验方法探讨了痉挛型偏瘫脑性瘫痪患儿肱二头肌、股四头肌在最大自主等长收缩过程中的表面肌电图的变化特征。在最大自主等长收缩过程中，痉挛型偏瘫脑瘫患儿健侧肱二头肌、股四头肌平均功率频率值均明显大于患侧，健侧、患侧肱二头肌、股四头肌的中位频率无统计学差异，并且患儿健侧功率谱 sEMG 信号明显强于患侧，从而证明了痉挛型偏瘫脑瘫患儿肱二头肌、股四头肌存在表面肌电信号异常，提示表面肌电仪对神经肌肉系统功能状态的评价具有实用价值。

4. 盆底疾病　盆底表面肌电评估方案采集了正常人和盆底失弛缓综合征患者的表面肌电值，分析比较了肌电波幅、变异系数和不同收缩状态下的肌电波幅、变异系数、收缩反应时间及中值频率，发现与正常人群相比，盆底失弛缓患者的盆底表面肌电值存在明显差异。这些表面肌电的数值为临床诊断和治疗盆底相关疾病提供了参考依据。

有研究者在对不同损伤程度的脊髓损伤患者的肛门括约肌进行 Glazer 盆底肌表面肌电评估时也发现：脊髓损伤患者在快速收缩、持续 10 秒收缩、持续 60 秒收缩阶段肛门括约肌的表面肌电检测值明显低于正常，这对患者进一步选择康复训练项目具有指导意义。

5. 人机工程学领域　表面肌电技术除了在医疗、体育等基础科研领域应用广泛，在实际应用领域也有巨大的潜力。在假肢控制、截肢伤残人士专用鼠标的开发、智能轮椅的工艺研究和康复机器人的改进等方面都发挥着作用。在表面肌电技术的帮助下，今后将会有更多操作简便、实用性好的设备为患者解除痛苦，并提供方便和舒适的生活。

总之，作为一种安全、简单、无创的肌肉功能检测手段，表面肌电图在日常生活的诸多领域都得到了广泛的应用，其对于疾病的机制探索、诊断鉴别、肌肉运动功能评估和药物及康复疗效评定等各个方面都有良好的效果。

考纲摘要

1. 神经肌肉电生理检查的过程；判读肌电图。

2. 神经肌肉电生理评定的目的、适应证与禁忌证。

3. 神经传导与反射检查在康复医学中的意义。

复习思考

一、选择题

（一）单项选择题

1. 运动单位是指（　　　）

A. 单个前角细胞及其轴突支配的单个肌纤维

B. 单个前角细胞及其轴突支配的多个肌纤维

C. 单个前角细胞及其轴突支配的全部肌纤维

D. 多个前角细胞及其轴突支配的多个肌纤维

E. 多个前角细胞及其轴突支配的全部肌纤维

2. 多相电位超过多少为多相位电位增加（　　　）

A. 20%　　　　　　B. 15%　　　　　　C. 25%　　　　　　D. 30%　　　　　　E. 40%

3. 神经电生理检查的方法包括（　　　）

A. 肌电图　　　　　　　　　　B. 神经传导测定　　　　C. 诱发电位检查

D. 低频电诊断　　　　　　　　E. 以上都是

4. 下列哪项不影响神经传导速度（　　　）

A. 温度　　　　　　　　　　　B. 年龄　　　　　　　　C. 体重

D. 身高　　　　　　　　　　　E. 不同神经和不同节段

5. 在肌电图检查中，相位大于（　　　）为多相

A. 3　　　　　　B. 4　　　　　　C. 5　　　　　　D. 6　　　　　　E. 7

（二）多选题

1. 神经电生理检查的方法包括（　　　）

A. 肌电图　　　　　　　　　　B. 神经传导测定　　　　C. 各种反射检查

D. 诱发电位检查　　　　　　　E. 低频电诊断

2. 放松时的肌电图电位有（　　　）

A. 终板电位　　　　　　　　　B. 纤颤电位　　　　　　C. 正相电位

D. 负相电位　　　　　　　　　E. 束颤电位

二、简答题

1. 什么是运动单位电位？简述其相关参数的正常值及意义。

2. 简述神经肌肉电生理评定在临床检查上的意义。

扫一扫，知答案

主要参考书目

1. 恽晓平. 康复疗法评定学. 2版. 北京：华夏出版社，2014.

2. 张绍岚. 康复功能评定. 北京：高等教育出版社，2009.

3. 王玉龙. 康复功能评定学. 2版. 北京：人民卫生出版社，2013.

4. 章稼. 康复评定技术. 郑州：河南科学技术出版社，2014.

5. 全国卫生专业技术资格考试用书编写专家委员会. 2017全国卫生专业技术资格考试指导康复医学与治疗技术. 北京：人民卫生出版社，2017.

6. JANE JOHNSON原著、张钧雅译. 姿势评估治疗师操作指南. 台北：合记出版社，2014.

7. 孙权. 康复评定. 2版. 北京：人民卫生出版社，2014.

8. 侯再金. 康复评定实训教程. 西安：第四军医大学出版社，2012.

9. 中国康复医学会. 常用康复治疗技术操作规范. 北京：人民卫生出版社出版，2012.

10. 王玉龙，张秀花. 康复评定技术. 2版. 北京：人民卫生出版社，2014.

11. 燕铁斌，梁维松，冉春风. 现代康复治疗学. 2版. 广州：广东科技出版社，2012.

12. 窦祖林. 作业治疗学. 2版. 北京：人民卫生出版社，2013.

13. 于兑生，恽晓平. 运动疗法与作业疗法. 北京：华夏出版社，2002.

14. 周立峰. 康复评定技术. 武汉：华中科技大学出版社，2012.

15. 诸毅晖. 康复评定学. 上海：上海科学技术出版社，2007.

16. 王左生. 言语治疗技术. 2版. 北京：人民卫生出版社，2016.

17. 牟志伟. 言语治疗学. 上海：复旦大学出版社，2016.